中国哮喘标准术语集

主审　钟南山

主编　赖克方

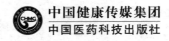

中国健康传媒集团

中国医药科技出版社

内容提要

本书是哮喘规范化医学术语标准，是卫生健康信息共享和业务协同的重要基础。哮喘标准术语集是用于研究和临床应用的一组结构化数据，包含患者的基本信息、病史、临床症状、肺功能检测结果、实验室检查数据、治疗方案和随访记录等。主要用于收集、检索、比较患者的诊疗数据，分析哮喘的病理机制、预测疾病发展和急性发作的风险，以及设计个性化治疗方案，广泛应用于机器学习、临床决策支持系统和疾病机制研究等领域。为提升诊断精准度、优化治疗方案以及公共卫生研究提供了重要资源。

图书在版编目（CIP）数据

中国哮喘标准术语集 / 赖克方主编 . -- 北京：中国医药科技出版社，2025. 2. -- ISBN 978-7-5214-5190-0

I. R562.2-61

中国国家版本馆CIP数据核字第20258WC624号

美术编辑　陈君杞

版式设计　南博文化

出版　**中国健康传媒集团**｜中国医药科技出版社
地址　北京市海淀区文慧园北路甲 22 号
邮编　100082
电话　发行：010-62227427　邮购：010-62236938
网址　www.cmstp.com
规格　787×1092mm $^1/_{16}$
印张　17
字数　347 千字
版次　2025 年 2 月第 1 版
印次　2025 年 2 月第 1 次印刷
印刷　河北环京美印刷有限公司
经销　全国各地新华书店
书号　ISBN 978-7-5214-5190-0
定价　**68.00 元**

版权所有　盗版必究

举报电话：010-62228771

本社图书如存在印装质量问题请与本社联系调换

获取新书信息、投稿、为图书纠错，请扫码联系我们。

编 委 会

主审

钟南山　广州医科大学附属第一医院　广州呼吸健康研究院　广州国家实验室

主编

赖克方　广州医科大学附属第一医院　广州呼吸健康研究院　呼吸疾病全国重点实验室

副主编（按姓氏笔画排序）

刘辉国　华中科技大学同济医学院附属同济医院

张　旻　上海市第一人民医院

罗　炜　广州医科大学附属第一医院

黄克武　首都医科大学附属北京朝阳医院

谢佳星　广州医科大学附属第一医院

编者（按姓氏笔画排序）

弓孟春　神州医疗科技股份有限公司

冯建星　神州医疗科技股份有限公司

刘　芳　神州医疗科技股份有限公司

刘辉国　华中科技大学同济医学院附属同济医院

苏新明　中国医科大学附属第一医院

邱忠民　同济大学附属同济医院

何雅雯　广州医科大学附属第一医院
　　　　广州呼吸健康研究院

沈华浩　浙江大学医学院附属第二医院

张　旻　上海市第一人民医院

陈　萍　北部战区总医院

陈如冲　广州医科大学附属第一医院
　　　　广州呼吸健康研究院

林江涛　中日友好医院

易　芳　广州医科大学附属第一医院　广州呼吸健康研究院

罗　炜　广州医科大学附属第一医院　广州呼吸健康研究院

周　新　上海市第一人民医院

郑劲平　广州医科大学附属第一医院　广州呼吸健康研究院

赵丽敏　河南省人民医院

郝创利　苏州大学附属儿童医院

郭纯兴　广州医科大学附属第一医院　广州呼吸健康研究院

黄克武　首都医科大学附属北京朝阳医院

蒋　毅　山西医科大学第一医院

程　哲　郑州大学第一附属医院

谢佳星　广州医科大学附属第一医院　广州呼吸健康研究院

谢燕清　广州医科大学附属第一医院　广州呼吸健康研究院

赖克方　广州医科大学附属第一医院　广州呼吸健康研究院

简文华　广州医科大学附属第一医院　广州呼吸健康研究院

顾问专家（按姓氏笔画排序）

沈华浩　浙江大学医学院附属第二医院

陈　萍　北部战区总医院

林江涛　中日友好医院

周　新　上海市第一人民医院

郑劲平　广州医科大学附属第一医院

序

哮喘是一种常见的呼吸系统疾病和慢性炎症性疾病，其发病率在全球范围内持续攀升，给患者带来了极大的身体和心理负担，对我国人民健康和社会经济造成了不容忽视的影响。哮喘的流行病学、发病机制、精准诊断及个性化治疗等研究工作均离不开高质量的大样本医疗数据支持。

规范化的医学术语标准是卫生健康信息共享和业务协同的重要基础，医学术语标准规范的缺失为医疗大数据的整合带来了障碍。近年来，关于哮喘的研究取得了很多新的进展，国内外建立了多个大规模哮喘队列研究，中国哮喘数据登记项目正在顺利进行之中，无论是病因、发病机制、预防、诊断技术、精准分型、新的吸入药物、生物靶向药物精准治疗及其他新的治疗手段，都是日新月异，也意味着有大量有关哮喘的新词汇、新术语涌现出来。与此同时，随着医学大数据、深度学习、机器学习算法和计算机硬件水平的提升，人工智能技术迎来突破性进展，具有通过解锁复杂数据帮助临床医生和研究人员深入了解和防治哮喘的潜力，将使传统医学模式产生巨大变革。这就对哮喘相关医学术语的准确性、严谨性提出了更高的要求。然而，目前我国在哮喘数据元及数据标准体系方面仍存在一些问题。例如，医学信息孤岛现象较为严重，在信息收集的系统化、标准化及完整化方面尚未达成共识，医学信息资源共享的理念也有待进一步推广。

《中国哮喘标准术语集》的出版对上述问题的解决具有重要意义，为哮喘疾病的研究与治疗提供了一个标准化、规范化和系统化的数据收集和分析工具。在相关卫生信息及信息安全标准的指引下，该术语集的发布将有助于促进我国哮喘疾病的规范化诊治、研究和管理，并推动数据资源的共享与利用，为患者提供更优质的医疗服务，为公共卫生决策者提供更有力的证据支持。

钟南山

2024 年 12 月

前　言

　　由于哮喘复杂的发病机制和多样化的临床表现，在实际的诊疗过程中，如何实现同质化与规范化的哮喘治疗是哮喘管理的一个重要问题。为此，构建一个全面、标准化的哮喘术语集，对于推动高水平的哮喘临床研究、哮喘诊治的规范化建设具有重要意义。

　　在本书的编撰过程中，我们得到了全国各地医疗机构及研究单位的倾力支持，汇集了来自全国各地的知名呼吸疾病专家、数据科学家以及临床一线医生的智慧和经验，共同编撰了这本《中国哮喘标准术语集》。本书的编写遵循了国际通行的标准，同时结合了《中国公共卫生信息分类与基本数据集》等国内外信息标准，以及最新的哮喘诊疗指南和专家共识，将临床实践经验与临床研究数据采集内容进行了细致的规划和设计，梳理哮喘疾病的相关数据元，旨在为临床医生提供一个科学、全面、可操作的哮喘管理工具，以促进哮喘疾病的管理、研究与治疗水平的提升。

　　本书详细列出了包括人口学信息、病史、检验、检查、治疗、预后、儿童哮喘等在内的多个模块，共计包含超过一千个数据元。这些数据元不仅涵盖了哮喘的基本信息，还包括了与哮喘相关的并发症、治疗效果评估以及长期管理等方面的内容。我们希望这些数据元能够帮助临床医生更好地理解哮喘患者的病情，制定更加精准的治疗方案，并对患者进行有效的长期管理。

　　我们清楚地认识到，医学是一门不断进步的科学，哮喘的诊疗方案和数据元的标准也将随着时间的推移而不断演进。因此，本书的内容将会定期进行修订和更新，以确保其始终处于医学前沿，并能够满足临床实践的需要。我们也非常欢迎广大医学同行和读者提出宝贵的意见和建议，帮助我们不断完善、提升术语集的质量与适用性。在未来，我们还计划将本书的内容与国内外的医疗大数据平台进行对接，实现数据的互联互通，促进同行交流，以便更好地服务于哮喘疾病的研究和临床诊治，为哮喘患者提供更加规范化的医疗服务，改善患者的生活质量，最终实现对这一慢性疾病的有效控制和管理。

赖克方

2024 年 12 月

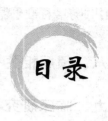

目录

一、术语集说明

1.哮喘标准术语集　哮喘标准术语集参考国内外信息标准、权威指南、术语规范以及高影响因子或高引用率文献，由国家呼吸系统疾病临床医学研究中心（广州医科大学附属第一医院）征集各分中心及网络单位的专家学者建议审核制定。该套标准术语集共有1139个数据元，由类别、一级类别、二级类别、中文名称、英文名称、定义、变量类型、值域、单位、数据等级、来源、版本号等构成。其中：

类别：分为"通用数据"和"哮喘专用"两类。前者为各种疾病均会涉及的数据类型，具有一定通用性，后者为大多数情况下只用于描述哮喘的数据类型，具有一定专用性。

名称：是用于标识数据元的主要手段，是由一个或多个词构成的命名。

定义：表达一个数据元的本质特性并使其区别于所有其他数据元的陈述。

变量类型：适合数据库存储的变量类型。

值域：参考指南和文献，囊括数据最大可能范围的值域。

数据等级：参考指南、文献和临床科研需求，将数据元分为核心、补充和探索三类。

来源：主要国内外信息标准、权威指南、术语规范以及相关文献。

版本号：以"A+日期+英文字母"为格式，其中A的意义为"启用"，日期为该数据元最后修订日期，英文字母为"SZYL"者表示由神州医疗科技有限公司参与编写的当前版本所增加或修订的数据元，其余的为上一版本保留的数据元，字母为编者姓名全拼首字母。

2.术语集更新机制　国家呼吸系统疾病临床医学研究中心（广州医科大学附属第一医院）联合分中心及网络单位，定期根据指南标准、最新文献和专家意见，结合临床和科研设计需求启用数据元，或对现有数据元的属性进行更新。哮喘标准术语集及其更新版本发布于呼吸系统疾病临床信息规范化大数据平台与呼吸系统疾病生物资源库共享平台。

3.术语集使用授权　使用该套哮喘标准术语集，须经过国家呼吸系统疾病临床医学研究中心（广州医科大学附属第一医院）学术委员会同意及授权。

二、一般情况

包括人口学信息、就诊信息相关的数据元。

类别	一级类别名称	二级类别名称	数据元序号	中文名称	英文名称	定义	变量类型	值域	单位	来源	等级	版本号
通用数据	人口学信息	人口学特征	1	姓名	name	受试者在公安管理部门正式登记注册的姓氏和名称	字符串	人名	/	中华人民共和国卫生部.卫生信息数据元目录 第3部分：人口学及社会经济学特征（WS 363.3—2011）［S/OL］. http://www.nhc.gov.cn/wjw/s9497/201108/52743.shtml.	核心	A20180901JWHU
通用数据	人口学信息	人口学特征	2	性别	gender	受试者的生理性别	字符串	男；女	/	中华人民共和国卫生部.卫生信息数据元目录 第3部分：人口学及社会经济学特征（WS 363.3—2011）［S/OL］. http://www.nhc.gov.cn/wjw/s9497/201108/52743.shtml.	核心	A20180901JWHU
通用数据	人口学信息	人口学特征	3	年龄（岁）	age	受试者的实际年龄	数值型	数字	岁	中华人民共和国国家卫生和计划生育委员会.电子病历共享文档规范 第32部分：住院病案首页（WS/T 500.32—2016）［S/OL］.http://www.nhc.gov.cn/fzs/s7852d/201609/37f11aacca5a49c2ad0984c8fc7a2873.shtml.	补充	A20240416SZYL

类别	一级类别名称	二级类别名称	数据元序号	中文名称	英文名称	定义	变量类型	值域	单位	来源	等级	版本号
通用数据	人口学信息	人口学特征	4	国籍	nationality	受试者所属国家或地区	字符串	国家名称	/	中华人民共和国卫生部.卫生信息数据元目录 第3部分：人口学及社会经济学特征（WS 363.3—2011）［S/OL］. http://www.nhc.gov.cn/wjw/s9497/201108/52743.shtml.	核心	A20180901JWHU
通用数据	人口学信息	人口学特征	5	民族	ethnicity	受试者所属的民族类别	字符串	各类民族名称	/	中华人民共和国卫生部.卫生信息数据元目录 第3部分：人口学及社会经济学特征（WS 363.3—2011）［S/OL］. http://www.nhc.gov.cn/wjw/s9497/201108/52743.shtml.	核心	A20180901JWHU
通用数据	人口学信息	人口学特征	6	出生日期	date of birth	受试者出生当日的公元纪年日期的完整描述	日期型	日期格式	/	中华人民共和国卫生部.卫生信息数据元目录 第3部分：人口学及社会经济学特征（WS 363.3—2011）［S/OL］. http://www.nhc.gov.cn/wjw/s9497/201108/52743.shtml.	核心	A20180901JWHU
通用数据	人口学信息	人口学特征	7	证件类型	document type	受试者的证件类别	字符串	身份证；港澳通行证；军官证	/	中华人民共和国卫生部.卫生信息数据元目录 第3部分：人口学及社会经济学特征（WS 363.3—2011）［S/OL］. http://www.nhc.gov.cn/wjw/s9497/201108/52743.shtml.	核心	A20180901JWHU

类别	一级类别名称	二级类别名称	数据元序号	中文名称	英文名称	定义	变量类型	值域	单位	来源	等级	版本号
通用数据	人口学信息	人口学特征	8	证件号码	document number	受试者个体的身份证件上的唯一法定标识符	字符串	数字、数字及字母组合词	/	中华人民共和国卫生部.卫生信息数据元目录 第3部分：人口学及社会经济学特征（WS 363.3—2011）[S/OL]. http://www.nhc.gov.cn/wjw/s9497/201108/52743.shtml.	核心	A20180901JWHU
通用数据	人口学信息	人口学特征	9	教育程度	degree of education	受试者受教育最高程度的类别	字符串	GB/T 4658.2-2006学历代码	/	中华人民共和国国家卫生健康委.国家卫生与人口信息数据字典（WS/T 671—2020）[S/OL].http://www.nhc.gov.cn/wjw/s9497/202006/39abb0b1898f426e8a919ddec78f2798.shtml.	补充	A20190509ZZ
通用数据	人口学信息	人口学特征	10	工作单位名称	place of work	受试者工作所在单位	字符串	所从事机构类名称	/	中华人民共和国国家卫生和计划生育委员会.电子病历共享文档规范 第32部分：住院病案首页（WS/T 500.32—2016）[S/OL].http://www.nhc.gov.cn/fzs/s7852d/201609/37f11aacca5a49c2ad0984c8fc7a2873.shtml.	补充	A20240416SZYL
通用数据	人口学信息	人口学特征	11	出生省份	birthplace-state	受试者出生地址中的省、自治区或直辖市名称	字符串	地址名称（省）	/	中华人民共和国国家卫生健康委.国家卫生与人口信息数据字典（WS/T 671—2020）[S/OL].http://www.nhc.gov.cn/wjw/s9497/202006/39abb0b1898f426e8a919ddec78f2798.shtml.	核心	A20190509ZZ

续表

类别	一级类别名称	二级类别名称	数据元序号	中文名称	英文名称	定义	变量类型	值域	单位	来源	等级	版本号
通用数据	人口学信息	人口学特征	12	出生地市	birthplace-city	受试者出生地址中的市、地区或州名称	字符串	地址名称（市）	/	中华人民共和国国家卫生健康委.国家卫生与人口信息数据字典（WS/T 671—2020）［S/OL］.http://www.nhc.gov.cn/wjw/s9497/202006/39abb0b1898f426e8a919ddec78f2798.shtml.	核心	A20190509ZZ
通用数据	人口学信息	人口学特征	13	出生地县（区/街道/路）	birthplace-county	受试者出生地址中的县、市或区名称	字符串	地址名称（县）	/	中华人民共和国国家卫生健康委.国家卫生与人口信息数据字典（WS/T 671—2020）［S/OL］.http://www.nhc.gov.cn/wjw/s9497/202006/39abb0b1898f426e8a919ddec78f2798.shtml.	核心	A20190509ZZ
通用数据	人口学信息	人口学特征	14	出生地乡（镇、街道办事处）	birthplace-township	受试者出生地址中的乡、镇或城市的街道办事处名称	字符串	地址名称（镇）	/	中华人民共和国国家卫生健康委.国家卫生与人口信息数据字典（WS/T 671—2020）［S/OL］.http://www.nhc.gov.cn/wjw/s9497/202006/39abb0b1898f426e8a919ddec78f2798.shtml.	核心	A20190509ZZ
通用数据	人口学信息	人口学特征	15	出生地村（街、路、弄等）	birthplace-street name	受试者出生地址中的街、路或弄名称	字符串	地址名称（村）	/	中华人民共和国国家卫生健康委.国家卫生与人口信息数据字典（WS/T 671—2020）［S/OL］.http://www.nhc.gov.cn/wjw/s9497/202006/39abb0b1898f426e8a919ddec78f2798.shtml.	核心	A20190509ZZ

续表

类别	一级类别名称	二级类别名称	数据元序号	中文名称	英文名称	定义	变量类型	值域	单位	来源	等级	版本号
通用数据	人口学信息	人口学特征	16	出生地址门牌号码	birthplace–house number	居住地详址	字符串	详细地址	/	中华人民共和国国家卫生健康委.国家卫生与人口信息数据字典（WS/T 671—2020）[S/OL].http://www.nhc.gov.cn/wjw/s9497/202006/39abb0b1898f426e8a919ddec78f2798.shtml.	核心	A20190509ZZ
通用数据	人口学信息	人口学特征	17	籍贯	place of ancestral origin	受试者的祖居地或原籍所在地的名称	字符串	地址名称	/	中华人民共和国国家卫生健康委.国家卫生与人口信息数据字典（WS/T 671—2020）[S/OL].http://www.nhc.gov.cn/wjw/s9497/202006/39abb0b1898f426e8a919ddec78f2798.shtml.	核心	A20190509ZZ
通用数据	人口学信息	人口学特征	18	现住址省	address–province	居住地区所属省	字符串	地址名称（省）	/	中华人民共和国国家卫生健康委.国家卫生与人口信息数据字典（WS/T 671—2020）[S/OL].http://www.nhc.gov.cn/wjw/s9497/202006/39abb0b1898f426e8a919ddec78f2798.shtml.	核心	A20190509ZZ
通用数据	人口学信息	人口学特征	19	现住址市	address–city	居住地区所属市	字符串	地址名称（市）	/	中华人民共和国国家卫生健康委.国家卫生与人口信息数据字典（WS/T 671—2020）[S/OL].http://www.nhc.gov.cn/wjw/s9497/202006/39abb0b1898f426e8a919ddec78f2798.shtml.	核心	A20190509ZZ

类别	一级类别名称	二级类别名称	数据元序号	中文名称	英文名称	定义	变量类型	值域	单位	来源	等级	版本号
通用数据	人口学信息	人口学特征	20	现住址县（区/街道/路）	address-county	居住地区所属区县	字符串	地址名称（县）	/	中华人民共和国国家卫生健康委.国家卫生与人口信息数据字典（WS/T 671—2020）［S/OL］.http://www.nhc.gov.cn/wjw/s9497/202006/39abb0b1898f426e8a919ddec78f2798.shtml.	核心	A20190509ZZ
通用数据	人口学信息	人口学特征	21	现住址乡（镇、街道办事处）	address-township	居住地区所属街镇	字符串	地址名称（镇）	/	中华人民共和国国家卫生健康委.国家卫生与人口信息数据字典（WS/T 671—2020）［S/OL］.http://www.nhc.gov.cn/wjw/s9497/202006/39abb0b1898f426e8a919ddec78f2798.shtml.	核心	A20190509ZZ
通用数据	人口学信息	人口学特征	22	现住址村（街、路、弄等）	address-village	居住地区所属居委	字符串	地址名称（村）	/	中华人民共和国国家卫生健康委.国家卫生与人口信息数据字典（WS/T 671—2020）［S/OL］.http://www.nhc.gov.cn/wjw/s9497/202006/39abb0b1898f426e8a919ddec78f2798.shtml.	核心	A20190509ZZ
通用数据	人口学信息	人口学特征	23	现住址门牌号码	address-house number	居住地详址	字符串	详细地址	/	中华人民共和国国家卫生健康委.国家卫生与人口信息数据字典（WS/T 671—2020）［S/OL］.http://www.nhc.gov.cn/wjw/s9497/202006/39abb0b1898f426e8a919ddec78f2798.shtml.	核心	A20190509ZZ

类别	一级类别名称	二级类别名称	数据元序号	中文名称	英文名称	定义	变量类型	值域	单位	来源	等级	版本号
通用数据	人口学信息	人口学特征	24	经常居住地类型	type of residence	受试者经常居住地所属类型	字符串	DE02.01.002.00常住地类型代码表	/	中华人民共和国国家卫生健康委.国家卫生与人口信息数据字典（WS/T 671—2020）［S/OL］.http://www.nhc.gov.cn/wjw/s9497/202006/39abb0b1898f426e8a919ddec78f2798.shtml.	补充	A20180901JWHU
通用数据	人口学信息	人口学特征	25	经常居住地时长	length of residence	农村/城市居住时长	数值型	0~100	年	中华人民共和国卫生部.卫生信息数据元目录 第3部分：人口学及社会经济学特征（WS 363.3—2011）［S/OL］.http://www.nhc.gov.cn/wjw/s9497/201108/52743.shtml.	补充	A20190111ZZ
通用数据	人口学信息	人口学特征	26	联系电话	telephone number	可以联系受试者或其家属的电话号码	数值型	数字	/	中华人民共和国国家卫生和计划生育委员会.电子病历共享文档规范 第32部分：住院病案首页（WS/T 500.32—2016）［S/OL］.http://www.nhc.gov.cn/fzs/s7852d/201609/37f11aacca5a49c2ad0984c8fc7a2873.shtml.	补充	A20240416SZYL
通用数据	就诊信息	就诊记录	27	门诊号	outpatient number	患者在医院门诊就诊被赋予的唯一标识符	字符串	数字或数字及字母组合词	/	中华人民共和国国家卫生和计划生育委员会.电子病历基本数据集 第2部分：门（急）诊病历（WS 445.2—2014）［S/OL］.http://www.nhc.gov.cn/fzs/s7852d/201406/a14c0b813b844c9dbd113f126fa9cb17.shtml.	补充	A20240416SZYL

类别	一级类别名称	二级类别名称	数据元序号	中文名称	英文名称	定义	变量类型	值域	单位	来源	等级	版本号
通用数据	就诊信息	就诊记录	28	住院号	hospitalization number	患者在医院住院被赋予的唯一标识符	字符串	数字或数字及字母组合词	/	中华人民共和国卫生部.卫生信息数据元目录 第2部分：标识（WS 363.2—2011）〔S/OL〕.http://www.nhc.gov.cn/wjw/s9497/201108/52742.shtml.	核心	A20180902JWHU
通用数据	就诊信息	就诊记录	29	病案号	medical record number	患者医疗记录的唯一标识符	字符串	数字或数字及字母组合词	/	中华人民共和国卫生部.卫生信息数据元目录 第2部分：标识（WS 363.2—2011）〔S/OL〕.http://www.nhc.gov.cn/wjw/s9497/201108/52742.shtml.	核心	A20180902JWHU
通用数据	就诊信息	就诊记录	30	就诊日期	date of visit	患者本次就诊当日的公元纪年日期的完整描述	日期型	日期格式	/	中华人民共和国国家卫生和计划生育委员会.电子病历共享文档规范 第32部分：住院病案首页（WS/T 500.32—2016）〔S/OL〕.http://www.nhc.gov.cn/fzs/s7852d/201609/37f11aacca5a49c2ad0984c8fc7a2873.shtml.	核心	A20240416SZYL
通用数据	就诊信息	就诊记录	31	住院次数	number of hospitalizations	患者在医疗机构住院诊治的次数	数值型	数字	次	中华人民共和国国家卫生和计划生育委员会.电子病历共享文档规范 第32部分：住院病案首页（WS/T 500.32—2016）〔S/OL〕.http://www.nhc.gov.cn/fzs/s7852d/201609/37f11aacca5a49c2ad0984c8fc7a2873.shtml.	补充	A20240416SZYL

类别	一级类别名称	二级类别名称	数据元序号	中文名称	英文名称	定义	变量类型	值域	单位	来源	等级	版本号
通用数据	就诊信息	就诊记录	32	就诊类型	visit type	对患者就诊类型的描述	字符串	住院；门诊；急诊；体检	/	中华人民共和国国家卫生和计划生育委员会.电子病历共享文档规范 第32部分：住院病案首页（WS/T 500.32—2016）［S/OL］.http://www.nhc.gov.cn/fzs/s7852d/201609/37f11aacca5a49c2ad0984c8fc7a2873.shtml.	补充	A20240416SZYL
通用数据	就诊信息	就诊记录	33	入院日期	date of admission	患者本次就诊实际办理入院手续当日的公元纪年日期和时间的完整描述	日期型	日期格式	/	中华人民共和国国家卫生和计划生育委员会.电子病历共享文档规范 第32部分：住院病案首页（WS/T 500.32—2016）［S/OL］.http://www.nhc.gov.cn/fzs/s7852d/201609/37f11aacca5a49c2ad0984c8fc7a2873.shtml.	补充	A20240416SZYL
通用数据	就诊信息	就诊记录	34	出院日期	date of discharge	患者本次就诊实际办理出院手续当日的公元纪年日期和时间的完整描述	日期型	日期格式	/	中华人民共和国国家卫生和计划生育委员会.电子病历共享文档规范 第32部分：住院病案首页（WS/T 500.32—2016）［S/OL］.http://www.nhc.gov.cn/fzs/s7852d/201609/37f11aacca5a49c2ad0984c8fc7a2873.shtml.	补充	A20240416SZYL

续表

类别	一级类别名称	二级类别名称	数据元序号	中文名称	英文名称	定义	变量类型	值域	单位	来源	等级	版本号
通用数据	就诊信息	就诊记录	35	实际住院天数	days of hospitalizations	患者实际的住院天数，入院日与出院日只计算一天	数值型	数字	天	中华人民共和国国家卫生和计划生育委员会.电子病历共享文档规范 第32部分：住院病案首页（WS/T 500.32—2016）［S/OL］.http://www.nhc.gov.cn/fzs/s7852d/201609/37f11aacca5a49c2ad0984c8fc7a2873.shtml.	补充	A20240416SZYL
通用数据	就诊信息	就诊记录	36	数据来源医疗机构名称	name of medical institution	患者就诊所在的医疗机构名称	字符串	医院名称	/	中华人民共和国国家卫生和计划生育委员会.电子病历基本数据集 第17部分：医疗机构信息（WS 445.17—2014）［S/OL］.http://www.nhc.gov.cn/fzs/s7852d/201406/a14c0b813b844c9dbd113f126fa9cb17.shtml.	补充	A20240416SZYL
通用数据	就诊信息	就诊记录	37	数据来源医疗机构代码	code of medical institution	经《医疗机构执业许可证》登记的，并按照特定编码体系填写的代码	字符串	DE08.10.052.00 医疗机构代码表	/	中华人民共和国国家卫生和计划生育委员会.电子病历基本数据集 第17部分：医疗机构信息（WS 445.17—2014）［S/OL］.http://www.nhc.gov.cn/fzs/s7852d/201406/a14c0b813b844c9dbd113f126fa9cb17.shtml.	补充	A20240416SZYL

三、疾病相关

包括现病史、体格检查、诊断信息、病历信息相关的数据元。

类别	一级类别名称	二级类别名称	数据元序号	中文名称	英文名称	定义	变量类型	值域	单位	来源	等级	版本号
哮喘专用	现病史	症状表现	38	哮喘首次发作时间	time of first attack of asthma	患者第一次出现哮喘症状的日期或时间的完整描述	字符串	/	/	中华医学会呼吸病学分会哮喘学组.支气管哮喘防治指南（2020年版）[J].中华结核和呼吸杂志，2020，43（12）：1023-1048.	探索	A20240416SZYL
哮喘专用	现病史	症状表现	39	本次就诊为首次发作标志	visit for the first attack	标识患者本次哮喘发作是首次发作	字符串	是；否	/	中华医学会呼吸病学分会哮喘学组.支气管哮喘防治指南（2020年版）[J].中华结核和呼吸杂志，2020，43（12）：1023-1048.	探索	A20240416SZYL
哮喘专用	现病史	症状表现	40	首次就诊日期	date of first visit	患者第一次因哮喘相关症状就诊当日的公元纪年日期的完整描述	日期型	日期格式	/	中华医学会呼吸病学分会哮喘学组.支气管哮喘防治指南（2020年版）[J].中华结核和呼吸杂志，2020，43（12）：1023-1048.	探索	A20240416SZYL
哮喘专用	现病史	症状表现	41	最近一次发作时间	time of last attack	患者最近一次哮喘发作的日期或时间的完整描述	字符串	/	/	中华医学会呼吸病学分会哮喘学组.支气管哮喘防治指南（2020年版）[J].中华结核和呼吸杂志，2020，43（12）：1023-1048.	核心	A20240416SZYL

类别	一级类别名称	二级类别名称	数据元序号	中文名称	英文名称	定义	变量类型	值域	单位	来源	等级	版本号
哮喘专用	现病史	症状表现	42	哮喘患病时长	duration of asthma	哮喘患病时长为几年或几月	数值型	数字	年/月	中华医学会呼吸病学分会哮喘学组.支气管哮喘防治指南（2020年版）[J].中华结核和呼吸杂志，2020，43（12）：1023-1048.	核心	A20190218XM
哮喘专用	现病史	症状表现	43	首发症状	first symptoms	患者第一次哮喘发作出现的症状	字符串	咳嗽；喘息；气促/呼吸不畅；胸闷；不确定；其他	/	中华医学会呼吸病学分会哮喘学组.支气管哮喘防治指南（2020年版）[J].中华结核和呼吸杂志，2020，43（12）：1023-1048.	探索	A20240416SZYL
哮喘专用	现病史	症状表现	44	哮喘症状	symptoms of asthma	患者存在的所有哮喘症状	字符串	咳嗽；喘息；气促/呼吸不畅；胸闷；夜间憋醒；其他	/	中华医学会呼吸病学分会哮喘学组.支气管哮喘防治指南（2020年版）[J].中华结核和呼吸杂志，2020，43（12）：1023-1048.	探索	A20240416SZYL
哮喘专用	现病史	症状表现	45	主要症状	main symptoms	患者最明显、最影响生活的哮喘症状	字符串	咳嗽；喘息；气促/呼吸不畅；胸闷；不确定	/	中华医学会呼吸病学分会哮喘学组.支气管哮喘防治指南（2020年版）[J].中华结核和呼吸杂志，2020，43（12）：1023-1048.	探索	A20240416SZYL

类别	一级类别名称	二级类别名称	数据元序号	中文名称	英文名称	定义	变量类型	值域	单位	来源	等级	版本号
哮喘专用	现病史	症状表现	46	鼻部相关症状（鼻塞、鼻痒、流涕、打喷嚏）标志	nose related symptoms（stuffy nose, itchy nose, runny nose, sneezing）	标识患者是否存在鼻塞、鼻痒、流涕、打喷嚏等鼻部相关症状	字符串	是；否	/	孙虹，张罗.耳鼻咽喉头颈外科学［M］.9版.北京：人民卫生出版社，2018.	探索	A20240416SZYL
哮喘专用	现病史	症状表现	47	反流相关症状（烧心、反酸、嗳气等）标志	reflux related symptoms（heartburn, acid reflux, belching, etc.）	标识患者是否存在烧心、反酸、嗳气等反流相关症状	字符串	是；否	/	中华医学会呼吸病学分会哮喘学组.支气管哮喘防治指南（2020年版）［J］.中华结核和呼吸杂志，2020，43（12）：1023-1048.	探索	A20240416SZYL
哮喘专用	现病史	症状表现	48	呼吸道外症状（眼痒、经常流泪、皮肤湿疹）标志	extrarespiratory symptoms（itchy eyes, frequent tears, skin eczema）	标识患者是否存在眼痒、经常流泪、皮肤湿疹等呼吸道外症状	字符串	是；否	/	孙虹，张罗.耳鼻咽喉头颈外科学［M］.9版.北京：人民卫生出版社，2018.	探索	A20240416SZYL
哮喘专用	现病史	症状表现	49	流涕性质	texture of rhinorrhoea	患者鼻黏膜腺体分泌及血管渗出物的性质	字符串	清水样；白黏；黄脓样；其他	/	孙虹，张罗.耳鼻咽喉头颈外科学［M］.9版.北京：人民卫生出版社，2018.	补充	A20190215XM
哮喘专用	现病史	症状表现	50	季节性症状	seasonal symptoms	患者的哮喘症状在某一特定季节特别明显	字符串	无；春；夏；秋；冬；不适用（总病程＜2年）	/	中华医学会呼吸病学分会哮喘学组.支气管哮喘防治指南（2020年版）［J］.中华结核和呼吸杂志，2020，43（12）：1023-1048.	探索	A20240416SZYL

类别	一级类别名称	二级类别名称	数据元序号	中文名称	英文名称	定义	变量类型	值域	单位	来源	等级	版本号
哮喘专用	现病史	症状表现	51	诱发因素	inducing factor	可以引起患者哮喘发作的因素	字符串	急性呼吸道感染（感冒、支气管炎等）；蒿草、花粉、柳絮；宠物毛发及皮屑；尘螨（屋尘螨、粉尘螨）；虾、蟹等食物；空气污染（空气质量不好）；天气变化；停用治疗药物；其他（化学刺激、运动、大笑、哭闹）；无诱因	/	中华医学会呼吸病学分会哮喘学组.支气管哮喘防治指南（2020年版）［J］.中华结核和呼吸杂志，2020，43（12）：1023-1048.	探索	A20240416SZYL

类别	一级类别名称	二级类别名称	数据元序号	中文名称	英文名称	定义	变量类型	值域	单位	来源	等级	版本号
哮喘专用	现病史	症状表现	52	发作规律	rule of attack	患者哮喘发作的时间规律	字符串	夜间；清晨；白天；其他时间	/	中华医学会呼吸病学分会哮喘学组.支气管哮喘防治指南（2020年版）[J].中华结核和呼吸杂志，2020，43（12）：1023-1048.	核心	A20240416SZYL
哮喘专用	现病史	症状表现	53	发作频次	frequency of attack	患者哮喘发作的频次	字符串	数值+单位	/	中华医学会呼吸病学分会哮喘学组.支气管哮喘防治指南（2020年版）[J].中华结核和呼吸杂志，2020，43（12）：1023-1048.	核心	A20240416SZYL
哮喘专用	现病史	症状表现	54	持续时间	duration of attack	患者哮喘发作的持续时间	数值型	数字	分钟	中华医学会呼吸病学分会哮喘学组.支气管哮喘防治指南（2020年版）[J].中华结核和呼吸杂志，2020，43（12）：1023-1048.	核心	A20240416SZYL
哮喘专用	现病史	症状表现	55	缓解方式	way of relieve	患者哮喘发作后的缓解方式	字符串	自行缓解；经药物治疗缓解	/	中华医学会呼吸病学分会哮喘学组.支气管哮喘防治指南（2020年版）[J].中华结核和呼吸杂志，2020，43（12）：1023-1048.	核心	A20240416SZYL
哮喘专用	现病史	症状表现	56	首次诊断哮喘时年龄	age at first diagnosis of asthma	患者首次被诊断为哮喘时的年龄	数值型	数字	岁	中华医学会呼吸病学分会哮喘学组.支气管哮喘防治指南（2020年版）[J].中华结核和呼吸杂志，2020，43（12）：1023-1048.	探索	A20240416SZYL

类别	一级类别名称	二级类别名称	数据元序号	中文名称	英文名称	定义	变量类型	值域	单位	来源	等级	版本号
哮喘专用	现病史	症状表现	57	过去12个月急性发作次数	number of acute attacks in the past 12 months	患者在过去12个月哮喘急性发作的次数	字符串	1次；2次；≥3次；无急性发作；不适用	/	中华医学会呼吸病学分会哮喘学组.支气管哮喘防治指南（2020年版）〔J〕.中华结核和呼吸杂志, 2020, 43（12）：1023-1048.	探索	A20240416SZYL
哮喘专用	现病史	哮喘治疗史	58	过去12个月哮喘治疗的主要药物	main drug types for asthma treatment in the past 12 months	患者在过去12个月哮喘治疗的主要药物类型	字符串	吸入激素（ICS）；吸入激素/长效β受体激动剂（ICS/LABA）；茶碱；口服激素；白三烯受体拮抗剂（如孟鲁司特）；中药（汤剂/复方制剂等）	/	中华医学会呼吸病学分会哮喘学组.支气管哮喘防治指南（2020年版）〔J〕.中华结核和呼吸杂志, 2020, 43（12）：1023-1048.	探索	A20240416SZYL
哮喘专用	现病史	哮喘治疗史	59	过去12个月使用吸入激素的总体情况	overall status of ICS use in the past 12 months	患者在过去12个月使用吸入激素的总体情况	字符串	持续使用；间断使用；按需使用；从未使用	/	中华医学会呼吸病学分会哮喘学组.支气管哮喘防治指南（2020年版）〔J〕.中华结核和呼吸杂志, 2020, 43（12）：1023-1048.	探索	A20240416SZYL

续表

类别	一级类别名称	二级类别名称	数据元序号	中文名称	英文名称	定义	变量类型	值域	单位	来源	等级	版本号
哮喘专用	现病史	哮喘治疗史	60	过去12个月使用ICS或ICS/LABA的名称	ICS or ICS/LABA used in the past 12 months	患者在过去12个月使用ICS或ICS/LABA的名称	字符串	药名	/	中华医学会呼吸病学分会哮喘学组.支气管哮喘防治指南（2020年版）［J］.中华结核和呼吸杂志，2020，43（12）：1023-1048.	探索	A20240416SZYL
哮喘专用	现病史	哮喘治疗史	61	过去12个月使用ICS或ICS/LABA的每次用药剂量	each dose of ICS or ICS/LABA used in the past 12 months	患者在过去12个月ICS或ICS/LABA的每次用药剂量	字符串	数值+单位	/	中华医学会呼吸病学分会哮喘学组.支气管哮喘防治指南（2020年版）［J］.中华结核和呼吸杂志，2020，43（12）：1023-1048.	探索	A20240416SZYL
哮喘专用	现病史	哮喘治疗史	62	过去12个月使用ICS或ICS/LABA的频率	frequency of using ICS or ICS/LABA in the past 12 months	患者在过去12个月使用ICS或ICS/LABA的频率	字符串	qd；bid；tid	/	中华医学会呼吸病学分会哮喘学组.支气管哮喘防治指南（2020年版）［J］.中华结核和呼吸杂志，2020，43（12）：1023-1048.	探索	A20240416SZYL
哮喘专用	现病史	哮喘治疗史	63	过去12个月ICS或ICS/LABA的累计用药时间	accumulated treatment time of ICS or ICS/LABA in the past 12 months	患者在过去12个月ICS或ICS/LABA的累计用药时间	字符串	≤1个月；≤3个月；≤6个月；≤9个月；12个月	/	中华医学会呼吸病学分会哮喘学组.支气管哮喘防治指南（2020年版）［J］.中华结核和呼吸杂志，2020，43（12）：1023-1048.	探索	A20240416SZYL

类别	一级类别名称	二级类别名称	数据元序号	中文名称	英文名称	定义	变量类型	值域	单位	来源	等级	版本号
哮喘专用	现病史	哮喘治疗史	64	过去12个月使用长效抗胆碱药物（如噻托溴铵、格隆溴铵、乌美溴铵）标志	long-term anticholinergic drugs used in the past 12 months（such as tiotropium bromide, glucuronium bromide, and omepramine）	标识患者在过去12个月是否使用长效抗胆碱药物（如噻托溴铵、格隆溴铵、乌美溴铵）	字符串	是；否	/	中华医学会呼吸病学分会哮喘学组.支气管哮喘防治指南（2020年版）[J].中华结核和呼吸杂志，2020，43（12）：1023-1048.	探索	A20240416SZYL
哮喘专用	现病史	哮喘治疗史	65	过去12个月使用短效β受体激动剂（SABA）的总体情况	overall situation of using SABA in the past 12 months	患者在过去12个月使用SABA的总体情况	数值型	数字	支	中华医学会呼吸病学分会哮喘学组.支气管哮喘防治指南（2020年版）[J].中华结核和呼吸杂志，2020，43（12）：1023-1048.	探索	A20240416SZYL
哮喘专用	现病史	哮喘治疗史	66	过去12个月使用生物制剂（如IgE单抗、抗IL-5单抗、抗IL-13单抗等）标志	biological agents used in the past 12 months（such as IgE monoclonal antibody, anti-IL-5 monoclonal antibody, anti-IL-13 monoclonal antibody, etc.）	标识患者在过去12个月是否使用生物制剂（如IgE单抗、抗IL-5、抗IL-13单抗等）	字符串	是；否	/	中华医学会呼吸病学分会哮喘学组.支气管哮喘防治指南（2020年版）[J].中华结核和呼吸杂志，2020，43（12）：1023-1048.	探索	A20240416SZYL

续表

类别	一级类别名称	二级类别名称	数据元序号	中文名称	英文名称	定义	变量类型	值域	单位	来源	等级	版本号
哮喘专用	现病史	哮喘治疗史	67	过去12个月哮喘总体的控制情况（基于患者主观评价）	overall control of asthma in the past 12 months（based on subjective evaluation of patients）	患者在过去12个月哮喘总体的控制情况（基于患者主观评价）	字符串	没有控制；控制很差；有所控制；控制很好；完全控制	/	中华医学会呼吸病学分会哮喘学组.支气管哮喘防治指南（2020年版）[J].中华结核和呼吸杂志，2020，43（12）：1023-1048.	探索	A20240416SZYL
通用数据	健康史	既往史	68	既往疾病名称	previous illnesses	既往健康状况及重要相关疾病名称	字符串	病名	/	中华人民共和国国家卫生和计划生育委员会.电子病历基本数据集 第12部分：入院记录（WS 445.12—2014）[S/OL].http://www.nhc.gov.cn/fzs/s7852d/201406/a14c0b813b844c9dbd113f126fa9cb17.shtml.	补充	A20240416SZYL
通用数据	健康史	既往史	69	伴随疾病用药名称	drugs for associated diseases	用于治疗伴随疾病的药物名称	字符串	药品名称	/	中华人民共和国国家卫生和计划生育委员会.电子病历基本数据集 第12部分：入院记录（WS 445.12—2014）[S/OL].http://www.nhc.gov.cn/fzs/s7852d/201406/a14c0b813b844c9dbd113f126fa9cb17.shtml.	补充	A20240416SZYL
通用数据	健康史	既往史	70	手术史标志	history of operation	标识患者既往是否曾接受手术/操作	字符串	是；否	/	中华人民共和国国家卫生和计划生育委员会.电子病历基本数据集 第12部分：入院记录（WS 445.12—2014）[S/OL].http://www.nhc.gov.cn/fzs/s7852d/201406/a14c0b813b844c9dbd113f126fa9cb17.shtml.	补充	A20240416SZYL

类别	一级类别名称	二级类别名称	数据元序号	中文名称	英文名称	定义	变量类型	值域	单位	来源	等级	版本号
通用数据	健康史	既往史	71	手术名称	operation name	患者以往曾接受手术的名称或描述	字符串	手术名称	/	中华人民共和国国家卫生和计划生育委员会.电子病历基本数据集 第12部分：入院记录（WS 445.12—2014）〔S/OL〕.http://www.nhc.gov.cn/fzs/s7852d/201406/a14c0b813b844c9dbd113f126fa9cb17.shtml.	补充	A20240416SZYL
通用数据	健康史	既往史	72	手术时间	time of operation	患者既往接受手术/操作的日期或时间的描述	字符串	/	/	中华人民共和国国家卫生和计划生育委员会.电子病历基本数据集 第12部分：入院记录（WS 445.12—2014）〔S/OL〕.http://www.nhc.gov.cn/fzs/s7852d/201406/a14c0b813b844c9dbd113f126fa9cb17.shtml.	补充	A20240416SZYL
通用数据	健康史	既往史	73	过敏史标志	history of allergy	标识患者既往是否曾发生过敏	字符串	是；否	/	中华人民共和国国家卫生和计划生育委员会.电子病历基本数据集 第12部分：入院记录（WS 445.12—2014）〔S/OL〕.http://www.nhc.gov.cn/fzs/s7852d/201406/a14c0b813b844c9dbd113f126fa9cb17.shtml.	补充	A20240416SZYL
通用数据	健康史	既往史	74	过敏原	allergen	导致患者既往发生过敏的物质	字符串	物质名称	/	中华人民共和国国家卫生和计划生育委员会.电子病历基本数据集 第12部分：入院记录（WS 445.12—2014）〔S/OL〕.http://www.nhc.gov.cn/fzs/s7852d/201406/a14c0b813b844c9dbd113f126fa9cb17.shtml.	补充	A20240416SZYL

类别	一级类别名称	二级类别名称	数据元序号	中文名称	英文名称	定义	变量类型	值域	单位	来源	等级	版本号
通用数据	健康史	既往史	75	过敏处理方式	allergic treatment methods	患者缓解过敏的处理方式的描述	字符串	/	/	中华人民共和国国家卫生和计划生育委员会.电子病历基本数据集 第12部分：入院记录（WS 445.12—2014）［S/OL］.http://www.nhc.gov.cn/fzs/s7852d/201406/a14c0b813b844c9dbd113f126fa9cb17.shtml.	补充	A20180901JWHU
通用数据	健康史	既往史	76	接种史标志	history of vaccination	标识患者是否曾进行预防接种	字符串	是；否；未知	/	中华人民共和国国家卫生和计划生育委员会.电子病历基本数据集 第12部分：入院记录（WS 445.12—2014）［S/OL］.http://www.nhc.gov.cn/fzs/s7852d/201406/a14c0b813b844c9dbd113f126fa9cb17.shtml.	补充	A20240416SZYL
通用数据	健康史	既往史	77	接种疫苗名称	vaccine type	患者曾接种疫苗的名称	字符串	疫苗名称	/	中华人民共和国国家卫生和计划生育委员会.电子病历基本数据集 第12部分：入院记录（WS 445.12—2014）［S/OL］.http://www.nhc.gov.cn/fzs/s7852d/201406/a14c0b813b844c9dbd113f126fa9cb17.shtml.	补充	A20240416SZYL
通用数据	健康史	既往史	78	输血史标志	history of blood transfusion	标识患者既往是否曾经输血	字符串	是；否	/	中华人民共和国国家卫生和计划生育委员会.电子病历基本数据集 第12部分：入院记录（WS 445.12—2014）［S/OL］.http://www.nhc.gov.cn/fzs/s7852d/201406/a14c0b813b844c9dbd113f126fa9cb17.shtml.	补充	A20240416SZYL

类别	一级类别名称	二级类别名称	数据元序号	中文名称	英文名称	定义	变量类型	值域	单位	来源	等级	版本号
通用数据	健康史	既往史	79	输入血制品类型	transfusion type of blood products	输入全血或血液成分的类型	字符串	红细胞；血小板；血浆；全血；自体；其他	/	中华人民共和国国家卫生和计划生育委员会.电子病历基本数据集 第12部分：入院记录（WS 445.12—2014）[S/OL].http://www.nhc.gov.cn/fzs/s7852d/201406/a14c0b813b844c9dbd113f126fa9cb17.shtml.	补充	A20240416SZYL
通用数据	健康史	既往史	80	输血量	volume of blood transfusion	输入红细胞、血小板、血浆、全血等的量	字符串	IU；U；ml；mol；mmol	/	中华人民共和国国家卫生和计划生育委员会.电子病历基本数据集 第12部分：入院记录（WS 445.12—2014）[S/OL].http://www.nhc.gov.cn/fzs/s7852d/201406/a14c0b813b844c9dbd113f126fa9cb17.shtml.	补充	A20240416SZYL
通用数据	健康史	个人史	81	吸烟标志	smoke	标识患者是否吸烟	字符串	是；否；未知	/	中华人民共和国卫生部.卫生信息数据元目录 第5部分：健康危险因素（WS 363.5—2011）[S/OL].http://www.nhc.gov.cn/wjw/s9497/201108/52745.shtml.	补充	A20240416SZYL
通用数据	健康史	个人史	82	吸烟年限	duration of smoking	患者吸烟的累积时间长度	数值型	数字	年	中华人民共和国卫生部.卫生信息数据元目录 第5部分：健康危险因素（WS 363.5—2011）[S/OL].http://www.nhc.gov.cn/wjw/s9497/201108/52745.shtml.	补充	A20240416SZYL

类别	一级类别名称	二级类别名称	数据元序号	中文名称	英文名称	定义	变量类型	值域	单位	来源	等级	版本号
通用数据	健康史	个人史	83	吸烟量	amount of cigarette smoking	患者最近1个月内平均每天的吸烟量	数值型	数字	支	中华人民共和国卫生部.卫生信息数据元目录 第5部分：健康危险因素（WS 363.5—2011）［S/OL］.http://www.nhc.gov.cn/wjw/s9497/201108/52745.shtml.	补充	A20240416SZYL
通用数据	健康史	个人史	84	戒烟标志	quit smoking	标识患者是否成功戒烟	字符串	是；否；未知	/	中华人民共和国卫生部.卫生信息数据元目录 第5部分：健康危险因素（WS 363.5—2011）［S/OL］.http://www.nhc.gov.cn/wjw/s9497/201108/52745.shtml.	补充	A20240416SZYL
通用数据	健康史	个人史	85	戒烟年限	duration of quit smoking	患者停止吸烟的时间长度	数值型	数字	年/月	中华人民共和国卫生部.卫生信息数据元目录 第5部分：健康危险因素（WS 363.5—2011）［S/OL］.http://www.nhc.gov.cn/wjw/s9497/201108/52745.shtml.	补充	A20240416SZYL
通用数据	健康史	个人史	86	饮酒标志	alcohol drink	标识患者是否饮酒	字符串	是；否；未知	/	中华人民共和国卫生部.卫生信息数据元目录 第5部分：健康危险因素（WS 363.5—2011）［S/OL］.http://www.nhc.gov.cn/wjw/s9497/201108/52745.shtml.	补充	A20240416SZYL

类别	一级类别名称	二级类别名称	数据元序号	中文名称	英文名称	定义	变量类型	值域	单位	来源	等级	版本号
通用数据	健康史	个人史	87	饮酒年限	duration of drinking	患者饮酒的累积时间长度	数值型	数字	年	中华人民共和国卫生部.卫生信息数据元目录 第5部分：健康危险因素（WS 363.5—2011）［S/OL］.http://www.nhc.gov.cn/wjw/s9497/201108/52745.shtml.	补充	A20240416SZYL
通用数据	健康史	个人史	88	饮酒类型	type of wine	患者饮酒的种类	字符串	啤酒；白酒；红酒；黄酒	/	中华人民共和国卫生部.卫生信息数据元目录 第5部分：健康危险因素（WS 363.5—2011）［S/OL］.http://www.nhc.gov.cn/wjw/s9497/201108/52745.shtml.	补充	A20240416SZYL
通用数据	健康史	个人史	89	饮酒量	alcohol consumption	患者平均每天饮酒量相当于白酒的量	数值型	数字	g	中华人民共和国卫生部.卫生信息数据元目录 第4部分：健康史（WS 363.4—2011）［S/OL］.http://www.nhc.gov.cn/wjw/s9497/201108/52744.shtml.	补充	A20240416SZYL
通用数据	健康史	个人史	90	戒酒标志	quit drinking	标识患者是否成功戒酒	字符串	是；否；未知	/	中华人民共和国卫生部.卫生信息数据元目录 第5部分：健康危险因素（WS 363.5—2011）［S/OL］.http://www.nhc.gov.cn/wjw/s9497/201108/52745.shtml.	补充	A20240416SZYL

类别	一级类别名称	二级类别名称	数据元序号	中文名称	英文名称	定义	变量类型	值域	单位	来源	等级	版本号
通用数据	健康史	个人史	91	戒酒年限	duration of quit drinking	患者停止饮酒的时间长度	数值型	数字	年/月	中华人民共和国卫生部.卫生信息数据元目录 第5部分：健康危险因素（WS 363.5—2011）[S/OL].http://www.nhc.gov.cn/wjw/s9497/201108/52745.shtml.	补充	A20240416SZYL
通用数据	健康史	个人史	92	吸毒标志	drug taking	标识患者是否有使用毒品的经历	字符串	是；否	/	中华人民共和国国家卫生和计划生育委员会.电子病历基本数据集 第12部分：入院记录（WS 445.12—2014）[S/OL].http://www.nhc.gov.cn/fzs/s7852d/201406/a14c0b813b844c9dbd113f126fa9cb17.shtml.	补充	A20240416SZYL
通用数据	健康史	个人史	93	职业暴露危险因素种类	types of occupational exposure risk factors	职业接触危害因素在特定编码体系中的代码	字符串	DEO3.00.091.00 职业病危害因素类别代码表	/	中华人民共和国卫生部.卫生信息数据元目录 第5部分：健康危险因素（WS 363.5—2011）[S/OL].http://www.nhc.gov.cn/wjw/s9497/201108/52745.shtml.	补充	A20240416SZYL
通用数据	健康史	个人史	94	职业接触频率	frequency of occupational exposure	患者一周内平均职业接触的天数	数值型	0~7	天/周	中华人民共和国卫生部.卫生信息数据元目录 第5部分：健康危险因素（WS 363.5—2011）[S/OL].http://www.nhc.gov.cn/wjw/s9497/201108/52745.shtml.	补充	A20180901JWHU

类别	一级类别名称	二级类别名称	数据元序号	中文名称	英文名称	定义	变量类型	值域	单位	来源	等级	版本号
通用数据	健康史	个人史	95	接触危害因素工龄	duration of occupational exposure	患者实际接触危害因素的工作时长	数值型	数字	年	中华人民共和国卫生部.疾病控制基本数据集 第4部分：职业病报告（WS375.4—2012）［S/OL］.https://www.gdhealth.net.cn/html./2016/xinxibiaozhun_0811/3107.html.	补充	A20180901JWHU
哮喘专用	健康史	个人史	96	环境危险因素暴露	exposure to environmental hazards	患者日常生活环境中是否经常接触以下特殊物质	字符串	屋尘螨/粉尘螨；宠物；牲畜；发霉物质（墙壁等）；香烟烟雾（二手烟）；生物燃料烟雾；污染空气；煤炭；无	/	中华人民共和国卫生部.卫生信息数据元目录 第5部分：健康危险因素（WS363.5—2011）［S/OL］.http://www.nhc.gov.cn/wjw/s9497/201108/52745.shtml.	补充	A20240416SZYL
通用数据	健康史	个人史	97	工业毒物接触史标志	history of exposure to industrial poisons	标识患者是否经常接触工业毒物	字符串	是；否	/	万学红，卢雪峰.诊断学［M］.9版.北京：人民卫生出版社，2018.	补充	A20240416SZYL
通用数据	健康史	个人史	98	粉尘接触史标志	history of dust exposure	标识患者是否经常接触粉尘	字符串	是；否	/	万学红，卢雪峰.诊断学［M］.9版.北京：人民卫生出版社，2018.	补充	A20240416SZYL

类别	一级类别名称	二级类别名称	数据元序号	中文名称	英文名称	定义	变量类型	值域	单位	来源	等级	版本号
通用数据	健康史	个人史	99	放射性物质接触史标志	history of exposure to radioactive substances	标识患者是否曾接触放射性物质	字符串	是；否	/	中华人民共和国卫生部.卫生信息数据元目录 第5部分：健康危险因素（WS 363.5—2011）[S/OL].http://www.nhc.gov.cn/wjw/s9497/201108/52745.shtml.	补充	A20240416SZYL
通用数据	健康史	个人史	100	冶游史标志	history of unclean sexual intercourse	标识患者是否有不洁性行为	字符串	是；否	/	万学红，卢雪峰.诊断学[M].9版.北京：人民卫生出版社，2018.	补充	A20240416SZYL
通用数据	健康史	个人史	101	饮食习惯特点	dietary habits	患者习惯上偏好的饮食种类	字符串	CV03.00.107 饮食习惯代码表	/	中华人民共和国卫生部.卫生信息数据元目录 第5部分：健康危险因素（WS 363.5—2011）[S/OL].http://www.nhc.gov.cn/wjw/s9497/201108/52745.shtml.	探索	A20190111ZZ
通用数据	健康史	出生婴幼儿史	102	出生时母亲年龄	mother's age at birth	患者出生时母亲年龄	数值型	数字	岁	中华人民共和国国家卫生和计划生育委员会.妇女保健基本数据集 第4部分：孕产期保健服务与高危管理（WS 377.4—2013）[S/OL].https://www.gdhealth.net.cn/html./2016/xinxibiaozhun_0811/3124.html.	探索	A20190215XM
通用数据	健康史	出生婴幼儿史	103	母亲妊娠时服用酒精类饮品标志	mother drinking during pregnancy	标识患者母亲妊娠期间是否饮用酒精类饮品	字符串	是；否	/	中华人民共和国国家卫生和计划生育委员会.妇女保健基本数据集 第4部分：孕产期保健服务与高危管理（WS 377.4—2013）[S/OL].https://www.gdhealth.net.cn/html./2016/xinxibiaozhun_0811/3124.html.	探索	A20190215XM

续表

类别	一级类别名称	二级类别名称	数据元序号	中文名称	英文名称	定义	变量类型	值域	单位	来源	等级	版本号
通用数据	健康史	出生婴幼儿史	104	母亲妊娠时吸烟标志	mother smoking during pregnancy	标识患者母亲妊娠期间是否吸烟	字符串	是；否	/	中华人民共和国国家卫生和计划生育委员会.妇女保健基本数据集 第4部分：孕产期保健服务与高危管理（WS 377.4—2013）［S/OL］.https://www.gdhealth.net.cn/html./2016/xinxibiaozhun_0811/3124.html.	探索	A20190215XM
通用数据	健康史	出生婴幼儿史	105	孕期用药情况	medication situation during pregnancy	患者母亲妊娠期间是否有用药及药物名称	字符串	无；药物名称	/	中华人民共和国国家卫生和计划生育委员会.电子病历基本数据集 第12部分：入院记录（WS 445.12—2014）［S/OL］.http://www.nhc.gov.cn/fzs/s7852d/201406/a14c0b813b844c9dbd113f126fa9cb17.shtml.	探索	A20180901JWHU
通用数据	健康史	出生婴幼儿史	106	出生体重	birth weight	患者出生1小时内体重的测量值	数值型	数字	kg	中华人民共和国国家卫生和计划生育委员会.电子病历基本数据集 第12部分：入院记录（WS 445.12—2014）［S/OL］.http://www.nhc.gov.cn/fzs/s7852d/201406/a14c0b813b844c9dbd113f126fa9cb17.shtml.	探索	A20180901JWHU
通用数据	健康史	出生婴幼儿史	107	足月产标志	full-term birth	标识患者出生时是否足月	字符串	是；否	/	中华人民共和国国家卫生和计划生育委员会.电子病历基本数据集 第12部分：入院记录（WS 445.12—2014）［S/OL］.http://www.nhc.gov.cn/fzs/s7852d/201406/a14c0b813b844c9dbd113f126fa9cb17.shtml.	探索	A20180901JWHU

类别	一级类别名称	二级类别名称	数据元序号	中文名称	英文名称	定义	变量类型	值域	单位	来源	等级	版本号
通用数据	健康史	出生婴幼儿史	108	婴儿期喂养方式	feeding methods during infant period	患者婴儿期喂养方式类别	字符串	全母乳喂养；全奶粉喂养；母乳、奶粉混合喂养	/	中华人民共和国国家卫生和计划生育委员会.妇女保健基本数据集 第4部分：孕产期保健服务与高危管理（WS 377.4—2013）［S/OL］.https://www.gdhealth.net.cn/html./2016/xinxibiaozhun_0811/3124.html.	探索	A20190215XM
通用数据	健康史	出生婴幼儿史	109	儿时呼吸疾病史	history of respiratory disease during childhood	患者儿时是否患呼吸疾病	字符串	是；否	/	中华人民共和国国家卫生和计划生育委员会.电子病历基本数据集 第12部分：入院记录（WS 445.12—2014）［S/OL］.http://www.nhc.gov.cn/fzs/s7852d/201406/a14c0b813b844c9dbd113f126fa9cb17.shtml.	补充	A20180901JWHU
通用数据	健康史	出生婴幼儿史	110	儿时呼吸疾病种类	type of respiratory disease during childhood	患者儿时曾患呼吸疾病的种类	字符串	肺炎；反复下呼吸道感染；百日咳；麻疹；肺结核；胸部外伤；其他	/	中华人民共和国国家卫生和计划生育委员会.电子病历基本数据集 第12部分：入院记录（WS 445.12—2014）［S/OL］.http://www.nhc.gov.cn/fzs/s7852d/201406/a14c0b813b844c9dbd113f126fa9cb17.shtml.	补充	A20180901JWHU
通用数据	健康史	出生婴幼儿史	111	两岁前使用抗生素标志	used antibiotic before age two	标识患者两岁前是否曾使用抗生素	字符串	是；否	/	葛均波，徐永健，王辰.内科学［M］.9版.北京：人民卫生出版社，2018.	补充	A20190215XM

续表

类别	一级类别名称	二级类别名称	数据元序号	中文名称	英文名称	定义	变量类型	值域	单位	来源	等级	版本号
通用数据	健康史	出生婴幼儿史	112	婴幼儿期居住地类型	type of residence during infant period	患者婴幼儿期居住地所属类型	字符串	DE02.01.002.00常住地类型代码表	/	中华人民共和国卫生部.卫生信息数据元目录 第3部分：人口学及社会经济学特征（WS 363.3—2011）［S/OL］.http://www.nhc.gov.cn/wjw/s9497/201108/52743.shtml.	补充	A20190215XM
哮喘专用	健康史	出生婴幼儿史	113	婴幼儿期变应原接触史	allergen contact history during infant period	患者婴幼儿期曾接触变应原的种类	字符串	猫；狗；马；禽类；豚鼠；其他	/	Global Initiative for Asthma.Global Strategy for Asthma Management and Prevention（updated 2023）［EB/OL］.https://ginasthma.org/wp-content/uploads/2023/05/GINA-2023-Full-Report-2023-WMS.pdf.	补充	A20190215XM
通用数据	健康史	经常居住地环境	114	经常居住地环境	environment of residence	患者经常居住地的环境	字符串	潮湿；干燥	/	Qian LX, Zhi H, Tian LS.Study of rural inhabitants' living condition and room-air pollution and its relationship with prevalence rate of COPD［J］.Chinese Rural Health Service Administration，2002，22（4）：46-48.	核心	A20190113ZZ
通用数据	健康史	经常居住地环境	115	居住面积	living space area	直接供患者生活使用的居室净面积	数值型	数字	m^2	中华人民共和国卫生部.卫生信息数据元目录 第14部分：卫生机构（WS 363.14—2011）［S/OL］.http://www.nhc.gov.cn/wjw9497/201108/52754.shtml.	探索	A20190111ZZ

类别	一级类别名称	二级类别名称	数据元序号	中文名称	英文名称	定义	变量类型	值域	单位	来源	等级	版本号
通用数据	健康史	经常居住地环境	116	居住人数	family size	患者家庭的居住人口数目	数值型	数字	人	中华人民共和国卫生部.卫生信息数据元目录 第3部分：人口学及社会经济学特征（WS 363.3—2011）〔S/OL〕.http://www.nhc.gov.cn/wjw/s9497/201108/52743.shtml.	探索	A20180901JWHU
通用数据	健康史	经常居住地环境	117	居住成员	family member	患者家庭的居住成员	字符串	配偶；子女；父母；祖父母；其他；无	/	中华人民共和国卫生部.卫生信息数据元目录 第3部分：人口学及社会经济学特征（WS 363.3—2011）〔S/OL〕.http://www.nhc.gov.cn/wjw/s9497/201108/52743.shtml.	探索	A20180901JWHU
通用数据	健康史	月经婚育史	118	月经初潮年龄	age at menarche	女性患者首次月经来潮时的年龄	数值型	数字	岁	中华人民共和国卫生部.卫生信息数据元目录 第4部分：健康史（WS 363.4—2011）〔S/OL〕.http://www.nhc.gov.cn/wjw/s9497/201108/52744.shtml.	补充	A20240416SZYL
通用数据	健康史	月经婚育史	119	月经持续时间	duration of menstruation	女性患者月经来潮的平均时长	数值型	数字	天	中华人民共和国卫生部.卫生信息数据元目录 第4部分：健康史（WS 363.4—2011）〔S/OL〕.http://www.nhc.gov.cn/wjw/s9497/201108/52744.shtml.	补充	A20240416SZYL
通用数据	健康史	月经婚育史	120	月经周期	days of a menstrual cycle	两次月经来潮第一天间隔的时间长度	数值型	数字	天	中华人民共和国卫生部.卫生信息数据元目录 第4部分：健康史（WS 363.4—2011）〔S/OL〕.http://www.nhc.gov.cn/wjw/s9497/201108/52744.shtml.	补充	A20240416SZYL

类别	一级类别名称	二级类别名称	数据元序号	中文名称	英文名称	定义	变量类型	值域	单位	来源	等级	版本号
通用数据	健康史	月经婚育史	121	末次月经日期	date of last menstruation	患者末次月经首日的公元纪年日期的完整描述	日期型	日期格式	/	中华人民共和国卫生部.卫生信息数据元目录 第4部分：健康史（WS 363.4—2011）［S/OL］.http://www.nhc.gov.cn/wjw/s9497/201108/52744.shtml.	补充	A20240416SZYL
通用数据	健康史	月经婚育史	122	绝经标志	menopause	标识女性患者是否绝经	字符串	是；否	/	中华人民共和国卫生部.卫生信息数据元目录 第4部分：健康史（WS 363.4—2011）［S/OL］.http://www.nhc.gov.cn/wjw/s9497/201108/52744.shtml.	补充	A20240416SZYL
通用数据	健康史	月经婚育史	123	绝经年龄	age of menopause	绝经时的年龄	数值型	数字	岁	中华人民共和国卫生部.卫生信息数据元目录 第4部分：健康史（WS 363.4—2011）［S/OL］.http://www.nhc.gov.cn/wjw/s9497/201108/52744.shtml.	补充	A20240416SZYL
通用数据	健康史	月经婚育史	124	月经量	menstrual volume	女性患者月经来潮时的月经量	字符串	量多；正常；量少	/	万学红，卢雪峰.诊断学［M］.9版.北京：人民卫生出版社，2018.	补充	A20240416SZYL
通用数据	健康史	月经婚育史	125	痛经标志	dysmenorrhea	标识女性患者是否有痛经	字符串	是；否	/	万学红，卢雪峰.诊断学［M］.9版.北京：人民卫生出版社，2018.	补充	A20240416SZYL
通用数据	健康史	月经婚育史	126	结婚年龄	age of marriage	患者结婚的年龄	数值型	数字	岁	万学红，卢雪峰.诊断学［M］.9版.北京：人民卫生出版社，2018.	补充	A20240416SZYL

续表

类别	一级类别名称	二级类别名称	数据元序号	中文名称	英文名称	定义	变量类型	值域	单位	来源	等级	版本号
通用数据	健康史	月经婚育史	127	怀孕次数	number of pregnancy	女性患者怀孕总次数	数值型	数字	次	万学红，卢雪峰.诊断学［M］.9版.北京：人民卫生出版社，2018.	补充	A20240416SZYL
通用数据	健康史	月经婚育史	128	总生产次数	number of delivery	女性患者分娩总次数	数值型	数字	次	中华人民共和国卫生部.卫生信息数据元目录 第4部分：健康史（WS 363.4—2011）［S/OL］.http://www.nhc.gov.cn/wjw/s9497/201108/52744.shtml.	补充	A20240416SZYL
通用数据	健康史	家族史	129	是否有家族疾病史标志	history of family disease	标识患者三代以内有血缘关系的家族成员是否患遗传疾病	字符串	是；否；未知	/	中华人民共和国卫生部.卫生信息数据元目录 第4部分：健康史（WS 363.4—2011）［S/OL］.http://www.nhc.gov.cn/wjw/s9497/201108/52744.shtml.	补充	A20240416SZYL
通用数据	健康史	家族史	130	血缘亲属患疾病名称	name of disease of consanguineous relatives	家族成员患遗传疾病的名称	字符串	DE02.10.039.00家族疾病史代码表	/	中华人民共和国卫生部.卫生信息数据元目录 第4部分：健康史（WS 363.4—2011）［S/OL］.http://www.nhc.gov.cn/wjw/s9497/201108/52744.shtml.	补充	A20240416SZYL
通用数据	健康史	家族史	131	患病血缘亲属与患者的关系	relationship between consanguineous relatives and patient	患遗传疾病家族成员与患者的关系	字符串	DE02.10.024.00患者与本人关系代码表	/	中华人民共和国卫生部.卫生信息数据元目录 第4部分：健康史（WS 363.4—2011）［S/OL］.http://www.nhc.gov.cn/wjw/s9497/201108/52744.shtml.	补充	A20240416SZYL

类别	一级类别名称	二级类别名称	数据元序号	中文名称	英文名称	定义	变量类型	值域	单位	来源	等级	版本号
哮喘专用	健康史	家族史	132	家族过敏史标志	family history of allergic disease	标识患者是否有家族过敏史	字符串	是；否	/	中华人民共和国国家卫生和计划生育委员会.电子病历共享文档规范 第1部分：病历概要（WS/T 500.1—2016）［S/OL］.http://www.nhc.gov.cn/fzs/s7852d/201609/37f11aacca5a49c2ad0984c8fc7a2873.shtml.	补充	A20190214XM
哮喘专用	健康史	家族史	133	家族变应性疾病名称	name of familial allergic disease	患者家族变应性疾病名称	字符串	变应性鼻炎；变应性哮喘；变应性皮炎；变应性湿疹；变应性荨麻疹；变应性眼结膜炎；食物过敏；其他	/	中华人民共和国国家卫生和计划生育委员会.电子病历共享文档规范 第1部分：病历概要（WS/T 500.1—2016）［S/OL］.http://www.nhc.gov.cn/fzs/s7852d/201609/37f11aacca5a49c2ad0984c8fc7a2873.shtml.	补充	A20190216XM
哮喘专用	健康史	家族史	134	家族变应性疾病患者与本人关系	relationship between consanguineous relatives of familial allergic disease and patient	患家族变应性遗传疾病成员与患者的关系	字符串	DEO2.10.024.00患者与本人关系代码表	/	中华人民共和国卫生部.卫生信息数据元目录 第4部分：健康史（WS 363.4—2011）［S/OL］.http://www.nhc.gov.cn/wjw/s9497/201108/52744.shtml.	补充	A20190215XM

续表

类别	一级类别名称	二级类别名称	数据元序号	中文名称	英文名称	定义	变量类型	值域	单位	来源	等级	版本号
通用数据	体格检查	生命体征	135	呼吸	respiratory rate	每分钟呼吸次数的测量值	数值型	数字	次/分	中华人民共和国卫生部.卫生信息数据元目录 第7部分：体格检查（WS 363.7—2011）〔S/OL〕.http://www.nhc.gov.cn/wjw/s9497/201108/52747.shtml.	补充	A20240416SZYL
通用数据	体格检查	生命体征	136	脉搏	pulse	每分钟脉搏次数的测量值	数值型	数字	次/分	中华人民共和国卫生部.卫生信息数据元目录 第7部分：体格检查（WS 363.7—2011）〔S/OL〕.http://www.nhc.gov.cn/wjw/s9497/201108/52747.shtml.	补充	A20240416SZYL
通用数据	体格检查	生命体征	137	收缩压	systolic pressure	收缩压的测量值	数值型	数字	mmHg	中华人民共和国卫生部.卫生信息数据元目录 第7部分：体格检查（WS 363.7—2011）〔S/OL〕.http://www.nhc.gov.cn/wjw/s9497/201108/52747.shtml.	补充	A20240416SZYL
通用数据	体格检查	生命体征	138	舒张压	diastolic pressure	舒张压的测量值	数值型	数字	mmHg	中华人民共和国卫生部.卫生信息数据元目录 第7部分：体格检查（WS 363.7—2011）〔S/OL〕.http://www.nhc.gov.cn/wjw/s9497/201108/52747.shtml.	补充	A20240416SZYL
通用数据	体格检查	生命体征	139	体温	temperature	体温的测量值	数值型	数字	℃	中华人民共和国卫生部.卫生信息数据元目录 第7部分：体格检查（WS 363.7—2011）〔S/OL〕.http://www.nhc.gov.cn/wjw/s9497/201108/52747.shtml.	补充	A20240416SZYL

续表

类别	一级类别名称	二级类别名称	数据元序号	中文名称	英文名称	定义	变量类型	值域	单位	来源	等级	版本号
通用数据	体格检查	生命体征	140	心率	heart rate	心脏每分钟搏动次数的测量值	数值型	数字	次/分	中华人民共和国卫生部.卫生信息数据元目录 第7部分：体格检查（WS 363.7—2011）[S/OL].http://www.nhc.gov.cn/wjw/s9497/201108/52747.shtml.	补充	A20240416SZYL
通用数据	体格检查	体格检查	141	身高	height	身高的测量值	数值型	数字	cm	中华人民共和国卫生部.卫生信息数据元目录 第7部分：体格检查（WS 363.7—2011）[S/OL].http://www.nhc.gov.cn/wjw/s9497/201108/52747.shtml.	补充	A20240416SZYL
通用数据	体格检查	体格检查	142	体重	weight	体重的测量值	数值型	数字	kg	中华人民共和国卫生部.卫生信息数据元目录 第7部分：体格检查（WS 363.7—2011）[S/OL].http://www.nhc.gov.cn/wjw/s9497/201108/52747.shtml.	补充	A20240416SZYL
通用数据	体格检查	体格检查	143	体重指数	body mass index（BMI）	体重指数的计算值	数值型	数字	/	万学红，卢雪峰.诊断学[M].9版.北京：人民卫生出版社，2018.	补充	A20240416SZYL
通用数据	体格检查	体格检查	144	体型	body shape	身体各部发育的外观表现，包括骨骼、肌肉的生长与脂肪分布的状态等	字符串	无力型；正力型；超力型；矮小型；高大型	/	万学红，卢雪峰.诊断学[M].9版.北京：人民卫生出版社，2018.	探索	A20180901JWHU

类别	一级类别名称	二级类别名称	数据元序号	中文名称	英文名称	定义	变量类型	值域	单位	来源	等级	版本号
通用数据	体格检查	体格检查	145	营养状况	nutrition status	患者的营养情况，通常根据皮肤、毛发、皮下脂肪、肌肉的发育情况进行综合判断	字符串	良好；中等；不良	/	万学红，卢雪峰.诊断学[M].9版.北京：人民卫生出版社，2018.	探索	A20180901JWHU
哮喘专用	体格检查	体格检查	146	口唇发绀标志	cyanosis of lips	因血液中还原血红蛋白含量增多，导致口唇部皮肤和黏膜呈现青紫色的一种体征	字符串	是；否	/	万学红，卢雪峰.诊断学[M].9版.北京：人民卫生出版社，2018.	补充	A20240416SZYL
哮喘专用	体格检查	体格检查	147	结膜充血标志	conjunctival hyperemia	结膜血管扩张	字符串	是；否	/	万学红，卢雪峰.诊断学[M].9版.北京：人民卫生出版社，2018.	补充	A20240416SZYL
哮喘专用	体格检查	体格检查	148	大汗淋漓标志	sweating profusely	因大量出汗致衣服、床单、被褥等浸湿	字符串	是；否	/	万学红，卢雪峰.诊断学[M].9版.北京：人民卫生出版社，2018.	补充	A20240416SZYL
哮喘专用	体格检查	体格检查	149	端坐呼吸标志	orthopnoea	患者为了减轻呼吸困难被迫采取端坐位或半卧位的状态	字符串	是；否	/	万学红，卢雪峰.诊断学[M].9版.北京：人民卫生出版社，2018.	补充	A20240416SZYL
哮喘专用	体格检查	体格检查	150	呼吸运动	type of breathing	呼吸运动的种类	字符串	胸式；腹式；胸腹联合；未提及	/	万学红，卢雪峰.诊断学[M].9版.北京：人民卫生出版社，2018.	探索	A20180901JWHU

类别	一级类别名称	二级类别名称	数据元序号	中文名称	英文名称	定义	变量类型	值域	单位	来源	等级	版本号
哮喘专用	体格检查	体格检查	151	胸廓外形	thoracic cage shape	患者的胸廓外形	字符串	正常；扁平胸；桶状胸；佝偻病胸；胸廓一侧变形；胸廓局部隆起；脊柱畸形；其他	/	万学红，卢雪峰.诊断学[M].9版.北京：人民卫生出版社，2018.	探索	A20180901JWHU
哮喘专用	体格检查	体格检查	152	呼吸节律	respiratory rhythm	患者的呼吸节律	字符串	规整；潮式呼吸；间停休息；抑制性呼吸；叹气样呼吸；其他；未提及	/	万学红，卢雪峰.诊断学[M].9版.北京：人民卫生出版社，2018.	探索	A20180901JWHU
哮喘专用	体格检查	体格检查	153	呼气相延长标志	expiratory phase prolongation	下呼吸道阻塞时，因气流呼出不畅，导致呼气时间延长	字符串	是；否	/	万学红，卢雪峰.诊断学[M].9版.北京：人民卫生出版社，2018.	补充	A20240416SZYL
哮喘专用	体格检查	体格检查	154	吸气相延长标志	inspiratory phase prolongation	上呼吸道部分阻塞时，因气流不能顺利入肺，导致吸气时间延长	字符串	是；否	/	万学红，卢雪峰.诊断学[M].9版.北京：人民卫生出版社，2018.	补充	A20240416SZYL

类别	一级类别名称	二级类别名称	数据元序号	中文名称	英文名称	定义	变量类型	值域	单位	来源	等级	版本号
哮喘专用	体格检查	体格检查	155	三凹征标志	three depressions sign	吸气时锁骨上窝、胸骨上窝、肋间隙同时发生凹陷的征象	字符串	是；否	/	万学红，卢雪峰.诊断学［M］.9版.北京：人民卫生出版社，2018.	补充	A20240416SZYL
哮喘专用	体格检查	体格检查	156	语音震颤	vocal fremitus	声音传到胸壁引起共鸣的振动	字符串	正常；左侧减弱或消失；右侧减弱或消失；双侧减弱或消失；左侧增强；右侧增强；双侧增强；未提及	/	万学红，卢雪峰.诊断学［M］.9版.北京：人民卫生出版社，2018.	探索	A20180901JWHU
哮喘专用	体格检查	体格检查	157	胸膜摩擦感标志	pleural friction fremitus	呼吸时两层胸膜互相摩擦，触诊时可感觉到如皮革摩擦的感觉	字符串	是；否	/	万学红，卢雪峰.诊断学［M］.9版.北京：人民卫生出版社，2018.	探索	A20180901JWHU
哮喘专用	体格检查	体格检查	158	语音共振	vocal resonance	语音传到胸壁引起的共振	字符串	正常；左侧降低；右侧降低；双侧降低；左侧增强；右侧增强；双侧增强；未提及	/	万学红，卢雪峰.诊断学［M］.9版.北京：人民卫生出版社，2018.	探索	A20180901JWHU

续表

类别	一级类别名称	二级类别名称	数据元序号	中文名称	英文名称	定义	变量类型	值域	单位	来源	等级	版本号
哮喘专用	体格检查	体格检查	159	叩诊音	percussion sound	叩诊音的类型	字符串	清音；浊音；实音	/	万学红，卢雪峰.诊断学[M].9版.北京：人民卫生出版社,2018.	探索	A20180901JWHU
哮喘专用	体格检查	体格检查	160	叩诊音异常部位	location of abnormal percussion sound	叩诊音异常的部位	字符串	/	/	万学红，卢雪峰.诊断学[M].9版.北京：人民卫生出版社,2018.	探索	A20180901JWHU
哮喘专用	体格检查	体格检查	161	呼吸音	breath sound	呼吸时气流进出呼吸道及肺泡形成湍流的声音	字符串	正常；增粗；减弱	/	万学红，卢雪峰.诊断学[M].9版.北京：人民卫生出版社,2018.	探索	A20180901JWHU
哮喘专用	体格检查	体格检查	162	呼吸音异常部位	location of abnormal breath sound	呼吸音异常的部位	字符串	/	/	万学红，卢雪峰.诊断学[M].9版.北京：人民卫生出版社,2018.	探索	A20180901JWHU
哮喘专用	体格检查	体格检查	163	啰音	rales	干湿性啰音	字符串	未闻及；干啰音；湿啰音；velcro啰音；未提及	/	万学红，卢雪峰.诊断学[M].9版.北京：人民卫生出版社,2018.	探索	A20180901JWHU
哮喘专用	体格检查	体格检查	164	啰音部位	location of rales	啰音的部位	字符串	/	/	万学红，卢雪峰.诊断学[M].9版.北京：人民卫生出版社,2018.	探索	A20180901JWHU
哮喘专用	体格检查	体格检查	165	胸膜摩擦音标志	pleural friction rubs	呼吸时两层胸膜互相摩擦的声音	字符串	是；否	/	万学红，卢雪峰.诊断学[M].9版.北京：人民卫生出版社,2018.	探索	A20180901JWHU

类别	一级类别名称	二级类别名称	数据元序号	中文名称	英文名称	定义	变量类型	值域	单位	来源	等级	版本号
哮喘专用	体格检查	体格检查	166	胸膜摩擦音部位	location of pleural friction rubs	听诊时可以听到胸膜摩擦音的部位	字符串	/	/	万学红，卢雪峰.诊断学[M].9版.北京：人民卫生出版社，2018.	探索	A20180901JWHU
哮喘专用	体格检查	体格检查	167	哮鸣音时相	wheezing rales	哮鸣音出现的时相	字符串	吸气；呼气	/	中华医学会呼吸病学分会哮喘学组.支气管哮喘防治指南（2020年版）[J].中华结核和呼吸杂志，2020，43（12）：1023-1048.	补充	A20190218XM
哮喘专用	体格检查	体格检查	168	哮鸣音部位	localtion of wheezing rales	出现哮鸣音的部位	字符串	/	/	中华医学会呼吸病学分会哮喘学组.支气管哮喘防治指南（2020年版）[J].中华结核和呼吸杂志，2020，43（12）：1023-1048.	补充	A20190218XM
哮喘专用	体格检查	其他专科检查	169	鼻甲肿大标志	swelling of turbinate	由于鼻黏膜长期受到炎症刺激而引起的鼻甲黏膜水肿肥厚，导致鼻腔阻塞	字符串	是；否；未提及	/	孙虹，张罗.耳鼻咽喉头颈外科学[M].9版.北京：人民卫生出版社，2018.	探索	A20190218XM
哮喘专用	体格检查	其他专科检查	170	鼻甲苍白标志	pale nasal turbinate	由于毛细血管不通畅导致鼻甲苍白	字符串	是；否；未提及	/	孙虹，张罗.耳鼻咽喉头颈外科学[M].9版.北京：人民卫生出版社，2018.	探索	A20190218XM
哮喘专用	体格检查	其他专科检查	171	鼻窦压痛标志	tenderness pain of paranasal sinus	按压上颌窦、筛窦、额窦和蝶窦的体表部位时出现疼痛	字符串	是；否	/	万学红，卢雪峰.诊断学[M].9版.北京：人民卫生出版社，2018.	探索	A20240416SZYL

类别	一级类别名称	二级类别名称	数据元序号	中文名称	英文名称	定义	变量类型	值域	单位	来源	等级	版本号
哮喘专用	体格检查	其他专科检查	172	鼻窦压痛部位	location of tenderness pain of paranasal sinus	鼻窦压痛部位	字符串	/	/	万学红，卢雪峰.诊断学[M].9版.北京：人民卫生出版社，2018.	探索	A20240416SZYL
通用数据	诊断信息	诊断信息	173	诊断来源	diagnostic source	诊断来源的类型	字符串	患者；患者家属；门诊病历；检查报告；出院小结；住院系统	/	中华人民共和国卫生部.卫生信息数据元目录 第10部分：医学诊断（WS 363.10—2011）［S/OL］. http://www.nhc.gov.cn/wjw/s9497/201108/52750.shtml.	探索	A20180901JWHU
哮喘专用	诊断信息	诊断信息	174	支气管哮喘（简称哮喘）标志	bronchial asthma	由多种细胞包括气道的炎性细胞、结构细胞及细胞组分参与的气道慢性炎症性疾病	字符串	是；否	/	中华医学会呼吸病学分会哮喘学组，中国哮喘联盟.重症哮喘诊断与处理中国专家共识［J］.中华结核和呼吸杂志，2017，40（11）：813-829.	核心	A20190218XM
哮喘专用	诊断信息	诊断信息	175	咳嗽变异性哮喘标志	cough variant asthma	以咳嗽作为唯一或主要症状，无喘息、气急等典型哮喘的症状和体征，同时具备可变气流受限客观检查中的任一条，除外其他疾病所引起的咳嗽	字符串	是；否	/	中华医学会呼吸病学分会哮喘学组，中国哮喘联盟.重症哮喘诊断与处理中国专家共识［J］.中华结核和呼吸杂志，2017，40（11）：813-829.	核心	A20190218XM

续表

类别	一级类别名称	二级类别名称	数据元序号	中文名称	英文名称	定义	变量类型	值域	单位	来源	等级	版本号
哮喘专用	诊断信息	诊断信息	176	胸闷变异性哮喘标志	chest tightness variant asthma	胸闷作为唯一或主要症状，无喘息、气急等典型哮喘的症状和体征，同时具备可变气流受限客观检查中的任一条，除外其他疾病所引起的胸闷	字符串	是；否	/	中华医学会呼吸病学分会哮喘学组，中国哮喘联盟.重症哮喘诊断与处理中国专家共识［J］.中华结核和呼吸杂志，2017，40（11）：813-829.	核心	A20190218XM
哮喘专用	诊断信息	诊断信息	177	隐匿性哮喘标志	occult asthma	无反复发作喘息、气急、胸闷或咳嗽的表现，但长期存在气道反应性增高。随访发现有14%~58%的无症状气道反应性增高者可发展为有症状的哮喘	字符串	是；否	/	中华医学会呼吸病学分会哮喘学组，中国哮喘联盟.重症哮喘诊断与处理中国专家共识［J］.中华结核和呼吸杂志，2017，40（11）：813-829.	核心	A20190218XM

类别	一级类别名称	二级类别名称	数据元序号	中文名称	英文名称	定义	变量类型	值域	单位	来源	等级	版本号
哮喘专用	诊断信息	诊断信息	178	早发变应性哮喘标志	premature allergic asthma	临床特征表现为儿童、早发起病，变应性疾病病史及家族史，皮肤点刺试验阳性，Th2炎症因子、诱导痰嗜酸性粒细胞、呼出气一氧化氮（FeNO）、血清总IgE及骨膜蛋白水平升高	字符串	是；否	/	中华医学会呼吸病学分会哮喘学组，中国哮喘联盟.重症哮喘诊断与处理中国专家共识［J］.中华结核和呼吸杂志，2017，40（11）：813-829.	核心	A20190828ZZ
哮喘专用	诊断信息	诊断信息	179	晚发持续嗜酸性粒细胞炎症性哮喘标志	late-onset persistent eosinophilic inflammatory asthma	临床特征表现为成人、晚发起病，起病时往往病情严重，IL-5、IL-3、FeNO等水平可有升高	字符串	是；否	/	中华医学会呼吸病学分会哮喘学组，中国哮喘联盟.重症哮喘诊断与处理中国专家共识［J］.中华结核和呼吸杂志，2017，40（11）：813-829.	核心	A20190828ZZ
哮喘专用	诊断信息	诊断信息	180	频繁急性发作性哮喘标志	asthma with frequent acute exacerbations	临床特征表现为更差的哮喘控制水平、更低的生活质量，高FeNO、痰嗜酸性粒细胞水平，更快的肺功能减损	字符串	是；否	/	中华医学会呼吸病学分会哮喘学组，中国哮喘联盟.重症哮喘诊断与处理中国专家共识［J］.中华结核和呼吸杂志，2017，40（11）：813-829.	核心	A20190828ZZ

续表

类别	一级类别名称	二级类别名称	数据元序号	中文名称	英文名称	定义	变量类型	值域	单位	来源	等级	版本号
哮喘专用	诊断信息	诊断信息	181	持续气流受限性哮喘标志	asthma with continuous airflow limitation	临床特征为第1秒用力呼气容积（FEV$_1$）基线水平低，慢性黏膜高分泌状态，持续的血、痰嗜酸性粒细胞炎症，频发急性加重而缺乏吸入性糖皮质激素（ICS）治疗	字符串	是；否	/	中华医学会呼吸病学分会哮喘学组，中国哮喘联盟.重症哮喘诊断与处理中国专家共识［J］.中华结核和呼吸杂志，2017，40（11）：813-829.	核心	A20190828ZZ
哮喘专用	诊断信息	诊断信息	182	肥胖相关性哮喘标志	obesity-related asthma	临床特征为用力肺活量（FVC）下降，更容易合并湿疹、胃食管反流，少有鼻息肉病史，血清总IgE下降	字符串	是；否	/	中华医学会呼吸病学分会哮喘学组，中国哮喘联盟.重症哮喘诊断与处理中国专家共识［J］.中华结核和呼吸杂志，2017，40（11）：813-829.	核心	A20190828ZZ
哮喘专用	诊断信息	诊断信息	183	哮喘的分期	stage of asthma	哮喘患者的临床表现分期	字符串	急性发作期；慢性持续期；临床控制期	/	中华医学会呼吸病学分会哮喘学组.支气管哮喘防治指南（2020年版）［J］.中华结核和呼吸杂志，2020，43（12）：1023-1048.	核心	A20190218XM

类别	一级类别名称	二级类别名称	数据元序号	中文名称	英文名称	定义	变量类型	值域	单位	来源	等级	版本号
哮喘专用	诊断信息	诊断信息	184	慢性持续期哮喘严重程度分级	classification of chronic asthma	哮喘患者在慢性持续期的严重程度分级	字符串	间歇状态（第1级）；轻度持续（第2级）；中度持续（第3级）；重度持续（第4级）	/	中华医学会呼吸病学分会哮喘学组.支气管哮喘防治指南（2020年版）[J].中华结核和呼吸杂志, 2020, 43（12）: 1023–1048.	补充	A20240416SZYL
哮喘专用	诊断信息	诊断信息	185	急性发作期哮喘严重程度分级	classification of acute asthma	哮喘患者在急性发作期的严重程度分级	字符串	轻度；中度；重度；危重	/	中华医学会呼吸病学分会哮喘学组.支气管哮喘防治指南（2020年版）[J].中华结核和呼吸杂志, 2020, 43（12）: 1023–1048.	核心	A20190218XM
哮喘专用	诊断信息	诊断信息	186	哮喘严重程度分级	severity classification of asthma	哮喘严重程度分级（按照达到哮喘控制所采用的治疗级别分级）	字符串	轻度；中度；重度	/	中华医学会呼吸病学分会哮喘学组.支气管哮喘防治指南（2020年版）[J].中华结核和呼吸杂志, 2020, 43（12）: 1023–1048.	核心	A20190218XM
哮喘专用	诊断信息	诊断信息	187	重症哮喘标志	severe asthma	在过去的一年中，需要使用全球哮喘防治倡议（GINA）建议的第4级或第5级哮喘药物治疗，才能够维持控制，或即使在上述治疗下仍表现为"未控制"哮喘	字符串	是；否	/	中华医学会呼吸病学分会哮喘学组, 中国哮喘联盟.重症哮喘诊断与处理中国专家共识[J].中华结核和呼吸杂志, 2017, 40（11）: 813–829.	核心	A20190827ZZ

续表

类别	一级类别名称	二级类别名称	数据元序号	中文名称	英文名称	定义	变量类型	值域	单位	来源	等级	版本号
哮喘专用	诊断信息	诊断信息	188	哮喘控制水平分级	classification of asthma control	哮喘患者临床控制水平的分级	字符串	良好控制；部分控制；未控制	/	中华医学会呼吸病学分会哮喘学组.支气管哮喘防治指南（2020年版）［J］.中华结核和呼吸杂志，2020，43（12）：1023-1048.	核心	A20190218XM
哮喘专用	诊断信息	诊断信息	189	哮喘控制测试评分	Asthma Control Test Score（ACTS）	监测和评估哮喘病情的工具	数值型	数字	分	中华医学会呼吸病学分会哮喘学组.支气管哮喘防治指南（2020年版）［J］.中华结核和呼吸杂志，2020，43（12）：1023-1048.	核心	A20240416SZYL
哮喘专用	诊断信息	诊断信息	190	合并变应性鼻炎标志	combined with allergic rhinitis	又称过敏性鼻炎，为身体对某些变应原敏感性增高而呈现的以鼻黏膜病变为主的一种异常反应，常伴变应性鼻窦炎	字符串	是；否	/	孙虹，张罗.耳鼻咽喉头颈外科学［M］.9版.北京：人民卫生出版社，2018.	补充	A20190218XM
哮喘专用	诊断信息	诊断信息	191	合并慢阻肺标志	combined with chronic obstructive pulmonary disease	慢性阻塞性肺疾病是一种以持续存在的呼吸系统症状和气流受限为特征，通常与显著暴露于有害颗粒或气体引起的气道和（或）肺泡异常有关的疾病	字符串	是；否	/	中华医学会呼吸病学分会哮喘学组.支气管哮喘防治指南（2020年版）［J］.中华结核和呼吸杂志，2020，43（12）：1023-1048.	补充	A20240416SZYL

类别	一级类别名称	二级类别名称	数据元序号	中文名称	英文名称	定义	变量类型	值域	单位	来源	等级	版本号
哮喘专用	诊断信息	诊断信息	192	合并支气管扩张标志	combined with bronchiectasia	急、慢性呼吸道感染和支气管阻塞后，反复发生支气管化脓性炎症，致使支气管壁结构破坏，管壁增厚，引起支气管异常和持久性扩张的一类异质性疾病的总称，可以是原发或继发，主要分为囊性纤维化导致的支气管扩张和非囊性纤维化导致的支气管扩张	字符串	是；否	/	中华医学会呼吸病学分会哮喘学组.支气管哮喘防治指南（2020年版）[J].中华结核和呼吸杂志，2020, 43（12）: 1023-1048.	补充	A20240416SZYL
哮喘专用	诊断信息	诊断信息	193	合并食物过敏标志	combined with food allergy	由食物作为变应原引起的过敏反应	字符串	是；否	/	SICHERER SH, SAMPSON HA.Food allergy: epidemiology, pathogenesis, diagnosis, and treatment [J].Journal of Allergy and Clinical Immunology, 2014, 133（2）: 291-307.	补充	A20190218XM

类别	一级类别名称	二级类别名称	数据元序号	中文名称	英文名称	定义	变量类型	值域	单位	来源	等级	版本号
哮喘专用	诊断信息	诊断信息	194	合并变应性眼结膜炎标志	combined with allergic eye conjunctivitis	由于眼部组织对变应原产生超敏反应所引起的炎症	字符串	是；否	/	孙虹，张罗.耳鼻咽喉头颈外科学［M］.9版.北京：人民卫生出版社，2018.	补充	A20190218XM
哮喘专用	诊断信息	诊断信息	195	合并变应性皮炎标志	combined with allergic dermatitis	又称过敏性接触性皮炎，是由于接触致敏物质所致，属于迟发型超敏反应（细胞免疫）	字符串	是；否	/	张学军，郑捷.皮肤性病学［M］.9版.北京：人民卫生出版社，2013.	补充	A20190218XM
通用数据	病历信息	门诊病历	196	门诊日期	date of outpatient visit	患者门诊就诊当日的公元纪年日期的完整描述	日期型	日期格式	/	中华人民共和国国家卫生和计划生育委员会.电子病历基本数据集 第2部分：门（急）诊病历（WS 445.2—2014）［S/OL］.http://www.nhc.gov.cn/fzs/s7852d/201406/a14c0b813b844c9dbd113f126fa9cb17.shtml.	补充	A20190111ZZ
通用数据	病历信息	门诊病历	197	接诊医生	name of outpatient clinic doctor	门诊接诊医生在公安管理部门正式登记注册的姓氏和名称	字符串	人名	/	中华人民共和国国家卫生和计划生育委员会.电子病历基本数据集 第2部分：门（急）诊病历（WS 445.2—2014）［S/OL］.http://www.nhc.gov.cn/fzs/s7852d/201406/a14c0b813b844c9dbd113f126fa9cb17.shtml.	补充	A20190111ZZ

类别	一级类别名称	二级类别名称	数据元序号	中文名称	英文名称	定义	变量类型	值域	单位	来源	等级	版本号
通用数据	病历信息	门诊病历	198	门诊医嘱	outpatient medical advice	对患者门诊医嘱的详细描述	字符串	/	/	中华人民共和国国家卫生和计划生育委员会.电子病历基本数据集 第2部分：门（急）诊病历（WS 445.2—2014）［S/OL］.http://www.nhc.gov.cn/fzs/s7852d/201406/a14c0b813b844c9dbd113f126fa9cb17.shtml.	补充	A20180901JWHU
通用数据	病历信息	住院病历	199	住院病历	admission note	对患者住院期间病情和诊疗的记录	字符串	/	/	中华人民共和国国家卫生和计划生育委员会.电子病历共享文档规范 第32部分：住院病案首页（WS/T 500.32—2016）［S/OL］.http://www.nhc.gov.cn/fzs/s7852d/201609/37f11aacca5a49c2ad0984c8fc7a2873.shtml.	补充	A20180901JWHU
通用数据	病历信息	住院病历	200	主管医生	attending physician	患者住院期间的责任医生	字符串	人名	/	中华人民共和国国家卫生和计划生育委员会.电子病历共享文档规范 第32部分：住院病案首页（WS/T 500.32—2016）［S/OL］.http://www.nhc.gov.cn/fzs/s7852d/201609/37f11aacca5a49c2ad0984c8fc7a2873.shtml.	核心	A201901UZZ
通用数据	病历信息	住院病历	201	住院医嘱	inpatient medical advice	对患者住院医嘱的详细描述	字符串	/	/	中华人民共和国国家卫生和计划生育委员会.电子病历共享文档规范 第52部分：住院医嘱（WS/T 500.52—2016）［S/OL］.http://www.nhc.gov.cn/fzs/s7852d/201609/37f11aacca5a49c2ad0984c8fc7a2873.shtml.	补充	A20180901JWHU

类别	一级类别名称	二级类别名称	数据元序号	中文名称	英文名称	定义	变量类型	值域	单位	来源	等级	版本号
通用数据	病历信息	住院病历	202	病案首页	first page of medical record	住院病案首页是医务人员使用文字、符号、代码、数字等方式，将患者住院期间相关信息精炼汇总在特定的表格中，形成的病例数据摘要	字符串	/	/	中华人民共和国卫生部.病历书写基本规范［EB/OL］. http://www.nhc.gov.cn/bgt/s10696/201002/ca74ec8010e344a4a1fead0f66f41354.shtml.	补充	A20180901JWHU
通用数据	病历信息	住院病历	203	入院记录	admission record	患者入院后，由经治医师通过问诊、查体、辅助检查获得有关资料，并对这些资料归纳分析、书写而成的记录。可分为入院记录、再次或多次入院记录、24小时内入出院记录、24小时内入院死亡记录等	字符串	/	/	中华人民共和国卫生部.病历书写基本规范［EB/OL］. http://www.nhc.gov.cn/bgt/s10696/201002/ca74ec8010e344a4a1fead0f66f41354.shtml.	补充	A20180901JWHU

类别	一级类别名称	二级类别名称	数据元序号	中文名称	英文名称	定义	变量类型	值域	单位	来源	等级	版本号
通用数据	病历信息	住院病历	204	病程记录	progress note	对患者住院期间诊疗过程的经常性、连续性的记录	字符串	/	/	中华人民共和国卫生部.病历书写基本规范［EB/OL］.http://www.nhc.gov.cn/bgt/s10696/201002/ca74ec8010e344a4a1fead0f66f41354.shtml.	补充	A20180901JWHU
通用数据	病历信息	住院病历	205	护理记录	nursing record	护士根据医嘱和病情对患者住院期间护理过程的客观记录	字符串	/	/	中华人民共和国卫生部.病历书写基本规范［EB/OL］.http://www.nhc.gov.cn/bgt/s10696/201002/ca74ec8010e344a4a1fead0f66f41354.shtml.	补充	A20190111ZZ
通用数据	病历信息	住院病历	206	体温单	temperature sheet	体温单为表格式，以护士填写为主。内容包括患者姓名、科室、床号、入院日期、住院病历号（或病案号）、日期、手术后天数、体温、脉搏、呼吸、血压、大便次数、出入液量、体重、住院周数等	字符串	/	/	中华人民共和国卫生部.病历书写基本规范［EB/OL］.http://www.nhc.gov.cn/bgt/s10696/201002/ca74ec8010e344a4a1fead0f66f41354.shtml.	补充	A20190111ZZ

类别	一级类别名称	二级类别名称	数据元序号	中文名称	英文名称	定义	变量类型	值域	单位	来源	等级	版本号
通用数据	病历信息	住院病历	207	手术记录	operation record	手术者书写的反映手术一般情况、手术经过、术中发现及处理等情况的特殊记录	字符串	/	/	中华人民共和国卫生部.病历书写基本规范〔EB/OL〕.http://www.nhc.gov.cn/bgt/s10696/201002/ca74ec8010e344a4a1fead0f66f41354.shtml.	补充	A20180901JWHU
通用数据	病历信息	住院病历	208	出院记录	discharge record	经治医师对患者此次住院期间诊疗情况的总结	字符串	/	/	中华人民共和国卫生部.病历书写基本规范〔EB/OL〕.http://www.nhc.gov.cn/bgt/s10696/201002/ca74ec8010e344a4a1fead0f66f41354.shtml.	补充	A20180901JWHU
通用数据	病历信息	住院病历	209	入院日期	date of admission	患者最近一年内实际办理入院手续当日的公元纪年日期的完整描述	日期型	日期格式	/	中华人民共和国国家卫生和计划生育委员会.电子病历基本数据集 第15部分：出院小结（WS 445.15—2014）〔S/OL〕.http://www.nhc.gov.cn/fzs/s7852d/201406/a14c0b813b844c9dbd113f126fa9cb17.shtml.	核心	A20190111ZZ
通用数据	病历信息	住院病历	210	入院方式	mode of admission	患者收治入院的来源	字符串	门诊；急诊；其他	/	中华人民共和国国家卫生和计划生育委员会.电子病历共享文档规范 第34部分：入院记录（WS/T 500.34—2016）〔S/OL〕.http://www.nhc.gov.cn/fzs/s7852d/201609/37f11aacca5a49c2ad0984c8fc7a2873.shtml.	核心	A20190111ZZ

类别	一级类别名称	二级类别名称	数据元序号	中文名称	英文名称	定义	变量类型	值域	单位	来源	等级	版本号
通用数据	病历信息	住院病历	211	出院日期	date of discharge	患者最近一年内实际办理出院手续当日的公元纪年日期的完整描述	日期型	日期格式	/	中华人民共和国国家卫生和计划生育委员会.电子病历共享文档规范 第53部分：出院小结（WS/T 500.53—2016）［S/OL］.http://www.nhc.gov.cn/fzs/s7852d/201609/37f11aacca5a49c2ad0984c8fc7a2873.shtml.	核心	A20190111ZZ
通用数据	病历信息	住院病历	212	ICU治疗标志	hospitalization in ICU	标识患者最近一年内是否入住ICU进行治疗	字符串	是；否	/	中华人民共和国国家卫生和计划生育委员会.电子病历共享文档规范 第18部分：病重（病危）护理记录（WS/T 500.18—2016）［S/OL］.http://www.nhc.gov.cn/fzs/s7852d/201609/37f11aacca5a49c2ad0984c8fc7a2873.shtml.	核心	A20190111ZZ

四、检验相关

包括检验信息相关的数据元。

类别	一级类别名称	二级类别名称	数据元序号	中文名称	英文名称	定义	变量类型	值域	单位	来源	等级	版本号
哮喘专用	检验信息	变应原皮肤点刺试验	213	皮肤点刺试验标志	skin prick test	标识患者是否进行了变应原皮肤点刺试验。皮肤点刺试验指将少量高度纯化的致敏液体滴于患者前臂，再用点刺针轻轻刺入皮肤表层，若患者对该变应原过敏，则会于20分钟内在点刺部位出现类似蚊虫叮咬的红肿块（风团），或仅出现颜色上的改变，评价结果用皮肤指数表示。皮肤指数=变应原直径/组胺直径	字符串	是；否	/	钟南山，刘又宁.呼吸病学［M］.2版.北京：人民卫生出版社，2012.	核心	A20190305XM

类别	一级类别名称	二级类别名称	数据元序号	中文名称	英文名称	定义	变量类型	值域	单位	来源	等级	版本号
哮喘专用	检验信息	变应原皮肤点刺试验	214	皮肤点刺试验时状态	disease status during SPT	患者进行皮肤点刺试验时症状状态	字符串	症状稳定；症状加重；不详	/	钟南山，刘又宁.呼吸病学[M].2版.北京：人民卫生出版社，2012.	核心	A20190305XM
哮喘专用	检验信息	变应原皮肤点刺试验	215	未检测原因	reason for unexamined	患者未进行皮肤点刺试验的原因	字符串	禁忌证；不能配合；不愿意做；医院无相关试剂；医生未提及；其他	/	钟南山，刘又宁.呼吸病学[M].2版.北京：人民卫生出版社，2012.	核心	A20190305XM
哮喘专用	检验信息	变应原皮肤点刺试验	216	皮肤点刺试验质控	quality control of SPT	阳性、阴性对照是否合格	字符串	合格；不合格	/	HEINZERLING L, MARI A, BERGMANN KC, et al.The skin prick test–European standards[J].Clin Transl Allergy, 2013, 3 (1): 3.	核心	A20190305XM
哮喘专用	检验信息	变应原皮肤点刺试验	217	皮肤点刺试验试剂厂家	SPT ragent manufacturer	皮肤点刺试验试剂厂家名称	字符串	/	/	HEINZERLING L, MARI A, BERGMANN KC, et al.The skin prick test–European standards[J].Clin Transl Allergy, 2013, 3 (1): 3.	探索	A20190305XM
哮喘专用	检验信息	变应原皮肤点刺试验	218	屋尘螨点刺试验	house dust mite prick test	皮肤指数（SI）=屋尘螨变应原与组胺直径的比值。皮肤指数反映点刺试验的反应强度	字符串	阴性；1级；2级；3级；4级	/	HEINZERLING L, MARI A, BERGMANN KC, et al.The skin prick test–European standards[J].Clin Transl Allergy, 2013, 3 (1): 3.	核心	A20190305XM

类别	一级类别名称	二级类别名称	数据元序号	中文名称	英文名称	定义	变量类型	值域	单位	来源	等级	版本号
哮喘专用	检验信息	变应原皮肤点刺试验	219	粉尘螨点刺试验	Dermatophagoides farinae prick test	皮肤指数（SI）=粉尘螨变应原与组胺直径的比值。皮肤指数反映点刺试验的反应强度	字符串	阴性；1级；2级；3级；4级	/	HEINZERLING L，MARI A，BERGMANN KC, et al.The skin prick test-European standards［J］.Clin Transl Allergy，2013，3（1）：3.	核心	A20190305XM
哮喘专用	检验信息	变应原皮肤点刺试验	220	热带螨点刺试验	tropical mites prick test	皮肤指数（SI）=热带螨变应原与组胺直径的比值。皮肤指数反映点刺试验的反应强度	字符串	阴性；1级；2级；3级；4级	/	HEINZERLING L，MARI A，BERGMANN KC, et al.The skin prick test-European standards［J］.Clin Transl Allergy，2013，3（1）：3.	核心	A20190305XM
哮喘专用	检验信息	变应原皮肤点刺试验	221	猫上皮点刺试验	cat epithelium prick test	皮肤指数（SI）=猫上皮变应原与组胺直径的比值。皮肤指数反映点刺试验的反应强度	字符串	阴性；1级；2级；3级；4级	/	HEINZERLING L，MARI A，BERGMANN KC, et al.The skin prick test-European standards［J］.Clin Transl Allergy，2013，3（1）：3.	核心	A20190305XM
哮喘专用	检验信息	变应原皮肤点刺试验	222	狗上皮点刺试验	dog epithelium prick test	皮肤指数（SI）=狗上皮变应原与组胺直径的比值。皮肤指数反映点刺试验的反应强度	字符串	阴性；1级；2级；3级；4级	/	HEINZERLING L，MARI A，BERGMANN KC, et al.The skin prick test-European standards［J］.Clin Transl Allergy，2013，3（1）：3.	核心	A20190305XM

类别	一级类别名称	二级类别名称	数据元序号	中文名称	英文名称	定义	变量类型	值域	单位	来源	等级	版本号
哮喘专用	检验信息	变应原皮肤点刺试验	223	蟑螂点刺试验	cockroach prick test	皮肤指数（SI）=蟑螂变应原与组胺直径的比值。皮肤指数反映点刺试验的反应强度	字符串	阴性；1级；2级；3级；4级	/	HEINZERLING L, MARI A, BERGMANN KC, et al.The skin prick test-European standards [J].Clin Transl Allergy, 2013, 3（1）: 3.	核心	A20190305XM
哮喘专用	检验信息	变应原皮肤点刺试验	224	杂草花粉点刺试验	weed pollen prick test	皮肤指数（SI）=杂草花粉变应原与组胺直径的比值。皮肤指数反映点刺试验的反应强度	字符串	阴性；1级；2级；3级；4级	/	HEINZERLING L, MARI A, BERGMANN KC, et al.The skin prick test-European standards [J].Clin Transl Allergy, 2013, 3（1）: 3.	核心	A20190305XM
哮喘专用	检验信息	变应原皮肤点刺试验	225	谷类点刺试验	cereal crop prick test	皮肤指数（SI）=谷类变应原与组胺直径的比值。皮肤指数反映点刺试验的反应强度	字符串	阴性；1级；2级；3级；4级	/	HEINZERLING L, MARI A, BERGMANN KC, et al.The skin prick test-European standards [J].Clin Transl Allergy, 2013, 3（1）: 3.	核心	A20190305XM
哮喘专用	检验信息	变应原皮肤点刺试验	226	树花粉1点刺试验	tree pollen 1 prick test	皮肤指数（SI）=树花粉1变应原与组胺直径的比值。皮肤指数反映点刺试验的反应强度	字符串	阴性；1级；2级；3级；4级	/	HEINZERLING L, MARI A, BERGMANN KC, et al.The skin prick test-European standards [J].Clin Transl Allergy, 2013, 3（1）: 3.	核心	A20190305XM

续表

类别	一级类别名称	二级类别名称	数据元序号	中文名称	英文名称	定义	变量类型	值域	单位	来源	等级	版本号
哮喘专用	检验信息	变应原皮肤点刺试验	227	楷木点刺试验	Pistacia chinensis prick test	皮肤指数（SI）=楷木变应原与组胺直径的比值。皮肤指数反映点刺试验的反应强度	字符串	阴性；1级；2级；3级；4级	/	HEINZERLING L，MARI A，BERGMANN KC，et al.The skin prick test-European standards［J］.Clin Transl Allergy，2013，3（1）：3.	核心	A20190305XM
哮喘专用	检验信息	变应原皮肤点刺试验	228	榛属点刺试验	Corylus prick test	皮肤指数（SI）=榛属变应原与组胺直径的比值。皮肤指数反映点刺试验的反应强度	字符串	阴性；1级；2级；3级；4级	/	HEINZERLING L，MARI A，BERGMANN KC，et al.The skin prick test-European standards［J］.Clin Transl Allergy，2013，3（1）：3.	核心	A20190305XM
哮喘专用	检验信息	变应原皮肤点刺试验	229	杨属点刺试验	Populus linn prick test	皮肤指数（SI）=杨属变应原与组胺直径的比值。皮肤指数反映点刺试验的反应强度	字符串	阴性；1级；2级；3级；4级	/	HEINZERLING L，MARI A，BERGMANN KC，et al.The skin prick test-European standards［J］.Clin Transl Allergy，2013，3（1）：3.	核心	A20190305XM
哮喘专用	检验信息	变应原皮肤点刺试验	230	榆科点刺试验	Ulmaceae prick test	皮肤指数（SI）=榆科变应原与组胺直径的比值。皮肤指数反映点刺试验的反应强度	字符串	阴性；1级；2级；3级；4级	/	HEINZERLING L，MARI A，BERGMANN KC，et al.The skin prick test-European standards［J］.Clin Transl Allergy，2013，3（1）：3.	核心	A20190305XM

类别	一级类别名称	二级类别名称	数据元序号	中文名称	英文名称	定义	变量类型	值域	单位	来源	等级	版本号
哮喘专用	检验信息	变应原皮肤点刺试验	231	柳属点刺试验	Salix prick test	皮肤指数（SI）=柳属变应原与组胺直径的比值。皮肤指数反映点刺试验的反应强度	字符串	阴性；1级；2级；3级；4级	/	HEINZERLING L，MARI A，BERGMANN KC，et al.The skin prick test-European standards［J］.Clin Transl Allergy，2013，3（1）：3.	核心	A20190305XM
哮喘专用	检验信息	变应原皮肤点刺试验	232	树花粉2点刺试验	tree pollen 2 prick test	皮肤指数（SI）=树花粉2变应原与组胺直径的比值。皮肤指数反映点刺试验的反应强度	字符串	阴性；1级；2级；3级；4级	/	HEINZERLING L，MARI A，BERGMANN KC，et al.The skin prick test-European standards［J］.Clin Transl Allergy，2013，3（1）：3.	核心	A20190305XM
哮喘专用	检验信息	变应原皮肤点刺试验	233	水青冈点刺试验	beech prick test	皮肤指数（SI）=水青冈变应原与组胺直径的比值。皮肤指数反映点刺试验的反应强度	字符串	阴性；1级；2级；3级；4级	/	HEINZERLING L，MARI A，BERGMANN KC，et al.The skin prick test-European standards［J］.Clin Transl Allergy，2013，3（1）：3.	核心	A20190305XM
哮喘专用	检验信息	变应原皮肤点刺试验	234	栎属点刺试验	Quercus prick test	皮肤指数（SI）=栎属变应原与组胺直径的比值。皮肤指数反映点刺试验的反应强度	字符串	阴性；1级；2级；3级；4级	/	HEINZERLING L，MARI A，BERGMANN KC，et al.The skin prick test-European standards［J］.Clin Transl Allergy，2013，3（1）：3.	核心	A20190305XM

类别	一级类别名称	二级类别名称	数据元序号	中文名称	英文名称	定义	变量类型	值域	单位	来源	等级	版本号
哮喘专用	检验信息	变应原皮肤点刺试验	235	霉菌1点刺试验	mould 1 prick test	皮肤指数（SI）=霉菌1变应原与组胺直径的比值。皮肤指数反映点刺试验的反应强度	字符串	阴性；1级；2级；3级；4级	/	HEINZERLING L, MARI A, BERGMANN KC, et al.The skin prick test-European standards［J］.Clin Transl Allergy, 2013, 3（1）: 3.	核心	A20190305XM
哮喘专用	检验信息	变应原皮肤点刺试验	236	霉菌2点刺试验	mould 2 prick test	皮肤指数（SI）=霉菌2变应原与组胺直径的比值。皮肤指数反映点刺试验的反应强度	字符串	阴性；1级；2级；3级；4级	/	HEINZERLING L, MARI A, BERGMANN KC, et al.The skin prick test-European standards［J］.Clin Transl Allergy, 2013, 3（1）: 3.	核心	A20190305XM
哮喘专用	检验信息	变应原皮肤点刺试验	237	艾蒿点刺试验	Artemisia argyi prick test	皮肤指数（SI）=艾蒿变应原与组胺直径的比值。皮肤指数反映点刺试验的反应强度	字符串	阴性；1级；2级；3级；4级	/	HEINZERLING L, MARI A, BERGMANN KC, et al.The skin prick test-European standards［J］.Clin Transl Allergy, 2013, 3（1）: 3.	核心	A20190305XM
哮喘专用	检验信息	变应原皮肤点刺试验	238	大荨麻点刺试验	stinging nettle prick test	皮肤指数（SI）=大荨麻变应原与组胺直径的比值。皮肤指数反映点刺试验的反应强度	字符串	阴性；1级；2级；3级；4级	/	HEINZERLING L, MARI A, BERGMANN KC, et al.The skin prick test-European standards［J］.Clin Transl Allergy, 2013, 3（1）: 3.	核心	A20190305XM

类别	一级类别名称	二级类别名称	数据元序号	中文名称	英文名称	定义	变量类型	值域	单位	来源	等级	版本号
哮喘专用	检验信息	变应原皮肤点刺试验	239	菊属点刺试验	Chrysanthemum prick test	皮肤指数（SI）=菊属变应原与组胺直径的比值。皮肤指数反映点刺试验的反应强度	字符串	阴性；1级；2级；3级；4级	/	HEINZERLING L, MARI A, BERGMANN KC, et al.The skin prick test-European standards [J].Clin Transl Allergy, 2013, 3（1）：3.	核心	A20190305XM
哮喘专用	检验信息	变应原皮肤点刺试验	240	葎草点刺试验	Humulus scandens prick test	皮肤指数（SI）=葎草变应原与组胺直径的比值。皮肤指数反映点刺试验的反应强度	字符串	阴性；1级；2级；3级；4级	/	HEINZERLING L, MARI A, BERGMANN KC, et al.The skin prick test-European standards [J].Clin Transl Allergy, 2013, 3（1）：3.	核心	A20190305XM
哮喘专用	检验信息	变应原皮肤点刺试验	241	新疆一支黄点刺试验	Solidago virgaurea L in Xinjiang prick test	皮肤指数（SI）=新疆一支黄变应原与组胺直径的比值。皮肤指数反映点刺试验的反应强度	字符串	阴性；1级；2级；3级；4级	/	HEINZERLING L, MARI A, BERGMANN KC, et al.The skin prick test-European standards [J].Clin Transl Allergy, 2013, 3（1）：3.	核心	A20190305XM
哮喘专用	检验信息	变应原皮肤点刺试验	242	蒲公英点刺试验	dandelion prick test	皮肤指数（SI）=蒲公英变应原与组胺直径的比值。皮肤指数反映点刺试验的反应强度	字符串	阴性；1级；2级；3级；4级	/	HEINZERLING L, MARI A, BERGMANN KC, et al.The skin prick test-European standards [J].Clin Transl Allergy, 2013, 3（1）：3.	核心	A20190305XM

类别	一级类别名称	二级类别名称	数据元序号	中文名称	英文名称	定义	变量类型	值域	单位	来源	等级	版本号
哮喘专用	检验信息	变应原皮肤点刺试验	243	小豚草点刺试验	ragweed prick test	皮肤指数（SI）=小豚草变应原与组胺直径的比值。皮肤指数反映点刺试验的反应强度	字符串	阴性；1级；2级；3级；4级	/	HEINZERLING L, MARI A, BERGMANN KC, et al.The skin prick test–European standards［J］.Clin Transl Allergy, 2013, 3（1）: 3.	核心	A20190305XM
哮喘专用	检验信息	变应原皮肤点刺试验	244	长叶车前草点刺试验	Plantago lanceolata L prick test	皮肤指数（SI）=长叶车前草变应原与组胺直径的比值。皮肤指数反映点刺试验的反应强度	字符串	阴性；1级；2级；3级；4级	/	HEINZERLING L, MARI A, BERGMANN KC, et al.The skin prick test–European standards［J］.Clin Transl Allergy, 2013, 3（1）: 3.	核心	A20190305XM
哮喘专用	检验信息	变应原皮肤点刺试验	245	小麦点刺试验	wheat prick test	皮肤指数（SI）=小麦变应原与组胺直径的比值。皮肤指数反映点刺试验的反应强度	字符串	阴性；1级；2级；3级；4级	/	HEINZERLING L, MARI A, BERGMANN KC, et al.The skin prick test–European standards［J］.Clin Transl Allergy, 2013, 3（1）: 3.	核心	A20190305XM
哮喘专用	检验信息	变应原皮肤点刺试验	246	梯木草点刺试验	Phleum pratense L prick lest	皮肤指数（SI）=梯木草变应原与组胺直径的比值。皮肤指数反映点刺试验的反应强度	字符串	阴性；1级；2级；3级；4级	/	HEINZERLING L, MARI A, BERGMANN KC, et al.The skin prick test–European standards［J］.Clin Transl Allergy, 2013, 3（1）: 3.	核心	A20190305XM

类别	一级 类别 名称	二级 类别 名称	数据元 序号	中文名称	英文名称	定义	变量类型	值域	单位	来源	等级	版本号
哮喘 专用	检验 信息	变应原 皮肤点 刺试验	247	油菜花点 刺试验	cole flowers prick test	皮肤指数 （SI）=油菜花 变应原与组胺 直径的比值。 皮肤指数反映 点刺试验的反 应强度	字符串	阴性；1级； 2级；3级； 4级	/	HEINZERLING L, MARI A, BERGMANN KC, et al.The skin prick test-European standards ［J］.Clin Transl Allergy, 2013, 3（1）: 3.	核心	A20190305XM
哮喘 专用	检验 信息	变应原 皮肤点 刺试验	248	藜点刺 试验	Chenopodium album prick test	皮肤指数 （SI）=藜变应 原与组胺直径 的比值。皮肤 指数反映点刺 试验的反应 强度	字符串	阴性；1级； 2级；3级； 4级	/	HEINZERLING L, MARI A, BERGMANN KC, et al.The skin prick test-European standards ［J］.Clin Transl Allergy, 2013, 3（1）: 3.	核心	A20190305XM
哮喘 专用	检验 信息	变应原 皮肤点 刺试验	249	刺槐点刺 试验	Sophora acacia prick test	皮肤指数 （SI）=刺槐变 应原与组胺直 径的比值。皮 肤指数反映点 刺试验的反应 强度	字符串	阴性；1级； 2级；3级； 4级	/	HEINZERLING L, MARI A, BERGMANN KC, et al.The skin prick test-European standards ［J］.Clin Transl Allergy, 2013, 3（1）: 3.	核心	A20190305XM
哮喘 专用	检验 信息	变应原 皮肤点 刺试验	250	白桦点刺 试验	white birch prick test	皮肤指数 （SI）=白桦变 应原与组胺直 径的比值。皮 肤指数反映点 刺试验的反应 强度	字符串	阴性；1级； 2级；3级； 4级	/	HEINZERLING L, MARI A, BERGMANN KC, et al.The skin prick test-European standards ［J］.Clin Transl Allergy, 2013, 3（1）: 3.	核心	A20190305XM

续表

类别	一级类别名称	二级类别名称	数据元序号	中文名称	英文名称	定义	变量类型	值域	单位	来源	等级	版本号
哮喘专用	检验信息	变应原皮肤点刺试验	251	云杉属点刺试验	Picea prick test	皮肤指数（SI）=云杉变应原与组胺直径的比值。皮肤指数反映点刺试验的反应强度	字符串	阴性；1级；2级；3级；4级	/	HEINZERLING L，MARI A，BERGMANN KC，et al.The skin prick test-European standards［J］.Clin Transl Allergy，2013，3（1）：3.	核心	A20190305XM
哮喘专用	检验信息	变应原皮肤点刺试验	252	松属点刺试验	Pinus prick test	皮肤指数（SI）=松属变应原与组胺直径的比值。皮肤指数反映点刺试验的反应强度	字符串	阴性；1级；2级；3级；4级	/	HEINZERLING L，MARI A，BERGMANN KC，et al.The skin prick test-European standards［J］.Clin Transl Allergy，2013，3（1）：3.	核心	A20190305XM
哮喘专用	检验信息	变应原皮肤点刺试验	253	白杨点刺试验	poplar prick test	皮肤指数（SI）=白杨变应原与组胺直径的比值。皮肤指数反映点刺试验的反应强度	字符串	阴性；1级；2级；3级；4级	/	HEINZERLING L，MARI A，BERGMANN KC，et al.The skin prick test-European standards［J］.Clin Transl Allergy，2013，3（1）：3.	核心	A20190305XM
哮喘专用	检验信息	变应原皮肤点刺试验	254	法国梧桐点刺试验	oriental plane prick test	皮肤指数（SI）=法国梧桐变应原与组胺直径的比值。皮肤指数反映点刺试验的反应强度	字符串	阴性；1级；2级；3级；4级	/	HEINZERLING L，MARI A，BERGMANN KC，et al.The skin prick test-European standards［J］.Clin Transl Allergy，2013，3（1）：3.	核心	A20190305XM

类别	一级类别名称	二级类别名称	数据元序号	中文名称	英文名称	定义	变量类型	值域	单位	来源	等级	版本号
哮喘专用	检验信息	变应原皮肤点刺试验	255	棕榈点刺试验	palm prick test	皮肤指数（SI）=棕榈变应原与组胺直径的比值。皮肤指数反映点刺试验的反应强度	字符串	阴性；1级；2级；3级；4级	/	HEINZERLING L, MARI A, BERGMANN KC, et al.The skin prick test–European standards［J］.Clin Transl Allergy, 2013, 3（1）: 3.	核心	A20190305XM
哮喘专用	检验信息	变应原皮肤点刺试验	256	桑树点刺试验	mulberry prick test	皮肤指数（SI）=桑树变应原与组胺直径的比值。皮肤指数反映点刺试验的反应强度	字符串	阴性；1级；2级；3级；4级	/	HEINZERLING L, MARI A, BERGMANN KC, et al.The skin prick test–European standards［J］.Clin Transl Allergy, 2013, 3（1）: 3.	核心	A20190305XM
哮喘专用	检验信息	变应原皮肤点刺试验	257	交链格孢点刺试验	Alternaria prick test	皮肤指数（SI）=交链格孢变应原与组胺直径的比值。皮肤指数反映点刺试验的反应强度	字符串	阴性；1级；2级；3级；4级	/	HEINZERLING L, MARI A, BERGMANN KC, et al.The skin prick test–European standards［J］.Clin Transl Allergy, 2013, 3（1）: 3.	核心	A20190305XM
哮喘专用	检验信息	变应原皮肤点刺试验	258	油烟霉点刺试验	Aspergillus prick test	皮肤指数（SI）=油烟霉变应原与组胺直径的比值。皮肤指数反映点刺试验的反应强度	字符串	阴性；1级；2级；3级；4级	/	HEINZERLING L, MARI A, BERGMANN KC, et al.The skin prick test–European standards［J］.Clin Transl Allergy, 2013, 3（1）: 3.	核心	A20190305XM

类别	一级类别名称	二级类别名称	数据元序号	中文名称	英文名称	定义	变量类型	值域	单位	来源	等级	版本号
哮喘专用	检验信息	变应原皮肤点刺试验	259	葡萄孢属点刺试验	Botrytis prick test	皮肤指数（SI）=葡萄孢属变应原与组胺直径的比值。皮肤指数反映点刺试验的反应强度	字符串	阴性；1级；2级；3级；4级	/	HEINZERLING L, MARI A, BERGMANN KC, et al.The skin prick test-European standards［J］.Clin Transl Allergy, 2013, 3（1）: 3.	核心	A20190305XM
哮喘专用	检验信息	变应原皮肤点刺试验	260	白念珠菌属点刺试验	Candida albicans prick test	皮肤指数（SI）=白念珠菌属变应原与组胺直径的比值。皮肤指数反映点刺试验的反应强度	字符串	阴性；1级；2级；3级；4级	/	HEINZERLING L, MARI A, BERGMANN KC, et al.The skin prick test-European standards［J］.Clin Transl Allergy, 2013, 3（1）: 3.	核心	A20190305XM
哮喘专用	检验信息	变应原皮肤点刺试验	261	多主枝孢菌属点刺试验	Cladosporium herbarum prick test	皮肤指数（SI）=多主枝孢菌属变应原与组胺直径的比值。皮肤指数反映点刺试验的反应强度	字符串	阴性；1级；2级；3级；4级	/	HEINZERLING L, MARI A, BERGMANN KC, et al.The skin prick test-European standards［J］.Clin Transl Allergy, 2013, 3（1）: 3.	核心	A20190305XM
哮喘专用	检验信息	变应原皮肤点刺试验	262	新月弯孢菌属点刺试验	Curvularia prick test	皮肤指数（SI）=新月弯孢菌属变应原与组胺直径的比值。皮肤指数反映点刺试验的反应强度	字符串	阴性；1级；2级；3级；4级	/	HEINZERLING L, MARI A, BERGMANN KC, et al.The skin prick test-European standards［J］.Clin Transl Allergy, 2013, 3（1）: 3.	核心	A20190305XM

类别	一级类别名称	二级类别名称	数据元序号	中文名称	英文名称	定义	变量类型	值域	单位	来源	等级	版本号
哮喘专用	检验信息	变应原皮肤点刺试验	263	特异青霉点刺试验	Penicillium notatum prick test	皮肤指数（SI）=特异青霉变应原与组胺直径的比值。皮肤指数反映点刺试验的反应强度	字符串	阴性；1级；2级；3级；4级	/	HEINZERLING L, MARI A, BERGMANN KC, et al.The skin prick test-European standards［J］.Clin Transl Allergy, 2013, 3（1）: 3.	核心	A20190305XM
哮喘专用	检验信息	变应原皮肤点刺试验	264	蚜霉菌属点刺试验	Entomophthora prick test	皮肤指数（SI）=蚜霉菌属变应原与组胺直径的比值。皮肤指数反映点刺试验的反应强度	字符串	阴性；1级；2级；3级；4级	/	HEINZERLING L, MARI A, BERGMANN KC, et al.The skin prick test-European standards［J］.Clin Transl Allergy, 2013, 3（1）: 3.	核心	A20190305XM
哮喘专用	检验信息	变应原皮肤点刺试验	265	须发藓菌点刺试验	Trichophyton mentagrophytes prick test	皮肤指数（SI）=须发藓菌变应原与组胺直径的比值。皮肤指数反映点刺试验的反应强度	字符串	阴性；1级；2级；3级；4级	/	HEINZERLING L, MARI A, BERGMANN KC, et al.The skin prick test-European standards［J］.Clin Transl Allergy, 2013, 3（1）: 3.	核心	A20190305XM
哮喘专用	检验信息	变应原皮肤点刺试验	266	牛奶点刺试验	milk prick test	皮肤指数（SI）=牛奶变应原与组胺直径的比值。皮肤指数反映点刺试验的反应强度	字符串	阴性；1级；2级；3级；4级	/	HEINZERLING L, MARI A, BERGMANN KC, et al.The skin prick test-European standards［J］.Clin Transl Allergy, 2013, 3（1）: 3.	核心	A20190305XM

续表

类别	一级类别名称	二级类别名称	数据元序号	中文名称	英文名称	定义	变量类型	值域	单位	来源	等级	版本号
哮喘专用	检验信息	变应原皮肤点刺试验	267	鸡蛋清点刺试验	egg-white prick test	皮肤指数（SI）=鸡蛋清变应原与组胺直径的比值。皮肤指数反映点刺试验的反应强度	字符串	阴性；1级；2级；3级；4级	/	HEINZERLING L, MARI A, BERGMANN KC, et al.The skin prick test-European standards〔J〕.Clin Transl Allergy, 2013, 3（1）: 3.	核心	A20190305XM
哮喘专用	检验信息	变应原皮肤点刺试验	268	鸡蛋黄点刺试验	egg-yolk prick test	皮肤指数（SI）=鸡蛋黄变应原与组胺直径的比值。皮肤指数反映点刺试验的反应强度	字符串	阴性；1级；2级；3级；4级	/	HEINZERLING L, MARI A, BERGMANN KC, et al.The skin prick test-European standards〔J〕.Clin Transl Allergy, 2013, 3（1）: 3.	核心	A20190305XM
哮喘专用	检验信息	变应原皮肤点刺试验	269	鳕鱼点刺试验	cod prick test	皮肤指数（SI）=鳕鱼变应原与组胺直径的比值。皮肤指数反映点刺试验的反应强度	字符串	阴性；1级；2级；3级；4级	/	HEINZERLING L, MARI A, BERGMANN KC, et al.The skin prick test-European standards〔J〕.Clin Transl Allergy, 2013, 3（1）: 3.	核心	A20190305XM
哮喘专用	检验信息	变应原皮肤点刺试验	270	金枪鱼点刺试验	tunas prick test	皮肤指数（SI）=金枪鱼变应原与组胺直径的比值。皮肤指数反映点刺试验的反应强度	字符串	阴性；1级；2级；3级；4级	/	HEINZERLING L, MARI A, BERGMANN KC, et al.The skin prick test-European standards〔J〕.Clin Transl Allergy, 2013, 3（1）: 3.	核心	A20190305XM

类别	一级类别名称	二级类别名称	数据元序号	中文名称	英文名称	定义	变量类型	值域	单位	来源	等级	版本号
哮喘专用	检验信息	变应原皮肤点刺试验	271	带子点刺试验	tape prick test	皮肤指数（SI）=带子变应原与组胺直径的比值。皮肤指数反映点刺试验的反应强度	字符串	阴性；1级；2级；3级；4级	/	HEINZERLING L, MARI A, BERGMANN KC, et al.The skin prick test–European standards［J］.Clin Transl Allergy, 2013, 3（1）: 3.	核心	A20190305XM
哮喘专用	检验信息	变应原皮肤点刺试验	272	蟹肉点刺试验	crab meat prick test	皮肤指数（SI）=蟹肉变应原与组胺直径的比值。皮肤指数反映点刺试验的反应强度	字符串	阴性；1级；2级；3级；4级	/	HEINZERLING L, MARI A, BERGMANN KC, et al.The skin prick test–European standards［J］.Clin Transl Allergy, 2013, 3（1）: 3.	核心	A20190305XM
哮喘专用	检验信息	变应原皮肤点刺试验	273	虾点刺试验	shrimp prick test	皮肤指数（SI）=虾变应原与组胺直径的比值。皮肤指数反映点刺试验的反应强度	字符串	阴性；1级；2级；3级；4级	/	HEINZERLING L, MARI A, BERGMANN KC, et al.The skin prick test–European standards［J］.Clin Transl Allergy, 2013, 3（1）: 3.	核心	A20190305XM
哮喘专用	检验信息	变应原皮肤点刺试验	274	蚌类点刺试验	mussels prick test	皮肤指数（SI）=蚌类变应原与组胺直径的比值。皮肤指数反映点刺试验的反应强度	字符串	阴性；1级；2级；3级；4级	/	HEINZERLING L, MARI A, BERGMANN KC, et al.The skin prick test–European standards［J］.Clin Transl Allergy, 2013, 3（1）: 3.	核心	A20190305XM

类别	一级类别名称	二级类别名称	数据元序号	中文名称	英文名称	定义	变量类型	值域	单位	来源	等级	版本号
哮喘专用	检验信息	变应原皮肤点刺试验	275	鲤鱼点刺试验	carp prick test	皮肤指数（SI）=鲤鱼变应原与组胺直径的比值。皮肤指数反映点刺试验的反应强度	字符串	阴性；1级；2级；3级；4级	/	HEINZERLING L，MARI A，BERGMANN KC, et al.The skin prick test-European standards［J］.Clin Transl Allergy，2013，3（1）：3.	核心	A20190305XM
哮喘专用	检验信息	变应原皮肤点刺试验	276	鲶鱼点刺试验	catfish prick test	皮肤指数（SI）=鲶鱼变应原与组胺直径的比值。皮肤指数反映点刺试验的反应强度	字符串	阴性；1级；2级；3级；4级	/	HEINZERLING L，MARI A，BERGMANN KC, et al.The skin prick test-European standards［J］.Clin Transl Allergy，2013，3（1）：3.	核心	A20190305XM
哮喘专用	检验信息	变应原皮肤点刺试验	277	羊肉点刺试验	mutton prick test	皮肤指数（SI）=羊肉变应原与组胺直径的比值。皮肤指数反映点刺试验的反应强度	字符串	阴性；1级；2级；3级；4级	/	HEINZERLING L，MARI A，BERGMANN KC, et al.The skin prick test-European standards［J］.Clin Transl Allergy，2013，3（1）：3.	核心	A20190305XM
哮喘专用	检验信息	变应原皮肤点刺试验	278	牛肉点刺试验	beef prick test	皮肤指数（SI）=牛肉变应原与组胺直径的比值。皮肤指数反映点刺试验的反应强度	字符串	阴性；1级；2级；3级；4级	/	HEINZERLING L，MARI A，BERGMANN KC, et al.The skin prick test-European standards［J］.Clin Transl Allergy，2013，3（1）：3.	核心	A20190305XM

类别	一级类别名称	二级类别名称	数据元序号	中文名称	英文名称	定义	变量类型	值域	单位	来源	等级	版本号
哮喘专用	检验信息	变应原皮肤点刺试验	279	凤梨点刺试验	pineapple prick test	皮肤指数（SI）=凤梨变应原与组胺直径的比值。皮肤指数反映点刺试验的反应强度	字符串	阴性；1级；2级；3级；4级	/	HEINZERLING L, MARI A, BERGMANN KC, et al.The skin prick test-European standards［J］.Clin Transl Allergy, 2013, 3（1）: 3.	核心	A20190305XM
哮喘专用	检验信息	变应原皮肤点刺试验	280	芒果点刺试验	mango prick test	皮肤指数（SI）=芒果变应原与组胺直径的比值。皮肤指数反映点刺试验的反应强度	字符串	阴性；1级；2级；3级；4级	/	HEINZERLING L, MARI A, BERGMANN KC, et al.The skin prick test-European standards［J］.Clin Transl Allergy, 2013, 3（1）: 3.	核心	A20190305XM
哮喘专用	检验信息	变应原皮肤点刺试验	281	桃子点刺试验	peach prick test	皮肤指数（SI）=桃子变应原与组胺直径的比值。皮肤指数反映点刺试验的反应强度	字符串	阴性；1级；2级；3级；4级	/	HEINZERLING L, MARI A, BERGMANN KC, et al.The skin prick test-European standards［J］.Clin Transl Allergy, 2013, 3（1）: 3.	核心	A20190305XM
哮喘专用	检验信息	变应原皮肤点刺试验	282	草莓点刺试验	strawberry prick test	皮肤指数（SI）=草莓变应原与组胺直径的比值。皮肤指数反映点刺试验的反应强度	字符串	阴性；1级；2级；3级；4级	/	HEINZERLING L, MARI A, BERGMANN KC, et al.The skin prick test-European standards［J］.Clin Transl Allergy, 2013, 3（1）: 3.	核心	A20190305XM

类别	一级类别名称	二级类别名称	数据元序号	中文名称	英文名称	定义	变量类型	值域	单位	来源	等级	版本号
哮喘专用	检验信息	变应原皮肤点刺试验	283	葡萄点刺试验	grape prick test	皮肤指数（SI）=葡萄变应原与组胺直径的比值。皮肤指数反映点刺试验的反应强度	字符串	阴性；1级；2级；3级；4级	/	HEINZERLING L, MARI A, BERGMANN KC, et al.The skin prick test-European standards［J］.Clin Transl Allergy, 2013, 3（1）: 3.	核心	A20190305XM
哮喘专用	检验信息	变应原皮肤点刺试验	284	苹果点刺试验	apple prick test	皮肤指数（SI）=苹果变应原与组胺直径的比值。皮肤指数反映点刺试验的反应强度	字符串	阴性；1级；2级；3级；4级	/	HEINZERLING L, MARI A, BERGMANN KC, et al.The skin prick test-European standards［J］.Clin Transl Allergy, 2013, 3（1）: 3.	核心	A20190305XM
哮喘专用	检验信息	变应原皮肤点刺试验	285	橙子点刺试验	orange prick test	皮肤指数（SI）=橙子变应原与组胺直径的比值。皮肤指数反映点刺试验的反应强度	字符串	阴性；1级；2级；3级；4级	/	HEINZERLING L, MARI A, BERGMANN KC, et al.The skin prick test-European standards［J］.Clin Transl Allergy, 2013, 3（1）: 3.	核心	A20190305XM
哮喘专用	检验信息	变应原皮肤点刺试验	286	香蕉点刺试验	banana prick test	皮肤指数（SI）=香蕉变应原与组胺直径的比值。皮肤指数反映点刺试验的反应强度	字符串	阴性；1级；2级；3级；4级	/	HEINZERLING L, MARI A, BERGMANN KC, et al.The skin prick test-European standards［J］.Clin Transl Allergy, 2013, 3（1）: 3.	核心	A20190305XM

类别	一级类别名称	二级类别名称	数据元序号	中文名称	英文名称	定义	变量类型	值域	单位	来源	等级	版本号
哮喘专用	检验信息	变应原皮肤点刺试验	287	柑橘点刺试验	citrus prick test	皮肤指数（SI）=柑橘变应原与组胺直径的比值。皮肤指数反映点刺试验的反应强度	字符串	阴性；1级；2级；3级；4级	/	HEINZERLING L，MARI A，BERGMANN KC，et al.The skin prick test-European standards［J］.Clin Transl Allergy，2013，3（1）：3.	核心	A20190305XM
哮喘专用	检验信息	变应原皮肤点刺试验	288	可可点刺试验	cocoa prick test	皮肤指数（SI）=可可变应原与组胺直径的比值。皮肤指数反映点刺试验的反应强度	字符串	阴性；1级；2级；3级；4级	/	HEINZERLING L，MARI A，BERGMANN KC，et al.The skin prick test-European standards［J］.Clin Transl Allergy，2013，3（1）：3.	核心	A20190305XM
哮喘专用	检验信息	变应原皮肤点刺试验	289	肉桂点刺试验	cinnamon prick test	皮肤指数（SI）=肉桂变应原与组胺直径的比值。皮肤指数反映点刺试验的反应强度	字符串	阴性；1级；2级；3级；4级	/	HEINZERLING L，MARI A，BERGMANN KC，et al.The skin prick test-European standards［J］.Clin Transl Allergy，2013，3（1）：3.	核心	A20190305XM
哮喘专用	检验信息	变应原皮肤点刺试验	290	花生点刺试验	peanut prick test	皮肤指数（SI）=花生变应原与组胺直径的比值。皮肤指数反映点刺试验的反应强度	字符串	阴性；1级；2级；3级；4级	/	HEINZERLING L，MARI A，BERGMANN KC，et al.The skin prick test-European standards［J］.Clin Transl Allergy，2013，3（1）：3.	核心	A20190305XM

类别	一级 类别 名称	二级 类别 名称	数据元 序号	中文名称	英文名称	定义	变量类型	值域	单位	来源	等级	版本号
哮喘 专用	检验 信息	变应原 皮肤点 刺试验	291	核桃点刺 试验	walnut prick test	皮肤指数 （SI）=核桃变 应原与组胺直 径的比值。皮 肤指数反映点 刺试验的反应 强度	字符串	阴性；1级； 2级；3级； 4级	/	HEINZERLING L, MARI A, BERGMANN KC, et al.The skin prick test–European standards 〔J〕.Clin Transl Allergy, 2013, 3（1）: 3.	核心	A20190305XM
哮喘 专用	检验 信息	变应原 皮肤点 刺试验	292	腰果点刺 试验	cashew prick test	皮肤指数 （SI）=腰果变 应原与组胺直 径的比值。皮 肤指数反映点 刺试验的反应 强度	字符串	阴性；1级； 2级；3级； 4级	/	HEINZERLING L, MARI A, BERGMANN KC, et al.The skin prick test–European standards 〔J〕.Clin Transl Allergy, 2013, 3（1）: 3.	核心	A20190305XM
哮喘 专用	检验 信息	变应原 皮肤点 刺试验	293	土豆点刺 试验	potato prick test	皮肤指数 （SI）=土豆变 应原与组胺直 径的比值。皮 肤指数反映点 刺试验的反应 强度	字符串	阴性；1级； 2级；3级； 4级	/	HEINZERLING L, MARI A, BERGMANN KC, et al.The skin prick test–European standards 〔J〕.Clin Transl Allergy, 2013, 3（1）: 3.	核心	A20190305XM
哮喘 专用	检验 信息	变应原 皮肤点 刺试验	294	芹菜点刺 试验	celery prick test	皮肤指数 （SI）=芹菜变 应原与组胺直 径的比值。皮 肤指数反映点 刺试验的反应 强度	字符串	阴性；1级； 2级；3级； 4级	/	HEINZERLING L, MARI A, BERGMANN KC, et al.The skin prick test–European standards 〔J〕.Clin Transl Allergy, 2013, 3（1）: 3.	核心	A20190305XM

类别	一级类别名称	二级类别名称	数据元序号	中文名称	英文名称	定义	变量类型	值域	单位	来源	等级	版本号
哮喘专用	检验信息	变应原皮肤点刺试验	295	菠菜点刺试验	spinach prick test	皮肤指数（SI）=菠菜变应原与组胺直径的比值。皮肤指数反映点刺试验的反应强度	字符串	阴性；1级；2级；3级；4级	/	HEINZERLING L, MARI A, BERGMANN KC, et al.The skin prick test-European standards〔J〕.Clin Transl Allergy, 2013, 3（1）: 3.	核心	A20190305XM
哮喘专用	检验信息	变应原皮肤点刺试验	296	黄豆点刺试验	soybean prick test	皮肤指数（SI）=黄豆变应原与组胺直径的比值。皮肤指数反映点刺试验的反应强度	字符串	阴性；1级；2级；3级；4级	/	HEINZERLING L, MARI A, BERGMANN KC, et al.The skin prick test-European standards〔J〕.Clin Transl Allergy, 2013, 3（1）: 3.	核心	A20190305XM
哮喘专用	检验信息	变应原皮肤点刺试验	297	辣椒点刺试验	pepper prick test	皮肤指数（SI）=辣椒变应原与组胺直径的比值。皮肤指数反映点刺试验的反应强度	字符串	阴性；1级；2级；3级；4级	/	HEINZERLING L, MARI A, BERGMANN KC, et al.The skin prick test-European standards〔J〕.Clin Transl Allergy, 2013, 3（1）: 3.	核心	A20190305XM
哮喘专用	检验信息	变应原皮肤点刺试验	298	茄子点刺试验	eggplant prick test	皮肤指数（SI）=茄子变应原与组胺直径的比值。皮肤指数反映点刺试验的反应强度	字符串	阴性；1级；2级；3级；4级	/	HEINZERLING L, MARI A, BERGMANN KC, et al.The skin prick test-European standards〔J〕.Clin Transl Allergy, 2013, 3（1）: 3.	核心	A20190305XM

续表

类别	一级类别名称	二级类别名称	数据元序号	中文名称	英文名称	定义	变量类型	值域	单位	来源	等级	版本号
哮喘专用	检验信息	变应原皮肤点刺试验	299	黑胡椒点刺试验	black pepper prick test	皮肤指数（SI）=黑胡椒变应原与组胺直径的比值。皮肤指数反映点刺试验的反应强度	字符串	阴性；1级；2级；3级；4级	/	HEINZERLING L, MARI A, BERGMANN KC, et al.The skin prick test–European standards［J］.Clin Transl Allergy, 2013, 3（1）: 3.	核心	A20190305XM
哮喘专用	检验信息	变应原皮肤点刺试验	300	大米点刺试验	rice prick test	皮肤指数（SI）=大米变应原与组胺直径的比值。皮肤指数反映点刺试验的反应强度	字符串	阴性；1级；2级；3级；4级	/	HEINZERLING L, MARI A, BERGMANN KC, et al.The skin prick test–European standards［J］.Clin Transl Allergy, 2013, 3（1）: 3.	核心	A20190305XM
哮喘专用	检验信息	变应原皮肤点刺试验	301	玉米点刺试验	corn prick test	皮肤指数（SI）=玉米变应原与组胺直径的比值。皮肤指数反映点刺试验的反应强度	字符串	阴性；1级；2级；3级；4级	/	HEINZERLING L, MARI A, BERGMANN KC, et al.The skin prick test–European standards［J］.Clin Transl Allergy, 2013, 3（1）: 3.	核心	A20190305XM
哮喘专用	检验信息	变应原皮肤点刺试验	302	大麦点刺试验	barley prick test	皮肤指数（SI）=大麦变应原与组胺直径的比值。皮肤指数反映点刺试验的反应强度	字符串	阴性；1级；2级；3级；4级	/	HEINZERLING L, MARI A, BERGMANN KC, et al.The skin prick test–European standards［J］.Clin Transl Allergy, 2013, 3（1）: 3.	核心	A20190305XM

类别	一级 类别 名称	二级 类别 名称	数据元 序号	中文名称	英文名称	定义	变量类型	值域	单位	来源	等级	版本号
哮喘 专用	检验 信息	变应原 皮肤点 刺试验	303	燕麦点刺 试验	oats prick test	皮肤指数 （SI）=燕麦变 应原与组胺直 径的比值。皮 肤指数反映点 刺试验的反应 强度	字符串	阴性；1级； 2级；3级； 4级	/	HEINZERLING L，MARI A， BERGMANN KC，et al.The skin prick test-European standards ［J］.Clin Transl Allergy，2013， 3（1）：3.	核心	A20190305XM
哮喘 专用	检验 信息	变应原 皮肤点 刺试验	304	羽毛点刺 试验	feather prick test	皮肤指数 （SI）=羽毛变 应原与组胺直 径的比值。皮 肤指数反映点 刺试验的反应 强度	字符串	阴性；1级； 2级；3级； 4级	/	HEINZERLING L，MARI A， BERGMANN KC，et al.The skin prick test-European standards ［J］.Clin Transl Allergy，2013， 3（1）：3.	核心	A20190305XM
哮喘 专用	检验 信息	变应原 皮肤点 刺试验	305	鸭毛点刺 试验	duck feather prick test	皮肤指数 （SI）=鸭毛变 应原与组胺直 径的比值。皮 肤指数反映点 刺试验的反应 强度	字符串	阴性；1级； 2级；3级； 4级	/	HEINZERLING L，MARI A， BERGMANN KC，et al.The skin prick test-European standards ［J］.Clin Transl Allergy，2013， 3（1）：3.	核心	A20190305XM
哮喘 专用	检验 信息	变应原 皮肤点 刺试验	306	干草尘埃 点刺试验	hay dust prick test	皮肤指数 （SI）=干草尘 埃变应原与组 胺直径的比 值。皮肤指数 反映点刺试验 的反应强度	字符串	阴性；1级； 2级；3级； 4级	/	HEINZERLING L，MARI A， BERGMANN KC，et al.The skin prick test-European standards ［J］.Clin Transl Allergy，2013， 3（1）：3.	核心	A20190305XM

类别	一级类别名称	二级类别名称	数据元序号	中文名称	英文名称	定义	变量类型	值域	单位	来源	等级	版本号
哮喘专用	检验信息	变应原皮肤点刺试验	307	棉绒点刺试验	cotton lint prick test	皮肤指数（SI）=棉绒变应原与组胺直径的比值。皮肤指数反映点刺试验的反应强度	字符串	阴性；1级；2级；3级；4级	/	HEINZERLING L, MARI A, BERGMANN KC, et al.The skin prick test-European standards［J］.Clin Transl Allergy, 2013, 3（1）: 3.	核心	A20190305XM
哮喘专用	检验信息	变应原皮肤点刺试验	308	丝绸点刺试验	silk prick test	皮肤指数（SI）=丝绸变应原与组胺直径的比值。皮肤指数反映点刺试验的反应强度	字符串	阴性；1级；2级；3级；4级	/	HEINZERLING L, MARI A, BERGMANN KC, et al.The skin prick test-European standards［J］.Clin Transl Allergy, 2013, 3（1）: 3.	核心	A20190305XM
哮喘专用	检验信息	变应原皮肤点刺试验	309	乳胶点刺试验	latex prick test	皮肤指数（SI）=乳胶变应原与组胺直径的比值。皮肤指数反映点刺试验的反应强度	字符串	阴性；1级；2级；3级；4级	/	HEINZERLING L, MARI A, BERGMANN KC, et al.The skin prick test-European standards［J］.Clin Transl Allergy, 2013, 3（1）: 3.	核心	A20190305XM
哮喘专用	检验信息	变应原皮肤点刺试验	310	面包酵母点刺试验	baker's yeast prick test	皮肤指数（SI）=面包酵母变应原与组胺直径的比值。皮肤指数反映点刺试验的反应强度	字符串	阴性；1级；2级；3级；4级	/	HEINZERLING L, MARI A, BERGMANN KC, et al.The skin prick test-European standards［J］.Clin Transl Allergy, 2013, 3（1）: 3.	核心	A20190305XM

类别	一级类别名称	二级类别名称	数据元序号	中文名称	英文名称	定义	变量类型	值域	单位	来源	等级	版本号
哮喘专用	检验信息	斑贴试验	311	斑贴试验标志	patch test	将浸润有变应原的棉花、亚麻布或纸片贴于患者皮肤，24~48小时后观察局部反应	字符串	是；否	/	全国科学技术名词审定委员会.免疫学名词［M］.北京：科学出版社，2007.	核心	A20190305XM
哮喘专用	检验信息	斑贴试验	312	氯化钴斑贴试验	cobalt chloride patch test	判断患者是否对氯化钴变应原过敏，体现皮肤过敏反应程度	字符串	阴性；可疑；弱阳性；阳性；强阳性	/	KERAGALA BSDP, HERATH HMMTB, KERAGALA TS, et al.A seven-year retrospective analysis of patch test data in a cohort of patients with contact dermatitis in Sri Lanka［J］.BMC Dermatol, 2019, 19（1）: 10.	补充	A20190305XM
哮喘专用	检验信息	斑贴试验	313	硫氢基混合物斑贴试验	sulfur-hydrogen mixture patch test	判断患者是否对硫氢基混合物变应原过敏，体现皮肤过敏反应程度	字符串	阴性；可疑；弱阳性；阳性；强阳性	/	KERAGALA BSDP, HERATH HMMTB, KERAGALA TS, et al.A seven-year retrospective analysis of patch test data in a cohort of patients with contact dermatitis in Sri Lanka［J］.BMC Dermatol, 2019, 19（1）: 10.	补充	A20190305XM
哮喘专用	检验信息	斑贴试验	314	咪唑烷基脲斑贴试验	imidazolidinyl urea patch test	判断患者是否对咪唑烷基脲变应原过敏，体现皮肤过敏反应程度	字符串	阴性；可疑；弱阳性；阳性；强阳性	/	KERAGALA BSDP, HERATH HMMTB, KERAGALA TS, et al.A seven-year retrospective analysis of patch test data in a cohort of patients with contact dermatitis in Sri Lanka［J］.BMC Dermatol, 2019, 19（1）: 10.	补充	A20190305XM

续表

类别	一级类别名称	二级类别名称	数据元序号	中文名称	英文名称	定义	变量类型	值域	单位	来源	等级	版本号
哮喘专用	检验信息	斑贴试验	315	对苯二胺基质斑贴试验	p-phenylenediamine matrix patch test	判断患者是否对对苯二胺基质变应原过敏，体现皮肤过敏反应程度	字符串	阴性；可疑；弱阳性；阳性；强阳性	/	KERAGALA BSDP, HERATH HMMTB, KERAGALA TS, et al.A seven-year retrospective analysis of patch test data in a cohort of patients with contact dermatitis in Sri Lanka［J］.BMC Dermatol, 2019, 19（1）: 10.	补充	A20190305XM
哮喘专用	检验信息	斑贴试验	316	N-环己基硫酞内酯斑贴试验	N-cyclohexyl-thiophthalimide patch test	判断患者是否对N-环己基硫酞内酯变应原过敏，体现皮肤过敏反应程度	字符串	阴性；可疑；弱阳性；阳性；强阳性	/	KERAGALA BSDP, HERATH HMMTB, KERAGALA TS, et al.A seven-year retrospective analysis of patch test data in a cohort of patients with contact dermatitis in Sri Lanka［J］.BMC Dermatol, 2019, 19（1）: 10.	补充	A20190305XM
哮喘专用	检验信息	斑贴试验	317	重铬酸钾斑贴试验	potassium dichromate patch test	判断患者是否对重铬酸钾变应原过敏，体现皮肤过敏反应程度	字符串	阴性；可疑；弱阳性；阳性；强阳性	/	KERAGALA BSDP, HERATH HMMTB, KERAGALA TS, et al.A seven-year retrospective analysis of patch test data in a cohort of patients with contact dermatitis in Sri Lanka［J］.BMC Dermatol, 2019, 19（1）: 10.	补充	A20190305XM
哮喘专用	检验信息	斑贴试验	318	亚乙基二胺斑贴试验	ethylenediamine dihydrochloride patch test	判断患者是否对亚乙基二胺变应原过敏，体现皮肤过敏反应程度	字符串	阴性；可疑；弱阳性；阳性；强阳性	/	KERAGALA BSDP, HERATH HMMTB, KERAGALA TS, et al.A seven-year retrospective analysis of patch test data in a cohort of patients with contact dermatitis in Sri Lanka［J］.BMC Dermatol, 2019, 19（1）: 10.	补充	A20190305XM

类别	一级类别名称	二级类别名称	数据元序号	中文名称	英文名称	定义	变量类型	值域	单位	来源	等级	版本号
哮喘专用	检验信息	斑贴试验	319	松香斑贴试验	rosin patch test	判断患者是否对松香变应原过敏，体现皮肤过敏反应程度	字符串	阴性；可疑；弱阳性；阳性；强阳性	/	KERAGALA BSDP, HERATH HMMTB, KERAGALA TS, et al.A seven-year retrospective analysis of patch test data in a cohort of patients with contact dermatitis in Sri Lanka〔J〕.BMC Dermatol, 2019, 19（1）: 10.	补充	A20190305XM
哮喘专用	检验信息	斑贴试验	320	甲醛斑贴试验	formaldehyde patch test	判断患者是否对甲醛变应原过敏，体现皮肤过敏反应程度	字符串	阴性；可疑；弱阳性；阳性；强阳性	/	KERAGALA BSDP, HERATH HMMTB, KERAGALA TS, et al.A seven-year retrospective analysis of patch test data in a cohort of patients with contact dermatitis in Sri Lanka〔J〕.BMC Dermatol, 2019, 19（1）: 10.	补充	A20190305XM
哮喘专用	检验信息	斑贴试验	321	环氧树脂斑贴试验	epoxy resin patch test	判断患者是否对环氧树脂变应原过敏，体现皮肤过敏反应程度	字符串	阴性；可疑；弱阳性；阳性；强阳性	/	KERAGALA BSDP, HERATH HMMTB, KERAGALA TS, et al.A seven-year retrospective analysis of patch test data in a cohort of patients with contact dermatitis in Sri Lanka〔J〕.BMC Dermatol, 2019, 19（1）: 10.	补充	A20190305XM
哮喘专用	检验信息	斑贴试验	322	溴硝丙醇斑贴试验	bronopol patch test	判断患者是否对溴硝丙醇变应原过敏，体现皮肤过敏反应程度	字符串	阴性；可疑；弱阳性；阳性；强阳性	/	KERAGALA BSDP, HERATH HMMTB, KERAGALA TS, et al.A seven-year retrospective analysis of patch test data in a cohort of patients with contact dermatitis in Sri Lanka〔J〕.BMC Dermatol, 2019, 19（1）: 10.	补充	A20190305XM

续表

类别	一级类别名称	二级类别名称	数据元序号	中文名称	英文名称	定义	变量类型	值域	单位	来源	等级	版本号
哮喘专用	检验信息	斑贴试验	323	秋兰姆混合物斑贴试验	thiuram mix patch test	判断患者是否对秋兰姆变应原过敏，体现皮肤过敏反应程度	字符串	阴性；可疑；弱阳性；阳性；强阳性	/	KERAGALA BSDP, HERATH HMMTB, KERAGALA TS, et al.A seven-year retrospective analysis of patch test data in a cohort of patients with contact dermatitis in Sri Lanka［J］.BMC Dermatol, 2019, 19（1）: 10.	补充	A20190305XM
哮喘专用	检验信息	斑贴试验	324	对苯类斑贴试验	p-benzene patch test	判断患者是否对对苯类变应原过敏，体现皮肤过敏反应程度	字符串	阴性；可疑；弱阳性；阳性；强阳性	/	KERAGALA BSDP, HERATH HMMTB, KERAGALA TS, et al.A seven-year retrospective analysis of patch test data in a cohort of patients with contact dermatitis in Sri Lanka［J］.BMC Dermatol, 2019, 19（1）: 10.	补充	A20190305XM
哮喘专用	检验信息	斑贴试验	325	硫酸镍斑贴试验	nickel sulfate patch test	判断患者是否对硫酸镍变应原过敏，体现皮肤过敏反应程度	字符串	阴性；可疑；弱阳性；阳性；强阳性	/	KERAGALA BSDP, HERATH HMMTB, KERAGALA TS, et al.A seven-year retrospective analysis of patch test data in a cohort of patients with contact dermatitis in Sri Lanka［J］.BMC Dermatol, 2019, 19（1）: 10.	补充	A20190305XM
哮喘专用	检验信息	斑贴试验	326	倍半萜烯内酯混合物斑贴试验	sesquiterpene lactone mix patch test	判断患者是否对倍半萜烯内酯混合物变应原过敏，体现皮肤过敏反应程度	字符串	阴性；可疑；弱阳性；阳性；强阳性	/	KERAGALA BSDP, HERATH HMMTB, KERAGALA TS, et al.A seven-year retrospective analysis of patch test data in a cohort of patients with contact dermatitis in Sri Lanka［J］.BMC Dermatol, 2019, 19（1）: 10.	补充	A20190305XM

类别	一级类别名称	二级类别名称	数据元序号	中文名称	英文名称	定义	变量类型	值域	单位	来源	等级	版本号
哮喘专用	检验信息	斑贴试验	327	芳香混合物斑贴试验	aromatic mixture patch test	判断患者是否对芳香混合物变应原过敏，体现皮肤过敏反应程度	字符串	阴性；可疑；弱阳性；阳性；强阳性	/	KERAGALA BSDP, HERATH HMMTB, KERAGALA TS, et al.A seven-year retrospective analysis of patch test data in a cohort of patients with contact dermatitis in Sri Lanka［J］.BMC Dermatol, 2019, 19（1）: 10.	补充	A20190305XM
哮喘专用	检验信息	斑贴试验	328	异噻唑斑贴试验	isothiazole patch test	判断患者是否对异噻唑变应原过敏，体现皮肤过敏反应程度	字符串	阴性；可疑；弱阳性；阳性；强阳性	/	KERAGALA BSDP, HERATH HMMTB, KERAGALA TS, et al.A seven-year retrospective analysis of patch test data in a cohort of patients with contact dermatitis in Sri Lanka［J］.BMC Dermatol, 2019, 19（1）: 10.	补充	A20190305XM
哮喘专用	检验信息	斑贴试验	329	黑橡胶混合物斑贴试验	black rubber mixture patch test	判断患者是否对黑橡胶混合物变应原过敏，体现皮肤过敏反应程度	字符串	阴性；可疑；弱阳性；阳性；强阳性	/	KERAGALA BSDP, HERATH HMMTB, KERAGALA TS, et al.A seven-year retrospective analysis of patch test data in a cohort of patients with contact dermatitis in Sri Lanka［J］.BMC Dermatol, 2019, 19（1）: 10.	补充	A20190305XM
哮喘专用	检验信息	斑贴试验	330	卡巴混合物斑贴试验	carba mix patch test	判断患者是否对卡巴混合物变应原过敏，体现皮肤过敏反应程度	字符串	阴性；可疑；弱阳性；阳性；强阳性	/	KERAGALA BSDP, HERATH HMMTB, KERAGALA TS, et al.A seven-year retrospective analysis of patch test data in a cohort of patients with contact dermatitis in Sri Lanka［J］.BMC Dermatol, 2019, 19（1）: 10.	补充	A20190305XM

续表

类别	一级类别名称	二级类别名称	数据元序号	中文名称	英文名称	定义	变量类型	值域	单位	来源	等级	版本号
哮喘专用	检验信息	变应原IgE检测	331	变应原IgE检测标志	allergen IgE examination	通过检测人体中特异性IgE浓度，判断机体对过敏原是否存在过敏的一种检测手段	字符串	是；否	/	Global Initiative for Asthma. Global Strategy for Asthma Management and Prevention （updated 2023）［EB/OL］. https://ginasthma.org/wp-content/uploads/2023/05/GINA-2023-Full-Report-2023-WMS.pdf.	核心	A20190305XM
哮喘专用	检验信息	变应原IgE检测	332	总IgE检测	total IgE test	患者体内总IgE水平	数值型	数字	kU/L	Global Initiative for Asthma. Global Strategy for Asthma Management and Prevention （updated 2023）［EB/OL］. https://ginasthma.org/wp-content/uploads/2023/05/GINA-2023-Full-Report-2023-WMS.pdf.	核心	A20190305XM
哮喘专用	检验信息	变应原IgE检测	333	屋尘螨IgE检测	dermatophagoides pteronyssinus IgE test	患者体内屋尘螨特异性IgE水平	数值型	数字	kU/L	Global Initiative for Asthma. Global Strategy for Asthma Management and Prevention （updated 2023）［EB/OL］. https://ginasthma.org/wp-content/uploads/2023/05/GINA-2023-Full-Report-2023-WMS.pdf.	核心	A20190305XM
哮喘专用	检验信息	变应原IgE检测	334	粉尘螨IgE检测	dermatophagoides farinae IgE testing	患者体内粉尘螨特异性IgE水平	数值型	数字	kU/L	Global Initiative for Asthma. Global Strategy for Asthma Management and Prevention （updated 2023）［EB/OL］. https://ginasthma.org/wp-content/uploads/2023/05/GINA-2023-Full-Report-2023-WMS.pdf.	核心	A20190305XM

类别	一级类别名称	二级类别名称	数据元序号	中文名称	英文名称	定义	变量类型	值域	单位	来源	等级	版本号
哮喘专用	检验信息	变应原IgE检测	335	热带螨螨IgE检测	tropical mites IgE test	患者体内热带螨螨特异性IgE水平	数值型	数字	kU/L	Global Initiative for Asthma. Global Strategy for Asthma Management and Prevention（updated 2023）［EB/OL］. https://ginasthma.org/wp-content/uploads/2023/05/GINA-2023-Full-Report-2023-WMS.pdf.	核心	A20190305XM
哮喘专用	检验信息	变应原IgE检测	336	猫毛IgE检测	cat hairs IgE test	患者体内猫毛特异性IgE水平	数值型	数字	kU/L	Global Initiative for Asthma. Global Strategy for Asthma Management and Prevention（updated 2023）［EB/OL］. https://ginasthma.org/wp-content/uploads/2023/05/GINA-2023-Full-Report-2023-WMS.pdf.	核心	A20190305XM
哮喘专用	检验信息	变应原IgE检测	337	狗毛IgE检测	dog hairs IgE test	患者体内狗毛特异性IgE水平	数值型	数字	kU/L	Global Initiative for Asthma. Global Strategy for Asthma Management and Prevention（updated 2023）［EB/OL］. https://ginasthma.org/wp-content/uploads/2023/05/GINA-2023-Full-Report-2023-WMS.pdf.	核心	A20190305XM
哮喘专用	检验信息	变应原IgE检测	338	蟑螂IgE检测	cockroach IgE test	患者体内蟑螂特异性IgE水平	数值型	数字	kU/L	Global Initiative for Asthma. Global Strategy for Asthma Management and Prevention（updated 2023）［EB/OL］. https://ginasthma.org/wp-content/uploads/2023/05/GINA-2023-Full-Report-2023-WMS.pdf.	核心	A20190305XM

续表

类别	一级类别名称	二级类别名称	数据元序号	中文名称	英文名称	定义	变量类型	值域	单位	来源	等级	版本号
哮喘专用	检验信息	变应原IgE检测	339	虾IgE检测	shrimp IgE test	患者体内虾特异性IgE水平	数值型	数字	kU/L	Global Initiative for Asthma. Global Strategy for Asthma Management and Prevention（updated 2023）［EB/OL］. https://ginasthma.org/wp-content/uploads/2023/05/GINA-2023-Full-Report-2023-WMS.pdf.	核心	A20190305XM
哮喘专用	检验信息	变应原IgE检测	340	蟹IgE检测	crab IgE test	患者体内蟹特异性IgE水平	数值型	数字	kU/L	Global Initiative for Asthma. Global Strategy for Asthma Management and Prevention（updated 2023）［EB/OL］. https://ginasthma.org/wp-content/uploads/2023/05/GINA-2023-Full-Report-2023-WMS.pdf.	核心	A20190305XM
哮喘专用	检验信息	变应原IgE检测	341	蛋清蛋白IgE检测	egg-white protein IgE test	患者体内蛋清蛋白特异性IgE水平	数值型	数字	kU/L	Global Initiative for Asthma. Global Strategy for Asthma Management and Prevention（updated 2023）［EB/OL］. https://ginasthma.org/wp-content/uploads/2023/05/GINA-2023-Full-Report-2023-WMS.pdf.	核心	A20190305XM
哮喘专用	检验信息	变应原IgE检测	342	鸡蛋黄IgE检测	egg-yolk IgE test	患者体内鸡蛋黄特异性IgE水平	数值型	数字	kU/L	Global Initiative for Asthma. Global Strategy for Asthma Management and Prevention（updated 2023）［EB/OL］. https://ginasthma.org/wp-content/uploads/2023/05/GINA-2023-Full-Report-2023-WMS.pdf.	核心	A20190305XM

类别	一级类别名称	二级类别名称	数据元序号	中文名称	英文名称	定义	变量类型	值域	单位	来源	等级	版本号
哮喘专用	检验信息	变应原IgE检测	343	大米IgE检测	rice IgE test	患者体内大米特异性IgE水平	数值型	数字	kU/L	Global Initiative for Asthma. Global Strategy for Asthma Management and Prevention（updated 2023）［EB/OL］. https://ginasthma.org/wp-content/uploads/2023/05/GINA-2023-Full-Report-2023-WMS.pdf.	核心	A20190305XM
哮喘专用	检验信息	变应原IgE检测	344	小麦IgE检测	wheat IgE test	患者体内小麦特异性IgE水平	数值型	数字	kU/L	Global Initiative for Asthma. Global Strategy for Asthma Management and Prevention（updated 2023）［EB/OL］. https://ginasthma.org/wp-content/uploads/2023/05/GINA-2023-Full-Report-2023-WMS.pdf.	核心	A20190305XM
哮喘专用	检验信息	变应原IgE检测	345	曲霉IgE检测	Aspergillus IgE test	患者体内曲霉特异性IgE水平	数值型	数字	kU/L	Global Initiative for Asthma. Global Strategy for Asthma Management and Prevention（updated 2023）［EB/OL］. https://ginasthma.org/wp-content/uploads/2023/05/GINA-2023-Full-Report-2023-WMS.pdf.	核心	A20190305XM
哮喘专用	检验信息	变应原IgE检测	346	链格孢IgE检测	Alternaria alternata IgE test	患者体内链格孢特异性IgE水平	数值型	数字	kU/L	Global Initiative for Asthma. Global Strategy for Asthma Management and Prevention（updated 2023）［EB/OL］. https://ginasthma.org/wp-content/uploads/2023/05/GINA-2023-Full-Report-2023-WMS.pdf.	核心	A20190305XM

续表

类别	一级类别名称	二级类别名称	数据元序号	中文名称	英文名称	定义	变量类型	值域	单位	来源	等级	版本号
哮喘专用	检验信息	变应原IgE检测	347	艾蒿IgE检测	Artemisia argyi IgE test	患者体内艾蒿特异性IgE水平	数值型	数字	kU/L	Global Initiative for Asthma. Global Strategy for Asthma Management and Prevention（updated 2023）［EB/OL］. https://ginasthma.org/wp-content/uploads/2023/05/GINA-2023-Full-Report-2023-WMS.pdf.	核心	A20190305XM
哮喘专用	检验信息	变应原IgE检测	348	豚草IgE检测	ragweed IgE test	患者体内豚草特异性IgE水平	数值型	数字	kU/L	Global Initiative for Asthma. Global Strategy for Asthma Management and Prevention（updated 2023）［EB/OL］. https://ginasthma.org/wp-content/uploads/2023/05/GINA-2023-Full-Report-2023-WMS.pdf.	核心	A20190305XM
哮喘专用	检验信息	变应原IgE检测	349	牛奶IgE检测	milk IgE test	患者体内牛奶特异性IgE水平	数值型	数字	kU/L	Global Initiative for Asthma. Global Strategy for Asthma Management and Prevention（updated 2023）［EB/OL］. https://ginasthma.org/wp-content/uploads/2023/05/GINA-2023-Full-Report-2023-WMS.pdf.	核心	A20190305XM
哮喘专用	检验信息	变应原IgE检测	350	花生IgE检测	peanut IgE test	患者体内花生特异性IgE水平	数值型	数字	kU/L	Global Initiative for Asthma. Global Strategy for Asthma Management and Prevention（updated 2023）［EB/OL］. https://ginasthma.org/wp-content/uploads/2023/05/GINA-2023-Full-Report-2023-WMS.pdf.	核心	A20190305XM

类别	一级类别名称	二级类别名称	数据元序号	中文名称	英文名称	定义	变量类型	值域	单位	来源	等级	版本号
哮喘专用	检验信息	变应原IgE检测	351	大豆IgE检测	soybean IgE test	患者体内大豆特异性IgE水平	数值型	数字	kU/L	Global Initiative for Asthma. Global Strategy for Asthma Management and Prevention（updated 2023）［EB/OL］. https://ginasthma.org/wp-content/uploads/2023/05/GINA-2023-Full-Report-2023-WMS.pdf.	核心	A20190305XM
哮喘专用	检验信息	变应原IgE检测	352	芝麻IgE检测	sesame IgE test	患者体内芝麻特异性IgE水平	数值型	数字	kU/L	Global Initiative for Asthma. Global Strategy for Asthma Management and Prevention（updated 2023）［EB/OL］. https://ginasthma.org/wp-content/uploads/2023/05/GINA-2023-Full-Report-2023-WMS.pdf.	核心	A20190305XM
哮喘专用	检验信息	变应原IgE检测	353	谷类IgE检测	cereal crop IgE test	患者体内谷类特异性IgE水平	数值型	数字	kU/L	Global Initiative for Asthma. Global Strategy for Asthma Management and Prevention（updated 2023）［EB/OL］. https://ginasthma.org/wp-content/uploads/2023/05/GINA-2023-Full-Report-2023-WMS.pdf.	核心	A20190305XM
哮喘专用	检验信息	变应原IgE检测	354	鱼IgE检测	fish IgE test	患者体内鱼特异性IgE水平	数值型	数字	kU/L	Global Initiative for Asthma. Global Strategy for Asthma Management and Prevention（updated 2023）［EB/OL］. https://ginasthma.org/wp-content/uploads/2023/05/GINA-2023-Full-Report-2023-WMS.pdf.	核心	A20190305XM

类别	一级类别名称	二级类别名称	数据元序号	中文名称	英文名称	定义	变量类型	值域	单位	来源	等级	版本号
哮喘专用	检验信息	变应原IgG检测	355	牛奶IgG检测	milk IgG test	患者体内牛奶特异性IgG水平	数值型	数字	kU/L	Global Initiative for Asthma. Global Strategy for Asthma Management and Prevention（updated 2023）［EB/OL］. https://ginasthma.org/wp-content/uploads/2023/05/GINA-2023-Full-Report-2023-WMS.pdf.	补充	A20190305XM
哮喘专用	检验信息	变应原IgG检测	356	鸡蛋清IgG检测	egg-white IgG test	患者体内鸡蛋清特异性IgG水平	数值型	数字	kU/L	Global Initiative for Asthma. Global Strategy for Asthma Management and Prevention（updated 2023）［EB/OL］. https://ginasthma.org/wp-content/uploads/2023/05/GINA-2023-Full-Report-2023-WMS.pdf.	补充	A20190305XM
哮喘专用	检验信息	变应原IgG检测	357	鸡蛋黄IgG检测	egg-yolk IgG test	患者体内鸡蛋黄特异性IgG水平	数值型	数字	kU/L	Global Initiative for Asthma. Global Strategy for Asthma Management and Prevention（updated 2023）［EB/OL］. https://ginasthma.org/wp-content/uploads/2023/05/GINA-2023-Full-Report-2023-WMS.pdf.	补充	A20190305XM
哮喘专用	检验信息	变应原IgG检测	358	鳕鱼IgG检测	cod IgG test	患者体内鳕鱼特异性IgG水平	数值型	数字	kU/L	Global Initiative for Asthma. Global Strategy for Asthma Management and Prevention（updated 2023）［EB/OL］. https://ginasthma.org/wp-content/uploads/2023/05/GINA-2023-Full-Report-2023-WMS.pdf.	补充	A20190305XM

类别	一级类别名称	二级类别名称	数据元序号	中文名称	英文名称	定义	变量类型	值域	单位	来源	等级	版本号
哮喘专用	检验信息	变应原IgG检测	359	金枪鱼IgG检测	tunas IgG test	患者体内金枪鱼特异性IgG水平	数值型	数字	kU/L	Global Initiative for Asthma. Global Strategy for Asthma Management and Prevention（updated 2023）［EB/OL］. https://ginasthma.org/wp-content/uploads/2023/05/GINA-2023-Full-Report-2023-WMS.pdf.	补充	A20190305XM
哮喘专用	检验信息	变应原IgG检测	360	带子IgG检测	tape IgG test	患者体内带子特异性IgG水平	数值型	数字	kU/L	Global Initiative for Asthma. Global Strategy for Asthma Management and Prevention（updated 2023）［EB/OL］. https://ginasthma.org/wp-content/uploads/2023/05/GINA-2023-Full-Report-2023-WMS.pdf.	补充	A20190305XM
哮喘专用	检验信息	变应原IgG检测	361	蟹肉IgG检测	crab meat IgG test	患者体内蟹肉特异性IgG水平	数值型	数字	kU/L	Global Initiative for Asthma. Global Strategy for Asthma Management and Prevention（updated 2023）［EB/OL］. https://ginasthma.org/wp-content/uploads/2023/05/GINA-2023-Full-Report-2023-WMS.pdf.	补充	A20190305XM
哮喘专用	检验信息	变应原IgG检测	362	虾IgG检测	shrimp IgG test	患者体内虾特异性IgG水平	数值型	数字	kU/L	Global Initiative for Asthma. Global Strategy for Asthma Management and Prevention（updated 2023）［EB/OL］. https://ginasthma.org/wp-content/uploads/2023/05/GINA-2023-Full-Report-2023-WMS.pdf.	补充	A20190305XM

类别	一级类别名称	二级类别名称	数据元序号	中文名称	英文名称	定义	变量类型	值域	单位	来源	等级	版本号
哮喘专用	检验信息	变应原IgG检测	363	蚌类IgG检测	mussels IgG test	患者体内蚌类特异性IgG水平	数值型	数字	kU/L	Global Initiative for Asthma. Global Strategy for Asthma Management and Prevention（updated 2023）［EB/OL］. https://ginasthma.org/wp-content/uploads/2023/05/GINA-2023-Full-Report-2023-WMS.pdf.	补充	A20190305XM
哮喘专用	检验信息	变应原IgG检测	364	鲤鱼IgG检测	carp IgG test	患者体内鲤鱼特异性IgG水平	数值型	数字	kU/L	Global Initiative for Asthma. Global Strategy for Asthma Management and Prevention（updated 2023）［EB/OL］. https://ginasthma.org/wp-content/uploads/2023/05/GINA-2023-Full-Report-2023-WMS.pdf.	补充	A20190305XM
哮喘专用	检验信息	变应原IgG检测	365	鲶鱼IgG检测	catfish IgG test	患者体内鲶鱼特异性IgG水平	数值型	数字	kU/L	Global Initiative for Asthma. Global Strategy for Asthma Management and Prevention（updated 2023）［EB/OL］. https://ginasthma.org/wp-content/uploads/2023/05/GINA-2023-Full-Report-2023-WMS.pdf.	补充	A20190305XM
哮喘专用	检验信息	变应原IgG检测	366	羊肉IgG检测	mutton IgG test	患者体内羊肉特异性IgG水平	数值型	数字	kU/L	Global Initiative for Asthma. Global Strategy for Asthma Management and Prevention（updated 2023）［EB/OL］. https://ginasthma.org/wp-content/uploads/2023/05/GINA-2023-Full-Report-2023-WMS.pdf.	补充	A20190305XM

类别	一级类别名称	二级类别名称	数据元序号	中文名称	英文名称	定义	变量类型	值域	单位	来源	等级	版本号
哮喘专用	检验信息	变应原IgG检测	367	牛肉IgG检测	beef IgG test	患者体内牛肉特异性IgG水平	数值型	数字	kU/L	Global Initiative for Asthma. Global Strategy for Asthma Management and Prevention（updated 2023）［EB/OL］. https://ginasthma.org/wp-content/uploads/2023/05/GINA-2023-Full-Report-2023-WMS.pdf.	补充	A20190305XM
哮喘专用	检验信息	变应原IgG检测	368	凤梨IgG检测	pineapple IgG test	患者体内凤梨特异性IgG水平	数值型	数字	kU/L	Global Initiative for Asthma. Global Strategy for Asthma Management and Prevention（updated 2023）［EB/OL］. https://ginasthma.org/wp-content/uploads/2023/05/GINA-2023-Full-Report-2023-WMS.pdf.	补充	A20190305XM
哮喘专用	检验信息	变应原IgG检测	369	芒果IgG检测	mango IgG test	患者体内芒果特异性IgG水平	数值型	数字	kU/L	Global Initiative for Asthma. Global Strategy for Asthma Management and Prevention（updated 2023）［EB/OL］. https://ginasthma.org/wp-content/uploads/2023/05/GINA-2023-Full-Report-2023-WMS.pdf.	补充	A20190305XM
哮喘专用	检验信息	变应原IgG检测	370	桃子IgG检测	peach IgG test	患者体内桃子特异性IgG水平	数值型	数字	kU/L	Global Initiative for Asthma. Global Strategy for Asthma Management and Prevention（updated 2023）［EB/OL］. https://ginasthma.org/wp-content/uploads/2023/05/GINA-2023-Full-Report-2023-WMS.pdf.	补充	A20190305XM

类别	一级类别名称	二级类别名称	数据元序号	中文名称	英文名称	定义	变量类型	值域	单位	来源	等级	版本号
哮喘专用	检验信息	变应原IgG检测	371	草莓IgG检测	strawberry IgG test	患者体内草莓特异性IgG水平	数值型	数字	kU/L	Global Initiative for Asthma. Global Strategy for Asthma Management and Prevention（updated 2023）［EB/OL］. https://ginasthma.org/wp-content/uploads/2023/05/GINA-2023-Full-Report-2023-WMS.pdf.	补充	A20190305XM
哮喘专用	检验信息	变应原IgG检测	372	葡萄IgG检测	grape IgG test	患者体内葡萄特异性IgG水平	数值型	数字	kU/L	Global Initiative for Asthma. Global Strategy for Asthma Management and Prevention（updated 2023）［EB/OL］. https://ginasthma.org/wp-content/uploads/2023/05/GINA-2023-Full-Report-2023-WMS.pdf.	补充	A20190305XM
哮喘专用	检验信息	变应原IgG检测	373	苹果IgG检测	apple IgG test	患者体内苹果特异性IgG水平	数值型	数字	kU/L	Global Initiative for Asthma. Global Strategy for Asthma Management and Prevention（updated 2023）［EB/OL］. https://ginasthma.org/wp-content/uploads/2023/05/GINA-2023-Full-Report-2023-WMS.pdf.	补充	A20190305XM
哮喘专用	检验信息	变应原IgG检测	374	橙子IgG检测	orange IgG test	患者体内橙子特异性IgG水平	数值型	数字	kU/L	Global Initiative for Asthma. Global Strategy for Asthma Management and Prevention（updated 2023）［EB/OL］. https://ginasthma.org/wp-content/uploads/2023/05/GINA-2023-Full-Report-2023-WMS.pdf.	补充	A20190305XM

类别	一级类别名称	二级类别名称	数据元序号	中文名称	英文名称	定义	变量类型	值域	单位	来源	等级	版本号
哮喘专用	检验信息	变应原IgG检测	375	香蕉IgG检测	banana IgG test	患者体内香蕉特异性IgG水平	数值型	数字	kU/L	Global Initiative for Asthma. Global Strategy for Asthma Management and Prevention（updated 2023）［EB/OL］. https://ginasthma.org/wp-content/uploads/2023/05/GINA-2023-Full-Report-2023-WMS.pdf.	补充	A20190305XM
哮喘专用	检验信息	变应原IgG检测	376	柑橘IgG检测	citrus IgG test	患者体内柑橘特异性IgG水平	数值型	数字	kU/L	Global Initiative for Asthma. Global Strategy for Asthma Management and Prevention（updated 2023）［EB/OL］. https://ginasthma.org/wp-content/uploads/2023/05/GINA-2023-Full-Report-2023-WMS.pdf.	补充	A20190305XM
哮喘专用	检验信息	变应原IgG检测	377	可可IgG检测	cocoa IgG test	患者体内可可特异性IgG水平	数值型	数字	kU/L	Global Initiative for Asthma. Global Strategy for Asthma Management and Prevention（updated 2023）［EB/OL］. https://ginasthma.org/wp-content/uploads/2023/05/GINA-2023-Full-Report-2023-WMS.pdf.	补充	A20190305XM
哮喘专用	检验信息	变应原IgG检测	378	肉桂IgG检测	cinnamon IgG test	患者体内肉桂特异性IgG水平	数值型	数字	kU/L	Global Initiative for Asthma. Global Strategy for Asthma Management and Prevention（updated 2023）［EB/OL］. https://ginasthma.org/wp-content/uploads/2023/05/GINA-2023-Full-Report-2023-WMS.pdf.	补充	A20190305XM

类别	一级类别名称	二级类别名称	数据元序号	中文名称	英文名称	定义	变量类型	值域	单位	来源	等级	版本号
哮喘专用	检验信息	变应原IgG检测	379	花生IgG检测	peanut IgG test	患者体内花生特异性IgG水平	数值型	数字	kU/L	Global Initiative for Asthma. Global Strategy for Asthma Management and Prevention（updated 2023）［EB/OL］. https://ginasthma.org/wp-content/uploads/2023/05/GINA-2023-Full-Report-2023-WMS.pdf.	补充	A20190305XM
哮喘专用	检验信息	变应原IgG检测	380	核桃IgG检测	walnut IgG test	患者体内核桃特异性IgG水平	数值型	数字	kU/L	Global Initiative for Asthma. Global Strategy for Asthma Management and Prevention（updated 2023）［EB/OL］. https://ginasthma.org/wp-content/uploads/2023/05/GINA-2023-Full-Report-2023-WMS.pdf.	补充	A20190305XM
哮喘专用	检验信息	变应原IgG检测	381	腰果IgG检测	cashew IgG test	患者体内腰果特异性IgG水平	数值型	数字	kU/L	Global Initiative for Asthma. Global Strategy for Asthma Management and Prevention（updated 2023）［EB/OL］. https://ginasthma.org/wp-content/uploads/2023/05/GINA-2023-Full-Report-2023-WMS.pdf.	补充	A20190305XM
哮喘专用	检验信息	变应原IgG检测	382	土豆IgG检测	potato IgG test	患者体内土豆特异性IgG水平	数值型	数字	kU/L	Global Initiative for Asthma. Global Strategy for Asthma Management and Prevention（updated 2023）［EB/OL］. https://ginasthma.org/wp-content/uploads/2023/05/GINA-2023-Full-Report-2023-WMS.pdf.	补充	A20190305XM

类别	一级类别名称	二级类别名称	数据元序号	中文名称	英文名称	定义	变量类型	值域	单位	来源	等级	版本号
哮喘专用	检验信息	变应原IgG检测	383	芹菜IgG检测	celery IgG test	患者体内芹菜特异性IgG水平	数值型	数字	kU/L	Global Initiative for Asthma. Global Strategy for Asthma Management and Prevention（updated 2023）［EB/OL］. https://ginasthma.org/wp-content/uploads/2023/05/GINA-2023-Full-Report-2023-WMS.pdf.	补充	A20190305XM
哮喘专用	检验信息	变应原IgG检测	384	菠菜IgG检测	spinach IgG test	患者体内菠菜特异性IgG水平	数值型	数字	kU/L	Global Initiative for Asthma. Global Strategy for Asthma Management and Prevention（updated 2023）［EB/OL］. https://ginasthma.org/wp-content/uploads/2023/05/GINA-2023-Full-Report-2023-WMS.pdf.	补充	A20190305XM
哮喘专用	检验信息	变应原IgG检测	385	黄豆IgG检测	soybean IgG test	患者体内黄豆特异性IgG水平	数值型	数字	kU/L	Global Initiative for Asthma. Global Strategy for Asthma Management and Prevention（updated 2023）［EB/OL］. https://ginasthma.org/wp-content/uploads/2023/05/GINA-2023-Full-Report-2023-WMS.pdf.	补充	A20190305XM
哮喘专用	检验信息	变应原IgG检测	386	辣椒IgG检测	pepper IgG test	患者体内辣椒特异性IgG水平	数值型	数字	kU/L	Global Initiative for Asthma. Global Strategy for Asthma Management and Prevention（updated 2023）［EB/OL］. https://ginasthma.org/wp-content/uploads/2023/05/GINA-2023-Full-Report-2023-WMS.pdf.	补充	A20190305XM

类别	一级类别名称	二级类别名称	数据元序号	中文名称	英文名称	定义	变量类型	值域	单位	来源	等级	版本号
哮喘专用	检验信息	变应原IgG检测	387	茄子IgG检测	eggplant IgG test	患者体内茄子特异性IgG水平	数值型	数字	kU/L	Global Initiative for Asthma. Global Strategy for Asthma Management and Prevention（updated 2023）［EB/OL］. https://ginasthma.org/wp-content/uploads/2023/05/GINA-2023-Full-Report-2023-WMS.pdf.	补充	A20190305XM
哮喘专用	检验信息	变应原IgG检测	388	黑胡椒IgG检测	black pepper IgG test	患者体内黑胡椒特异性IgG水平	数值型	数字	kU/L	Global Initiative for Asthma. Global Strategy for Asthma Management and Prevention（updated 2023）［EB/OL］. https://ginasthma.org/wp-content/uploads/2023/05/GINA-2023-Full-Report-2023-WMS.pdf.	补充	A20190305XM
哮喘专用	检验信息	变应原IgG检测	389	大米IgG检测	rice IgG test	患者体内大米特异性IgG水平	数值型	数字	kU/L	Global Initiative for Asthma. Global Strategy for Asthma Management and Prevention（updated 2023）［EB/OL］. https://ginasthma.org/wp-content/uploads/2023/05/GINA-2023-Full-Report-2023-WMS.pdf.	补充	A20190305XM
哮喘专用	检验信息	变应原IgG检测	390	玉米IgG检测	corn IgG test	患者体内玉米特异性IgG水平	数值型	数字	kU/L	Global Initiative for Asthma. Global Strategy for Asthma Management and Prevention（updated 2023）［EB/OL］. https://ginasthma.org/wp-content/uploads/2023/05/GINA-2023-Full-Report-2023-WMS.pdf.	补充	A20190305XM

类别	一级类别名称	二级类别名称	数据元序号	中文名称	英文名称	定义	变量类型	值域	单位	来源	等级	版本号
哮喘专用	检验信息	变应原IgG检测	391	小麦IgG检测	wheat IgG test	患者体内小麦特异性IgG水平	数值型	数字	kU/L	Global Initiative for Asthma. Global Strategy for Asthma Management and Prevention（updated 2023）［EB/OL］. https://ginasthma.org/wp-content/uploads/2023/05/GINA-2023-Full-Report-2023-WMS.pdf.	补充	A20190305XM
哮喘专用	检验信息	变应原IgG检测	392	屋尘螨IgG检测	house dust mite IgG test	患者体内屋尘螨特异性IgG水平	数值型	数字	kU/L	Global Initiative for Asthma. Global Strategy for Asthma Management and Prevention（updated 2023）［EB/OL］. https://ginasthma.org/wp-content/uploads/2023/05/GINA-2023-Full-Report-2023-WMS.pdf.	补充	A20190305XM
哮喘专用	检验信息	变应原IgG检测	393	粉尘螨IgG检测	Dermatophagoides farinae IgG test	患者体内粉尘螨特异性IgG水平	数值型	数字	kU/L	Global Initiative for Asthma. Global Strategy for Asthma Management and Prevention（updated 2023）［EB/OL］. https://ginasthma.org/wp-content/uploads/2023/05/GINA-2023-Full-Report-2023-WMS.pdf.	补充	A20190305XM
通用数据	检验信息	血液酸碱度和血液气体分析	394	抽血时吸氧标志	oxygen inhalation during hemospasia	标识抽取动脉血时患者是否有吸氧	字符串	是；否	/	王建枝，钱睿哲.病理生理学［M］.9版.北京：人民卫生出版社，2018.	补充	A2019111ZZ

类别	一级类别名称	二级类别名称	数据元序号	中文名称	英文名称	定义	变量类型	值域	单位	来源	等级	版本号
通用数据	检验信息	血液酸碱度和血液气体分析	395	氧饱和度为50%时的氧分压	oxygen partial pressure at 50% oxygen saturation（$P_{50}O_2$）	血液中血红蛋白氧饱和度为50%时的氧分压数	数值型	数字	mmHg	王建枝，钱睿哲.病理生理学[M].9版.北京：人民卫生出版社，2018.	补充	A20180901JWHU
通用数据	检验信息	血液酸碱度和血液气体分析	396	pH	potential of hydrogen	动脉血中[H^+]浓度的负对数，表示酸碱度	数值型	数字	/	王建枝，钱睿哲.病理生理学[M].9版.北京：人民卫生出版社，2018.	核心	A20180901JWHU
通用数据	检验信息	血液酸碱度和血液气体分析	397	氧分压	partial pressure of oxygen（PO_2）	血浆中物理溶解的O_2所产生的张力	数值型	数字	mmHg	王建枝，钱睿哲.病理生理学[M].9版.北京：人民卫生出版社，2018.	核心	A20180901JWHU
通用数据	检验信息	血液酸碱度和血液气体分析	398	二氧化碳分压	partial pressure of carbon dioxygen（PCO_2）	血浆中物理溶解的CO_2所产生的张力	数值型	数字	mmHg	王建枝，钱睿哲.病理生理学[M].9版.北京：人民卫生出版社，2018.	核心	A20180901JWHU
通用数据	检验信息	血液酸碱度和血液气体分析	399	实际碳酸氢盐	actual bicarbonate（AB）	在实际PCO_2和血氧饱和度条件下所测得的血浆碳酸氢根浓度	数值型	数字	mmol/L	王建枝，钱睿哲.病理生理学[M].9版.北京：人民卫生出版社，2018.	核心	A20180901JWHU
通用数据	检验信息	血液酸碱度和血液气体分析	400	标准碳酸氢盐	standard bicarbonate（SB）	在体温37℃，血红蛋白完全氧合，经PO_2为40mmHg的气体平衡后的标准状态下所测得的血浆碳酸氢根浓度	数值型	数字	mmol/L	王建枝，钱睿哲.病理生理学[M].9版.北京：人民卫生出版社，2018.	补充	A20180901JWHU

类别	一级类别名称	二级类别名称	数据元序号	中文名称	英文名称	定义	变量类型	值域	单位	来源	等级	版本号
通用数据	检验信息	血液酸碱度和血液气体分析	401	实际碱剩余	actual base excess	在实际 PCO_2 和血氧饱和度条件下将血液标本滴定至 pH 等于 7.40 所需要的酸或碱的量,表示全血或血浆中碱储备增加或减少的情况	数值型	数字	mmol/L	王建枝,钱睿哲.病理生理学[M].9版.北京:人民卫生出版社,2018.	补充	A20180901JWHU
通用数据	检验信息	血液酸碱度和血液气体分析	402	碱剩余	base excess	在标准条件下,即温度在37℃,一个标准大气压,PCO_2 为5.32kPa(40mmHg),血红蛋白完全氧合,用酸或碱将 1 L 血液的 pH 调整为7.40,所需加入的酸或碱的量	数值型	数字	mmol/L	王建枝,钱睿哲.病理生理学[M].9版.北京:人民卫生出版社,2018.	补充	A20180901JWHU
通用数据	检验信息	血液酸碱度和血液气体分析	403	血氧饱和度	blood oxygen saturation	实际氧合血红蛋白与血液总血红蛋白的比值	数值型	0~100	%	王建枝,钱睿哲.病理生理学[M].9版.北京:人民卫生出版社,2018.	补充	A20180901JWHU

类别	一级类别名称	二级类别名称	数据元序号	中文名称	英文名称	定义	变量类型	值域	单位	来源	等级	版本号
通用数据	检验信息	血液酸碱度和血液气体分析	404	氧合血红蛋白浓度（测定）	oxyhemoglobin concentration（measurement）	单位体积（L）血液内所含氧合血红蛋白的量	数值型	0~100	%	王建枝，钱睿哲.病理生理学［M］.9版.北京：人民卫生出版社，2018.	补充	A20180901JWHU
通用数据	检验信息	血液酸碱度和血液气体分析	405	吸氧浓度	fractional concentration of oxygen inhalation	吸氧时的氧浓度	数值型	0~100	%	王建枝，钱睿哲.病理生理学［M］.9版.北京：人民卫生出版社，2018.	补充	A20180901JWHU
通用数据	检验信息	血液细胞常规检查	406	血常规检查标志	blood routine examination	标识患者是否有做血常规检查	字符串	是；否	/	刘成玉，罗春丽.临床检验基础［M］.5版.北京：人民卫生出版社，2012.	补充	A20180901JWHU
通用数据	检验信息	血液细胞常规检查	407	白细胞计数	white blood cell count（WBC）	患者单位容积血液中白细胞总数测量值	数值型	数字	$\times 10^9/L$	刘成玉，罗春丽.临床检验基础［M］.5版.北京：人民卫生出版社，2012.	补充	A20180901JWHU
通用数据	检验信息	血液细胞常规检查	408	中性粒细胞计数	neutrophil count（NEUT）	患者单位容积血液中中性粒细胞数量值	数值型	数字	$\times 10^9/L$	刘成玉，罗春丽.临床检验基础［M］.5版.北京：人民卫生出版社，2012.	补充	A20180901JWHU
通用数据	检验信息	血液细胞常规检查	409	中性粒细胞比例	proportion of neutrophil	患者血液中中性粒细胞的数量占白细胞总数的比例	数值型	0~100	%	刘成玉，罗春丽.临床检验基础［M］.5版.北京：人民卫生出版社，2012.	补充	A20180901JWHU
通用数据	检验信息	血液细胞常规检查	410	嗜酸性粒细胞计数	eosinophil count（EOS）	患者单位容积血液中嗜酸性粒细胞数量值	数值型	数字	$\times 10^9/L$	刘成玉，罗春丽.临床检验基础［M］.5版.北京：人民卫生出版社，2012.	补充	A20180901JWHU

类别	一级类别名称	二级类别名称	数据元序号	中文名称	英文名称	定义	变量类型	值域	单位	来源	等级	版本号
通用数据	检验信息	血液细胞常规检查	411	嗜酸性粒细胞比例	proportion of eosinophil	患者血液中嗜酸性粒细胞的数量占白细胞总数的比例	数值型	0~100	%	刘成玉，罗春丽.临床检验基础［M］.5版.北京：人民卫生出版社，2012.	补充	A20180901JWHU
通用数据	检验信息	血液细胞常规检查	412	淋巴细胞计数	lymphocyte count（LYM）	患者单位容积血液中淋巴细胞数量值	数值型	数字	×10^9/L	刘成玉，罗春丽.临床检验基础［M］.5版.北京：人民卫生出版社，2012.	探索	A20180901JWHU
通用数据	检验信息	血液细胞常规检查	413	淋巴细胞比例	proportion of lymphocyte	患者血液中淋巴细胞的数量占白细胞总数的比例	数值型	0~100	%	刘成玉，罗春丽.临床检验基础［M］.5版.北京：人民卫生出版社，2012.	探索	A20180901JWHU
通用数据	检验信息	血液细胞常规检查	414	嗜碱性粒细胞计数	basophil count（BASO）	患者单位容积血液中嗜碱性粒细胞数量值	数值型	数字	×10^9/L	刘成玉，罗春丽.临床检验基础［M］.5版.北京：人民卫生出版社，2012.	探索	A20180901JWHU
通用数据	检验信息	血液细胞常规检查	415	嗜碱性粒细胞比例	proportion of basophil	患者血液中嗜碱性粒细胞的数量占白细胞总数的比例	数值型	0~100	%	刘成玉，罗春丽.临床检验基础［M］.5版.北京：人民卫生出版社，2012.	探索	A20180901JWHU
通用数据	检验信息	血液细胞常规检查	416	单核细胞计数	monocyte count（MONO）	患者单位容积血液中单核细胞数量值	数值型	数字	×10^9/L	刘成玉，罗春丽.临床检验基础［M］.5版.北京：人民卫生出版社，2012.	探索	A20180901JWHU
通用数据	检验信息	血液细胞常规检查	417	单核细胞比例	proportion of monocyte	患者血液中单核细胞的数量占白细胞总数的比例	数值型	0~100	%	刘成玉，罗春丽.临床检验基础［M］.5版.北京：人民卫生出版社，2012.	探索	A20180901JWHU

类别	一级类别名称	二级类别名称	数据元序号	中文名称	英文名称	定义	变量类型	值域	单位	来源	等级	版本号
通用数据	检验信息	血液细胞常规检查	418	红细胞计数	red blood cell count（RBC）	患者单位容积血液中红细胞数量值	数值型	数字	$\times 10^{12}$/L	刘成玉，罗春丽.临床检验基础［M］.5版.北京：人民卫生出版社，2012.	补充	A20180901JWHU
通用数据	检验信息	血液细胞常规检查	419	红细胞体积分布宽度变异系数	coefficient of variation of red blood cell volume distribution width（RDW-CV）	反映外周血红细胞体积异质性的参数	数值型	0~100	%	刘成玉，罗春丽.临床检验基础［M］.5版.北京：人民卫生出版社，2012.	探索	A20180901JWHU
通用数据	检验信息	血液细胞常规检查	420	平均红细胞血红蛋白量	mean corpuscular hemoglobin（MCH）	每个红细胞内所含血红蛋白的平均量	数值型	数字	pg	刘成玉，罗春丽.临床检验基础［M］.5版.北京：人民卫生出版社，2012.	探索	A20180901JWHU
通用数据	检验信息	血液细胞常规检查	421	平均红细胞血红蛋白浓度	mean corpuscular hemoglobin concentration（MCHC）	每升血液中所含血红蛋白浓度	数值型	数字	g/L	刘成玉，罗春丽.临床检验基础［M］.5版.北京：人民卫生出版社，2012.	探索	A20180901JWHU
通用数据	检验信息	血液细胞常规检查	422	平均红细胞容积	mean corpuscular volume（MCV）	每个红细胞的平均体积	数值型	数字	fL	刘成玉，罗春丽.临床检验基础［M］.5版.北京：人民卫生出版社，2012.	探索	A20180901JWHU
通用数据	检验信息	血液细胞常规检查	423	血细胞比容	hematocrit（HCT）	血细胞在血液中所占的容积的比值	数值型	0~100	%	刘成玉，罗春丽.临床检验基础［M］.5版.北京：人民卫生出版社，2012.	核心	A20180901JWHU
通用数据	检验信息	血液细胞常规检查	424	血红蛋白浓度	hemoglobin concentration（Hb）	单位容积血液中血红蛋白的含量值	数值型	数字	g/L	刘成玉，罗春丽.临床检验基础［M］.5版.北京：人民卫生出版社，2012.	核心	A20180901JWHU

类别	一级类别名称	二级类别名称	数据元序号	中文名称	英文名称	定义	变量类型	值域	单位	来源	等级	版本号
通用数据	检验信息	血液细胞常规检查	425	血小板计数	platelet count（PLT）	单位容积血液中血小板的数量	数值型	数字	$\times 10^9$/L	刘成玉，罗春丽.临床检验基础［M］.5版.北京：人民卫生出版社，2012.	核心	A20180901JWHU
通用数据	检验信息	血生化相关指标	426	血生化检查标志	blood biochemistry	标识患者是否有做血液生化检查	字符串	是；否	/	周春燕，药立波.生物化学与分子生物学［M］.9版.北京：人民卫生出版社，2018.	补充	A20180901JWHU
通用数据	检验信息	血生化相关指标	427	钾离子	K^+	患者血液生化检查中K^+含量的检测结果值	数值型	数字	mmol/L	周春燕，药立波.生物化学与分子生物学［M］.9版.北京：人民卫生出版社，2018.	补充	A20180901JWHU
通用数据	检验信息	血生化相关指标	428	钠离子	Na^+	患者血液生化检查中Na^+含量的检测结果值	数值型	数字	mmol/L	周春燕，药立波.生物化学与分子生物学［M］.9版.北京：人民卫生出版社，2018.	补充	A20180901JWHU
通用数据	检验信息	血生化相关指标	429	氯离子	Cl^-	患者血液生化检查中Cl^-含量的检测结果值	数值型	数字	mmol/L	周春燕，药立波.生物化学与分子生物学［M］.9版.北京：人民卫生出版社，2018.	补充	A20180901JWHU
通用数据	检验信息	血生化相关指标	430	钙离子	Ca^{2+}	患者血液生化检查中Ca^{2+}含量的检测结果值	数值型	数字	mmol/L	周春燕，药立波.生物化学与分子生物学［M］.9版.北京：人民卫生出版社，2018.	补充	A20180901JWHU
通用数据	检验信息	血生化相关指标	431	血尿素氮	concentration of blood urea nitrogen（BUN）	患者血液生化检查中尿素氮含量的检测结果值	数值型	数字	mmol/L	周春燕，药立波.生物化学与分子生物学［M］.9版.北京：人民卫生出版社，2018.	补充	A20180901JWHU

类别	一级类别名称	二级类别名称	数据元序号	中文名称	英文名称	定义	变量类型	值域	单位	来源	等级	版本号
通用数据	检验信息	血生化相关指标	432	血肌酐	concentration of blood creatinine（Cr）	患者血液生化检查中血肌酐含量的检测结果值	数值型	数字	mmol/L	周春燕，药立波.生物化学与分子生物学［M］.9版.北京：人民卫生出版社，2018.	补充	A20180901JWHU
通用数据	检验信息	肝功能相关指标	433	肝功能检查标志	liver function test	标识患者是否有做血清肝功能相关检查	字符串	是；否	/	姚文兵.生物化学［M］.8版.北京：人民卫生出版社，2016.	探索	A20180901JWHU
通用数据	检验信息	肝功能相关指标	434	总蛋白	total protein（TP）	患者肝功能检查血清总蛋白的检测结果值	数值型	数字	g/L	姚文兵.生物化学［M］.8版.北京：人民卫生出版社，2016.	探索	A20180901JWHU
通用数据	检验信息	肝功能相关指标	435	白蛋白	albumin（Alb）	患者肝功能检查血清白蛋白的检测结果值	数值型	数字	g/L	姚文兵.生物化学［M］.8版.北京：人民卫生出版社，2016.	探索	A20180901JWHU
通用数据	检验信息	肝功能相关指标	436	前白蛋白	prealbumin（PA）	患者肝功能检查血清前白蛋白的检测结果值	数值型	数字	mg/L	姚文兵.生物化学［M］.8版.北京：人民卫生出版社，2016.	探索	A20180901JWHU
通用数据	检验信息	肝功能相关指标	437	γ-谷氨酰转移酶	γ-glutamyl transpeptidase（GGT）	患者肝功能检查血清γ-谷氨酰转肽酶的检测结果值	数值型	数字	U/L	姚文兵.生物化学［M］.8版.北京：人民卫生出版社，2016.	探索	A20180901JWHU
通用数据	检验信息	肝功能相关指标	438	丙氨酸氨基转移酶	alanine aminotransferase（ALT）	患者肝功能检查血清丙氨酸氨基转移酶的检测结果值	数值型	数字	U/L	姚文兵.生物化学［M］.8版.北京：人民卫生出版社，2016.	探索	A20180901JWHU

类别	一级类别名称	二级类别名称	数据元序号	中文名称	英文名称	定义	变量类型	值域	单位	来源	等级	版本号
通用数据	检验信息	肝功能相关指标	439	天门冬氨酸氨基转移酶	aspartate aminotransferase（AST）	患者肝功能检查血清天门冬氨酸氨基转移酶的检测结果值	数值型	数字	U/L	姚文兵.生物化学［M］.8版.北京：人民卫生出版社，2016.	探索	A20180901JWHU
通用数据	检验信息	肝功能相关指标	440	血清总胆汁酸	total serum bile acids（TBA）	患者肝功能检查血清总胆汁酸的检测结果值	数值型	数字	μmol/L	姚文兵.生物化学［M］.8版.北京：人民卫生出版社，2016.	探索	A20180901JWHU
通用数据	检验信息	肝功能相关指标	441	总胆红素	total bilirubin（TBil）	患者肝功能检查血清总胆红素的检测结果值	数值型	数字	μmol/L	姚文兵.生物化学［M］.8版.北京：人民卫生出版社，2016.	探索	A20180901JWHU
通用数据	检验信息	肝功能相关指标	442	结合胆红素	direct bilirubin（DBil）	患者肝功能检查血清结合胆红素的检测结果值	数值型	数字	μmol/L	姚文兵.生物化学［M］.8版.北京：人民卫生出版社，2016.	探索	A20180901JWHU
通用数据	检验信息	肝功能相关指标	443	血清α-L-岩藻糖苷酶	serum α-L-fucosidase（α-FU）	患者肝功能检查血清α-L-岩藻糖苷酶的检测结果值	数值型	数字	U/L	姚文兵.生物化学［M］.8版.北京：人民卫生出版社，2016.	探索	A20180901JWHU
通用数据	检验信息	痰培养及相关试验	444	痰培养鉴定结果	result of sputum culture	对患者痰液培养鉴定结果的详细描述	字符串	/	/	李凡，徐志凯.医学微生物学［M］.9版.北京：人民卫生出版社，2018.	补充	A20180901JWHU

续表

类别	一级类别名称	二级类别名称	数据元序号	中文名称	英文名称	定义	变量类型	值域	单位	来源	等级	版本号
通用数据	检验信息	痰培养及相关试验	445	痰涂片细菌结果	bacteria culture result of sputum smear	对患者痰液涂片细菌结果的详细描述	字符串	/	/	李凡，徐志凯.医学微生物学[M].9版.北京：人民卫生出版社，2018.	补充	A20190116ZZ
通用数据	检验信息	痰培养及相关试验	446	药敏试验	drug sensitive test	对微生物药敏试验结果的详细描述	字符串	/	/	李凡，徐志凯.医学微生物学[M].9版.北京：人民卫生出版社，2018.	补充	A20180901JWHU
通用数据	检验信息	痰培养及相关试验	447	细菌β-内酰胺酶检测	detection of bacteria β-lactamase	对细菌β-内酰胺酶检测结果的详细描述	字符串	/	/	李凡，徐志凯.医学微生物学[M].9版.北京：人民卫生出版社，2018.	补充	A20180901JWHU
通用数据	检验信息	痰培养及相关试验	448	耐甲氧西林葡萄球菌检测	detection of methicillin-resistant Staphylococcus	对耐甲氧西林葡萄球菌检测结果的详细描述	字符串	/	/	李凡，徐志凯.医学微生物学[M].9版.北京：人民卫生出版社，2018.	补充	A20180901JWHU
哮喘专用	检验信息	诱导痰（痰细胞分类）	449	诱导性痰液检查标志	induced sputum test	标识患者是否有做诱导性痰液检查	字符串	是；否	/	刘成玉，罗春丽.临床检验基础[M].5版.北京：人民卫生出版社，2012.	补充	A20180901JWHU
哮喘专用	检验信息	诱导痰（痰细胞分类）	450	痰细胞总数计数	total count of sputum cells	患者痰涂片中细胞总数	数值型	数字	$10^6/g$	刘成玉，罗春丽.临床检验基础[M].5版.北京：人民卫生出版社，2012.	补充	A20240416SZYL
哮喘专用	检验信息	诱导痰（痰细胞分类）	451	痰中性粒细胞比例	proportion of sputum neutrophil	患者痰涂片中中性粒细胞占白细胞的比例	数值型	0~100	%	刘成玉，罗春丽.临床检验基础[M].5版.北京：人民卫生出版社，2012.	补充	A20180901JWHU

类别	一级类别名称	二级类别名称	数据元序号	中文名称	英文名称	定义	变量类型	值域	单位	来源	等级	版本号
哮喘专用	检验信息	诱导痰（痰细胞分类）	452	痰巨噬细胞比例	proportion of sputum macrophage	患者痰涂片中巨噬细胞占白细胞的比例	数值型	0~100	%	刘成玉，罗春丽.临床检验基础［M］.5版.北京：人民卫生出版社，2012.	补充	A20180901JWHU
哮喘专用	检验信息	诱导痰（痰细胞分类）	453	痰淋巴细胞比例	proportion of sputum lymphocyte	患者痰涂片中淋巴细胞占白细胞的比例	数值型	0~100	%	刘成玉，罗春丽.临床检验基础［M］.5版.北京：人民卫生出版社，2012.	补充	A20180901JWHU
哮喘专用	检验信息	诱导痰（痰细胞分类）	454	痰嗜酸性粒细胞比例	proportion of sputum eosinophil	患者痰涂片中嗜酸性粒细胞占白细胞的比例	数值型	0~100	%	刘成玉，罗春丽.临床检验基础［M］.5版.北京：人民卫生出版社，2012.	补充	A20180901JWHU
哮喘专用	检验信息	诱导痰（痰细胞分类）	455	痰气道上皮细胞比例	proportion of sputum airway epithelial cells	患者痰涂片中气道上皮细胞占细胞的比例	数值型	0~100	%	刘成玉，罗春丽.临床检验基础［M］.5版.北京：人民卫生出版社，2012.	核心	A20180901JWHU
哮喘专用	检验信息	诱导痰（痰细胞分类）	456	痰口腔鳞状细胞比例	proportion of sputum oral squamous cells	患者痰涂片中口腔鳞状细胞占细胞的比例	数值型	0~100	%	刘成玉，罗春丽.临床检验基础［M］.5版.北京：人民卫生出版社，2012.	核心	A20180901JWHU
哮喘专用	检验信息	支气管肺泡灌洗液细胞检查	457	支气管肺泡灌洗液细胞检查标志	cell examination of bronchoalveolar lavage fluid	标识患者是否有做支气管肺泡灌洗液细胞检查	字符串	是；否	/	刘成玉，罗春丽.临床检验基础［M］.5版.北京：人民卫生出版社，2012.	补充	A20240416SZYL
哮喘专用	检验信息	支气管肺泡灌洗液细胞检查	458	支气管肺泡灌洗液细胞总数计数	total cell count in bronchoalveolar lavage fluid	患者支气管肺泡灌洗液中细胞总数	数值型	数字	10^6/ml	刘成玉，罗春丽.临床检验基础［M］.5版.北京：人民卫生出版社，2012.	补充	A20240416SZYL

类别	一级类别名称	二级类别名称	数据元序号	中文名称	英文名称	定义	变量类型	值域	单位	来源	等级	版本号
哮喘专用	检验信息	支气管肺泡灌洗液细胞检查	459	支气管肺泡灌洗液中性粒细胞比例	proportion of neutrophils in bronchoalveolar lavage fluid	患者支气管肺泡灌洗液中中性粒细胞占白细胞的比例	数值型	0~100	%	刘成玉，罗春丽.临床检验基础［M］.5版.北京：人民卫生出版社，2012.	补充	A20240416SZYL
哮喘专用	检验信息	支气管肺泡灌洗液细胞检查	460	支气管肺泡灌洗液巨噬细胞比例	proportion of macrophages in bronchoalveolar lavage fluid	患者支气管肺泡灌洗液中巨噬细胞占白细胞的比例	数值型	0~100	%	刘成玉，罗春丽.临床检验基础［M］.5版.北京：人民卫生出版社，2012.	补充	A20240416SZYL
哮喘专用	检验信息	支气管肺泡灌洗液细胞检查	461	支气管肺泡灌洗液淋巴细胞比例	proportion of lymphocyte in bronchoalveolar lavage fluid	患者支气管肺泡灌洗液中淋巴细胞占白细胞的比例	数值型	0~100	%	刘成玉，罗春丽.临床检验基础［M］.5版.北京：人民卫生出版社，2012.	补充	A20240416SZYL
哮喘专用	检验信息	支气管肺泡灌洗液细胞检查	462	支气管肺泡灌洗液嗜酸性粒细胞比例	proportion of eosinophils in bronchoalveolar lavage fluid	患者支气管肺泡灌洗液中嗜酸性粒细胞占白细胞的比例	数值型	0~100	%	刘成玉，罗春丽.临床检验基础［M］.5版.北京：人民卫生出版社，2012.	补充	A20240416SZYL
哮喘专用	检验信息	支气管肺泡灌洗液细胞检查	463	支气管肺泡灌洗液气道上皮细胞比例	proportion of airway epithelial cells in bronchoalveolar lavage fluid	患者支气管肺泡灌洗液中气道上皮细胞占细胞的比例	数值型	0~100	%	刘成玉，罗春丽.临床检验基础［M］.5版.北京：人民卫生出版社，2012.	补充	A20240416SZYL
通用数据	检验信息	支气管肺泡灌洗液细胞检查	464	支气管肺泡灌洗液口腔鳞状细胞比例	proportion of oral squamous cells in bronchoalveolar lavage fluid	患者支气管肺泡灌洗液中口腔鳞状细胞占细胞的比例	数值型	0~100	%	刘成玉，罗春丽.临床检验基础［M］.5版.北京：人民卫生出版社，2012.	补充	A20240416SZYL
通用数据	检验信息	鼻灌洗液细胞检查	465	鼻灌洗液细胞检查标志	nasal lavage fluid cell examination	标识患者是否有做鼻灌洗液细胞检查	字符串	是；否	/	刘成玉，罗春丽.临床检验基础［M］.5版.北京：人民卫生出版社，2012.	补充	A20240416SZYL

类别	一级类别名称	二级类别名称	数据元序号	中文名称	英文名称	定义	变量类型	值域	单位	来源	等级	版本号
通用数据	检验信息	鼻灌洗液细胞检查	466	鼻灌洗液中性粒细胞比例	neutrophil percentage in nasal lavage fluid	患者鼻灌洗液中中性粒细胞占白细胞的比例	数值型	0~100	%	刘成玉, 罗春丽.临床检验基础［M］.5版.北京：人民卫生出版社, 2012.	补充	A20240416SZYL
通用数据	检验信息	鼻灌洗液细胞检查	467	鼻灌洗液巨噬细胞比例	proportion of macrophages in nasal lavage fluid	患者鼻灌洗液中巨噬细胞占白细胞的比例	数值型	0~100	%	刘成玉, 罗春丽.临床检验基础［M］.5版.北京：人民卫生出版社, 2012.	补充	A20240416SZYL
通用数据	检验信息	鼻灌洗液细胞检查	468	鼻灌洗液淋巴细胞比例	proportion of lymphocyte in nasal lavage fluid	患者鼻灌洗液中淋巴细胞占白细胞的比例	数值型	0~100	%	刘成玉, 罗春丽.临床检验基础［M］.5版.北京：人民卫生出版社, 2012.	补充	A20240416SZYL
通用数据	检验信息	鼻灌洗液细胞检查	469	鼻灌洗液嗜酸性粒细胞比例	proportion of eosinophils in nasal lavage fluid	患者鼻灌洗液中嗜酸性粒细胞占白细胞的比例	数值型	0~100	%	刘成玉, 罗春丽.临床检验基础［M］.5版.北京：人民卫生出版社, 2012.	补充	A20240416SZYL
通用数据	检验信息	鼻灌洗液细胞检查	470	鼻灌洗液气道上皮细胞比例	proportion of airway epithelial cells in nasal lavage fluid	患者鼻灌洗液中气道上皮细胞占细胞的比例	数值型	0~100	%	刘成玉, 罗春丽.临床检验基础［M］.5版.北京：人民卫生出版社, 2012.	补充	A20240416SZYL

五、检查相关

包括检查信息相关的数据元。

类别	一级类别名称	二级类别名称	数据元序号	中文名称	英文名称	定义	变量类型	值域	单位	来源	等级	版本号
哮喘专用	检查信息	呼出气一氧化氮检测	471	呼出气一氧化氮检测标志	fractional exhaled nitric oxide	标识患者是否有做呼出气一氧化氮检测	字符串	是；否	/	中国医药教育协会慢性气道疾病专业委员会，中国哮喘联盟.呼出气一氧化氮检测及其在气道疾病诊治中应用的中国专家共识［J］.中华医学杂志，2021，101（38）：3092-3114.	补充	A20240416SZYL
哮喘专用	检查信息	呼出气一氧化氮检测	472	呼出气一氧化氮检测（口呼出气流速：50ml/min）	fractional exhaled nitric oxide（oral exhaled flow rate：50ml/min），FeNO（50ml/min）	患者呼出气中一氧化氮的浓度（口呼出气流速：50ml/min）	数值型	数字	ppb	中国医药教育协会慢性气道疾病专业委员会，中国哮喘联盟.呼出气一氧化氮检测及其在气道疾病诊治中应用的中国专家共识［J］.中华医学杂志，2021，101（38）：3092-3114.	补充	A20240416SZYL
哮喘专用	检查信息	呼出气一氧化氮检测	473	呼出气一氧化氮检测（口呼出气流速：200ml/min）	fractional exhaled nitric oxide（oral exhaled flow rate：200ml/min），FeNO（200ml/min）	患者呼出气中一氧化氮的浓度（口呼出气流速：200ml/min）	数值型	数字	ppb	中国医药教育协会慢性气道疾病专业委员会，中国哮喘联盟.呼出气一氧化氮检测及其在气道疾病诊治中应用的中国专家共识［J］.中华医学杂志，2021，101（38）：3092-3114.	补充	A20240416SZYL

类别	一级类别名称	二级类别名称	数据元序号	中文名称	英文名称	定义	变量类型	值域	单位	来源	等级	版本号
哮喘专用	检查信息	呼出气一氧化氮检测	474	呼出气一氧化氮检测（肺泡呼出气一氧化氮水平）	fractional exhaled nitric oxide（concentration of alveolar NO），CaNO	通过模型公式计算出的肺泡呼出气一氧化氮浓度	数值型	数字	ppb	中国医药教育协会慢性气道疾病专业委员会，中国哮喘联盟.呼出气一氧化氮检测及其在气道疾病诊治中应用的中国专家共识［J］.中华医学杂志，2021，101（38）：3092-3114.	补充	A20240416SZYL
哮喘专用	检查信息	呼出气一氧化氮检测	475	呼出气一氧化氮检测（鼻呼出气流速：10ml/min）	fractional exhaled nitric oxide（nasal exhaled flow rate：10ml/min），FnNO（10ml/min）	患者呼出气中一氧化氮的浓度（鼻呼出气流速：10ml/min）	数值型	数字	ppb	中国医药教育协会慢性气道疾病专业委员会，中国哮喘联盟.呼出气一氧化氮检测及其在气道疾病诊治中应用的中国专家共识［J］.中华医学杂志，2021，101（38）：3092-3114.	补充	A20240416SZYL
哮喘专用	检查信息	呼出气一氧化氮检测	476	呼出气一氧化氮检测仪器品牌	brand of fractional exhaled nitric oxide instrument	呼出气一氧化氮检测仪器的品牌	字符串	NIOX；尚沃；其他	/	中国医药教育协会慢性气道疾病专业委员会，中国哮喘联盟.呼出气一氧化氮检测及其在气道疾病诊治中应用的中国专家共识［J］.中华医学杂志，2021，101（38）：3092-3114.	补充	A20240416SZYL
哮喘专用	检查信息	肺通气功能检查	477	肺通气功能检查标志	pulmonary function examination	标识患者是否有做肺通气功能检查	字符串	是；否	/	郑劲平.肺功能学：基础与临床［M］.广州：广东科技出版社，2007.	补充	A20180901JWHU
哮喘专用	检查信息	肺通气功能检查	478	质量控制	quality control	是否满足可接受的质量控制标准	字符串	满足；不满足	/	郑劲平.肺功能学：基础与临床［M］.广州：广东科技出版社，2007.	补充	A20180901JWHU

类别	一级类别名称	二级类别名称	数据元序号	中文名称	英文名称	定义	变量类型	值域	单位	来源	等级	版本号
哮喘专用	检查信息	肺通气功能检查	479	肺功能仪品牌	brand of pulmonary function test instrument	肺功能仪的品牌	字符串	/	/	郑劲平.肺功能学：基础与临床［M］.广州：广东科技出版社，2007.	探索	A20180901JWHU
哮喘专用	检查信息	肺通气功能检查	480	肺功能检查时疾病状态	disease status during pulmonary function test	肺功能检查时疾病状态	字符串	症状稳定；症状加重；不详	/	郑劲平.肺功能学：基础与临床［M］.广州：广东科技出版社，2007.	核心	A20190111ZZ
哮喘专用	检查信息	肺通气功能检查	481	未检查原因	reason for unexamined	未行肺功能检查的原因	字符串	禁忌证；不能配合；不愿意做；医院无肺功能检查设备；医生未提及；其他	/	郑劲平.肺功能学：基础与临床［M］.广州：广东科技出版社，2007.	补充	A20180901JWHU
哮喘专用	检查信息	肺通气功能检查	482	正常值来源	source of normal reference value	肺功能检查的正常参考值来源	字符串	/	/	Global Initiative for Asthma. Global Strategy for Asthma Management and Prevention (updated 2023)［EB/OL］. https://ginasthma.org/wp-content/uploads/2023/05/GINA-2023-Full-Report-2023-WMS.pdf.	补充	A20180901JWHU
哮喘专用	检查信息	肺通气功能检查	483	肺功能仪型号	type of pulmonary function test instrument	肺功能仪的型号类别	字符串	/	/	郑劲平.肺功能学：基础与临床［M］.广州：广东科技出版社，2007.	探索	A20180901JWHU

类别	一级类别名称	二级类别名称	数据元序号	中文名称	英文名称	定义	变量类型	值域	单位	来源	等级	版本号
哮喘专用	检查信息	肺通气功能检查	484	第1秒用力呼气容积预计值	forced expiratory volume in one second predicted value（FEV_1 pred）	第1秒用力呼气容积预计值	数值型	数字	L	Global Initiative for Asthma. Global Strategy for Asthma Management and Prevention（updated 2023）［EB/OL］. https://ginasthma.org/wp-content/uploads/2023/05/GINA-2023-Full-Report-2023-WMS.pdf.	核心	A20180901JWHU
哮喘专用	检查信息	肺通气功能检查	485	第1秒用力呼气容积实测值	FEV_1 measured value	第1秒用力呼气容积实测值	数值型	数字	L	郑劲平.肺功能学：基础与临床［M］.广州：广东科技出版社，2007.	核心	A20180901JWHU
哮喘专用	检查信息	肺通气功能检查	486	第1秒用力呼气容积预计百分比	FEV_1/FEV_1 pred	第1秒用力呼气容积实测值占预计值的百分比	数值型	0~100	%	郑劲平.肺功能学：基础与临床［M］.广州：广东科技出版社，2007.	核心	A20180901JWHU
哮喘专用	检查信息	肺通气功能检查	487	用力肺活量预计值	forced vital capacity predicted value（FVC pred）	最大吸气至肺活量位以后以最大的努力、最快的速度呼气，直至残气量位的全部肺容积的预计值	数值型	数字	L	Global Initiative for Asthma. Global Strategy for Asthma Management and Prevention（updated 2023）［EB/OL］. https://ginasthma.org/wp-content/uploads/2023/05/GINA-2023-Full-Report-2023-WMS.pdf.	核心	A20180901JWHU
哮喘专用	检查信息	肺通气功能检查	488	用力肺活量实测值	FVC measured value	最大吸气至肺活量位以后以最大的努力、最快的速度呼气，直至残气量位的全部肺容积的实测值	数值型	数字	L	郑劲平.肺功能学：基础与临床［M］.广州：广东科技出版社，2007.	核心	A20180901JWHU

类别	一级类别名称	二级类别名称	数据元序号	中文名称	英文名称	定义	变量类型	值域	单位	来源	等级	版本号
哮喘专用	检查信息	肺通气功能检查	489	用力肺活量预计百分比	FVC/FVC pred	用力肺活量实测值占预计值的百分比	数值型	0~100	%	郑劲平.肺功能学：基础与临床［M］.广州：广东科技出版社，2007.	核心	A20180901JWHU
哮喘专用	检查信息	肺通气功能检查	490	第1秒用力呼气容积/用力肺活量预计值	FEV_1pred/FVC pred	第1秒用力呼气容积占用力肺活量比值的预计值	数值型	0~100	%	郑劲平.肺功能学：基础与临床［M］.广州：广东科技出版社，2007.	核心	A20190111ZZ
哮喘专用	检查信息	肺通气功能检查	491	第1秒用力呼气容积/用力肺活量实测值	FEV_1/FVC	第1秒用力呼气容积占用力肺活量比值的实测值	数值型	0~100	%	郑劲平.肺功能学：基础与临床［M］.广州：广东科技出版社，2007.	核心	A20190111ZZ
哮喘专用	检查信息	肺通气功能检查	492	第1秒用力呼气容积/用力肺活量预计百分比	$(FEV_1/FVC)/(FEV_1\,pred/FVC\,pred)$	第1秒用力呼气容积占用力肺活量比值的实测值占预计值的百分比	数值型	0~100	%	郑劲平.肺功能学：基础与临床［M］.广州：广东科技出版社，2007.	核心	A20190111ZZ
哮喘专用	检查信息	肺通气功能检查	493	用力呼出75%肺活量的瞬间流量预计值	$FEF_{75\%}$ predicted value	用力呼出气量为75%肺活量时的平均流量的预计值	数值型	数字	L	郑劲平.肺功能学：基础与临床［M］.广州：广东科技出版社，2007.	补充	A20190111ZZ
哮喘专用	检查信息	肺通气功能检查	494	用力呼出75%肺活量的瞬间流量实测值	$FEF_{75\%}$ measured value	用力呼出气量为75%肺活量时的平均流量的实测值	数值型	数字	L	郑劲平.肺功能学：基础与临床［M］.广州：广东科技出版社，2007.	补充	A20190111ZZ

类别	一级类别名称	二级类别名称	数据元序号	中文名称	英文名称	定义	变量类型	值域	单位	来源	等级	版本号
哮喘专用	检查信息	肺通气功能检查	495	用力呼出75%肺活量的瞬间流量预计百分比	$FEF_{75\%}/FEF_{75\%}$ pred	用力呼出气量为75%肺活量时的平均流量的实测值占预计值的百分比	数值型	0~100	%	郑劲平.肺功能学：基础与临床［M］.广州：广东科技出版社，2007.	补充	A20190111ZZ
哮喘专用	检查信息	肺通气功能检查	496	用力呼出50%肺活量的瞬间流量预计值	$FEF_{50\%}$ predicted value	用力呼出气量为50%肺活量时的平均流量的预计值	数值型	数字	L	郑劲平.肺功能学：基础与临床［M］.广州：广东科技出版社，2007.	补充	A20190111ZZ
哮喘专用	检查信息	肺通气功能检查	497	用力呼出50%肺活量的瞬间流量实测值	$FEF_{50\%}$ measured value	用力呼出气量为50%肺活量时的平均流量的实测值	数值型	数字	L	郑劲平.肺功能学：基础与临床［M］.广州：广东科技出版社，2007.	补充	A20190111ZZ
哮喘专用	检查信息	肺通气功能检查	498	用力呼出50%肺活量的瞬间流量预计百分比	$FEF_{50\%}/FEF_{50\%}$ pred	用力呼出气量为50%肺活量时的平均流量的实测值占预计值的百分比	数值型	0~100	%	郑劲平.肺功能学：基础与临床［M］.广州：广东科技出版社，2007.	补充	A20190111ZZ
哮喘专用	检查信息	肺通气功能检查	499	用力呼出25%肺活量的瞬间流量预计值	$FEF_{25\%}$ predicted value	用力呼出气量为25%肺活量时的平均流量的预计值	数值型	数字	L	郑劲平.肺功能学：基础与临床［M］.广州：广东科技出版社，2007.	补充	A20190111ZZ

续表

类别	一级类别名称	二级类别名称	数据元序号	中文名称	英文名称	定义	变量类型	值域	单位	来源	等级	版本号
哮喘专用	检查信息	肺通气功能检查	500	用力呼出25%肺活量的瞬间流量实测值	FEF$_{25\%}$ measured value	用力呼出气量为25%肺活量时的平均流量的实测值	数值型	数字	L	郑劲平.肺功能学：基础与临床［M］.广州：广东科技出版社，2007.	补充	A20190111ZZ
哮喘专用	检查信息	肺通气功能检查	501	用力呼出25%肺活量的瞬间流量预计百分比	FEF$_{25\%}$/FEF$_{25\%}$ pred	用力呼出气量为25%肺活量时的平均流量的实测值占预计值的百分比	数值型	0~100	%	郑劲平.肺功能学：基础与临床［M］.广州：广东科技出版社，2007.	补充	A20190111ZZ
哮喘专用	检查信息	肺通气功能检查	502	用力呼气中段流量预计值	FEF$_{25\%\sim75\%}$ predicted value	用力呼出气量为25%~75%肺活量时的平均流量的预计值	数值型	数字	L	郑劲平.肺功能学：基础与临床［M］.广州：广东科技出版社，2007.	补充	A20190111ZZ
哮喘专用	检查信息	肺通气功能检查	503	用力呼气中段流量实测值	FEF$_{25\%\sim75\%}$ measured value	用力呼出气量为25%~75%肺活量时的平均流量的实测值	数值型	数字	L	郑劲平.肺功能学：基础与临床［M］.广州：广东科技出版社，2007.	补充	A20190111ZZ
哮喘专用	检查信息	肺通气功能检查	504	用力呼气中段流量预计百分比	FEF$_{25\%\sim75\%}$/FEF$_{25\%\sim75\%}$ pred	用力呼出气量为25%~75%肺活量时的平均流量的实测值占预计值的百分比	数值型	0~100	%	郑劲平.肺功能学：基础与临床［M］.广州：广东科技出版社，2007.	补充	A20190111ZZ

类别	一级类别名称	二级类别名称	数据元序号	中文名称	英文名称	定义	变量类型	值域	单位	来源	等级	版本号
哮喘专用	检查信息	肺通气功能检查	505	第3秒用力呼气容积	FEV_3	最大吸气至肺总量位后3秒之内的快速呼出量	数值型	数字	L	郑劲平.肺功能学：基础与临床［M］.广州：广东科技出版社，2007.	核心	A20190111ZZ
哮喘专用	检查信息	肺通气功能检查	506	第6秒用力呼气容积	FEV_6	最大吸气至肺总量位后6秒之内的快速呼出量	数值型	数字	L	郑劲平.肺功能学：基础与临床［M］.广州：广东科技出版社，2007.	核心	A20190111ZZ
哮喘专用	检查信息	肺通气功能检查	507	第1秒用力呼气容积/肺活量	FEV_1/VC	第1秒用力呼气容积占肺活量的百分比	数值型	0~100	%	郑劲平.肺功能学：基础与临床［M］.广州：广东科技出版社，2007.	核心	A20190111ZZ
哮喘专用	检查信息	肺通气功能检查	508	第6秒用力呼气容积/用力肺活量	$FEV_6/FVC\%$	第6秒用力呼气容积占用力肺活量的百分比	数值型	0~100	%	郑劲平.肺功能学：基础与临床［M］.广州：广东科技出版社，2007.	核心	A20190111ZZ
哮喘专用	检查信息	肺通气功能检查	509	第1秒用力呼气容积/第6秒用力呼气容积	FEV_1/FEV_6	第1秒用力呼气容积占第6秒用力呼气容积的百分比	数值型	0~100	%	郑劲平.肺功能学：基础与临床［M］.广州：广东科技出版社，2007.	核心	A20190111ZZ
哮喘专用	检查信息	肺通气功能检查	510	最大通气量	maximal voluntary volume（MVV）	单位时间内以尽可能快的速度和尽可能深的幅度重复最大自主努力呼吸所得到的通气量	数值型	数字	L	郑劲平.肺功能学：基础与临床［M］.广州：广东科技出版社，2007.	探索	A20190111ZZ

类别	一级类别名称	二级类别名称	数据元序号	中文名称	英文名称	定义	变量类型	值域	单位	来源	等级	版本号
哮喘专用	检查信息	肺通气功能检查	511	每分钟静息通气量	minute ventilation	静息状态下每分钟吸入或呼出的气量	数值型	数字	L	郑劲平.肺功能学：基础与临床［M］.广州：广东科技出版社，2007.	探索	A20190111ZZ
哮喘专用	检查信息	肺通气功能检查	512	外推容积	extrapolated volume（EV）	呼气时间零点开始前所呼出气体的容积	数值型	数字	L	郑劲平.肺功能学：基础与临床［M］.广州：广东科技出版社，2007.	探索	A20190111ZZ
哮喘专用	检查信息	肺通气功能检查	513	气流受限严重程度	severity of airflow limitation	根据气流受限的分级评估和判断病情的严重程度	字符串	正常；大致正常；轻度；中度；中重度；重度；极重度	/	郑劲平.肺功能学：基础与临床［M］.广州：广东科技出版社，2007.	探索	A20190111ZZ
哮喘专用	检查信息	肺通气功能检查	514	肺功能损害性质	type of impaired pulmonary function	肺内通气障碍的类型描述	字符串	阻塞性；限制性；混合性	/	郑劲平.肺功能学：基础与临床［M］.广州：广东科技出版社，2007.	探索	A20190111ZZ
哮喘专用	检查信息	肺通气功能检查	515	抗炎治疗（≥4周）后FEV_1检查日期	FEV_1 examination date after anti-inflammatory treatment（≥4 weeks）	抗炎治疗后FEV_1检查当日的公元纪年日期的完整描述	日期型	日期格式	/	郑劲平.肺功能学：基础与临床［M］.广州：广东科技出版社，2007.	探索	A20240416SZYL
哮喘专用	检查信息	肺通气功能检查	516	抗炎治疗（≥4周）后FEV_1报告日期	FEV_1 report date after anti-inflammatory treatment（≥4 weeks）	抗炎治疗后FEV_1报告当日的公元纪年日期的完整描述	日期型	日期格式	/	郑劲平.肺功能学：基础与临床［M］.广州：广东科技出版社，2007.	探索	A20240416SZYL

续表

类别	一级类别名称	二级类别名称	数据元序号	中文名称	英文名称	定义	变量类型	值域	单位	来源	等级	版本号
哮喘专用	检查信息	肺通气功能检查	517	抗炎治疗前FEV$_1$实测值	FEV$_1$ measured value before anti-inflammatory treatment	抗炎治疗前FEV$_1$实测值	数值型	数字	L	郑劲平.肺功能学:基础与临床［M］.广州:广东科技出版社,2007.	探索	A20240416SZYL
哮喘专用	检查信息	肺通气功能检查	518	抗炎治疗前FEV$_1$预计值	FEV$_1$ predicted value before anti-inflammatory treatment	抗炎治疗前FEV$_1$预计值	数值型	数字	L	郑劲平.肺功能学:基础与临床［M］.广州:广东科技出版社,2007.	探索	A20240416SZYL
哮喘专用	检查信息	肺通气功能检查	519	抗炎治疗前FEV$_1$预计百分比	FEV$_1$/FEV$_1$ pred before anti-inflammatory treatment	抗炎治疗前FEV$_1$实测值占预计值的百分比	数值型	0~100	%	郑劲平.肺功能学:基础与临床［M］.广州:广东科技出版社,2007.	探索	A20240416SZYL
哮喘专用	检查信息	肺通气功能检查	520	抗炎治疗（≥4周）后FEV$_1$实测值	FEV$_1$ measured value after anti-inflammatory treatment	抗炎治疗后FEV$_1$实测值	数值型	数字	L	郑劲平.肺功能学:基础与临床［M］.广州:广东科技出版社,2007.	探索	A20240416SZYL
哮喘专用	检查信息	肺通气功能检查	521	抗炎治疗（≥4周）后FEV$_1$预计值	FEV$_1$ predicted value after anti-inflammatory treatment	抗炎治疗后FEV$_1$预计值	数值型	数字	L	郑劲平.肺功能学:基础与临床［M］.广州:广东科技出版社,2007.	探索	A20240416SZYL
哮喘专用	检查信息	肺通气功能检查	522	抗炎治疗（≥4周）后FEV$_1$预计百分比	FEV$_1$/FEV$_1$ pred after anti-inflammatory treatment	抗炎治疗后FEV$_1$实测值占预计值的百分比	数值型	0~100	%	郑劲平.肺功能学:基础与临床［M］.广州:广东科技出版社,2007.	探索	A20240416SZYL

类别	一级类别名称	二级类别名称	数据元序号	中文名称	英文名称	定义	变量类型	值域	单位	来源	等级	版本号
哮喘专用	检查信息	呼气峰值流量监测	523	呼气峰值流量监测标志	peak expiratory flow（PEF）monitoring	标识患者是否进行了呼气峰值流量检查	字符串	是；否	/	郑劲平.肺功能学：基础与临床［M］.广州：广东科技出版社，2007.	探索	A20180901JWHU
哮喘专用	检查信息	呼气峰值流量监测	524	早上呼气峰值流量预计值	PEF predicted value（PEF pred）in morning	早上用力呼气时的最高气体流量的预计值	数值型	数字	L/min	郑劲平.肺功能学：基础与临床［M］.广州：广东科技出版社，2007.	补充	A20180901JWHU
哮喘专用	检查信息	呼气峰值流量监测	525	早上呼气峰值流量实测值	PEF measured value in morning	早上用力呼气时的最高气体流量的实测值	数值型	数字	L/min	郑劲平.肺功能学：基础与临床［M］.广州：广东科技出版社，2007.	补充	A20180901JWHU
哮喘专用	检查信息	呼气峰值流量监测	526	早上呼气峰值流量预计百分比	PEF/PEF pred in morning	早上用力呼气时的最高气体流量的实测值占预计值的百分比	数值型	0~100	%	郑劲平.肺功能学：基础与临床［M］.广州：广东科技出版社，2007.	补充	A20180901JWHU
哮喘专用	检查信息	呼气峰值流量监测	527	晚上呼气峰值流量预计值	PEF pred in evening	晚上用力呼气时的最高气体流量的预计值	数值型	数字	L/min	郑劲平.肺功能学：基础与临床［M］.广州：广东科技出版社，2007.	补充	A20180901JWHU
哮喘专用	检查信息	呼气峰值流量监测	528	晚上呼气峰值流量实测值	PEF measured value in evening	晚上用力呼气时的最高气体流量的实测值	数值型	数字	L/min	郑劲平.肺功能学：基础与临床［M］.广州：广东科技出版社，2007.	补充	A20180901JWHU
哮喘专用	检查信息	呼气峰值流量监测	529	晚上呼气峰值流量预计百分比	PEF/PEF pred in evening	晚上用力呼气时的最高气体流量的实测值占预计值的百分比	数值型	0~100	%	郑劲平.肺功能学：基础与临床［M］.广州：广东科技出版社，2007.	补充	A20180901JWHU

类别	一级类别名称	二级类别名称	数据元序号	中文名称	英文名称	定义	变量类型	值域	单位	来源	等级	版本号
哮喘专用	检查信息	呼气峰值流量监测	530	呼气峰值流量平均每日昼夜变异率＞10%标志	PEF daily average diurnal variation rate＞10%	标识呼气峰值流量平均每日昼夜变异率是否＞10%	字符串	是；否	/	郑劲平.肺功能学：基础与临床［M］.广州：广东科技出版社，2007.	补充	A20180901JWHU
哮喘专用	检查信息	呼气峰值流量监测	531	呼气峰值流量平均周变异率＞20%标志	PEF weekly average diurnal variation rate＞20%	标识呼气峰值流量平均周变异率是否＞20%	字符串	是；否	/	郑劲平.肺功能学：基础与临床［M］.广州：广东科技出版社，2007.	补充	A20180901JWHU
哮喘专用	检查信息	支气管激发试验	532	支气管激发试验标志	bronchial provocative test	标识患者是否进行了支气管激发试验	字符串	是；否	/	郑劲平.肺功能学：基础与临床［M］.广州：广东科技出版社，2007.	核心	A20240416SZYL
哮喘专用	检查信息	支气管激发试验	533	激发方式	method of provocation	使用何种方式进行激发试验	字符串	/	/	郑劲平.肺功能学：基础与临床［M］.广州：广东科技出版社，2007.	核心	A20180901JWHU
哮喘专用	检查信息	支气管激发试验	534	激发剂	activator	激发剂种类	字符串	乙酰甲胆碱；组胺；甘露醇；生理盐水；高渗盐水	/	郑劲平.肺功能学：基础与临床［M］.广州：广东科技出版社，2007.	核心	A20180901JWHU
哮喘专用	检查信息	支气管激发试验	535	累计吸入剂量	activator dose	激发药物剂量	数值型	数字	mg	郑劲平.肺功能学：基础与临床［M］.广州：广东科技出版社，2007.	核心	A20190111ZZ

类别	一级类别名称	二级类别名称	数据元序号	中文名称	英文名称	定义	变量类型	值域	单位	来源	等级	版本号
哮喘专用	检查信息	支气管激发试验	536	使FEV_1下降20%的累计吸入激发物浓度	provokation concentration which make FEV reduce 20%	较FEV_1基础值下降20%时吸入激发物的浓度	数值型	数字	mg/ml	郑劲平.肺功能学：基础与临床［M］.广州：广东科技出版社，2007.	核心	A20180901JWHU
哮喘专用	检查信息	支气管激发试验	537	使FEV_1下降15%的累计吸入激发物浓度	provokation concentration which make FEV reduce 15%	较FEV_1基础值下降15%时吸入激发物的浓度	数值型	数字	mg/ml	郑劲平.肺功能学：基础与临床［M］.广州：广东科技出版社，2007.	核心	A20180901JWHU
哮喘专用	检查信息	支气管激发试验	538	使FEV_1下降20%的累计吸入激发物剂量	provokation dose which make FEV_1 reduce 20%	较FEV_1基础值下降20%时吸入激发物的剂量	数值型	数字	mg	郑劲平.肺功能学：基础与临床［M］.广州：广东科技出版社，2007.	核心	A20180901JWHU
哮喘专用	检查信息	支气管激发试验	539	使FEV_1下降15%的累计吸入激发物剂量	provokation dose which make FEV_1 reduce 15%	较FEV_1基础值下降15%时吸入激发物的剂量	数值型	数字	mg	郑劲平.肺功能学：基础与临床［M］.广州：广东科技出版社，2007.	核心	A20180901JWHU
哮喘专用	检查信息	支气管激发试验	540	呼气峰值流量下降率	PEF decline rate	呼气峰值流量较试验前下降的比率	数值型	0~100	%	郑劲平.肺功能学：基础与临床［M］.广州：广东科技出版社，2007.	核心	A20240416SZYL

类别	一级类别名称	二级类别名称	数据元序号	中文名称	英文名称	定义	变量类型	值域	单位	来源	等级	版本号
哮喘专用	检查信息	支气管激发试验	541	第1秒用力呼气容积（最大）下降率	maximal FEV_1 decline rate	支气管激发试验阳性时第1秒用力呼气容积的最大下降率	数值型	0~100	%	郑劲平.肺功能学：基础与临床［M］.广州：广东科技出版社，2007.	核心	A20180901JWHU
哮喘专用	检查信息	支气管激发试验	542	用力肺活量（最大）下降率	maximal FVC decline rate	支气管激发试验阳性时用力肺活量的最大下降率	数值型	0~100	%	郑劲平.肺功能学：基础与临床［M］.广州：广东科技出版社，2007.	核心	A20180901JWHU
哮喘专用	检查信息	支气管激发试验	543	支气管激发试验结果	result of bronchial provocation test	支气管激发试验结果	字符串	阴性；阳性；可疑阳性	/	郑劲平.肺功能学：基础与临床［M］.广州：广东科技出版社，2007.	核心	A20180901JWHU
哮喘专用	检查信息	支气管舒张试验	544	支气管舒张试验标志	bronchial dilation test	标识患者是否进行了支气管舒张试验	字符串	是；否	/	郑劲平.肺功能学：基础与临床［M］.广州：广东科技出版社，2007.	核心	A20240416SZYL
哮喘专用	检查信息	支气管舒张试验	545	舒张剂	bronchodilator	支气管舒张剂的种类	字符串	沙丁胺醇；异丙托溴铵；其他	/	郑劲平.肺功能学：基础与临床［M］.广州：广东科技出版社，2007.	核心	A20180901JWHU
哮喘专用	检查信息	支气管舒张试验	546	舒张剂剂量	bronchodilator dose	支气管舒张剂的剂量	字符串	0~400	μg	郑劲平.肺功能学：基础与临床［M］.广州：广东科技出版社，2007.	核心	A20180901JWHU
哮喘专用	检查信息	支气管舒张试验	547	第1秒用力呼气容积增加量	FEV_1 increase	支气管舒张试验阳性时第1秒用力呼气容积增加量	数值型	数字	L	郑劲平.肺功能学：基础与临床［M］.广州：广东科技出版社，2007.	核心	A20180901JWHU

类别	一级类别名称	二级类别名称	数据元序号	中文名称	英文名称	定义	变量类型	值域	单位	来源	等级	版本号
哮喘专用	检查信息	支气管舒张试验	548	第1秒用力呼气容积增加率	FEV_1 increase rate	支气管舒张试验阳性时第1秒用力呼气容积增加率	数值型	0~100	%	郑劲平.肺功能学：基础与临床［M］.广州：广东科技出版社，2007.	核心	A20180901JWHU
哮喘专用	检查信息	支气管舒张试验	549	用力肺活量增加量	FVC increase	支气管舒张试验阳性时用力肺活量增加量	数值型	数字	L	郑劲平.肺功能学：基础与临床［M］.广州：广东科技出版社，2007.	核心	A20180901JWHU
哮喘专用	检查信息	支气管舒张试验	550	用力肺活量增加率	FVC increase rate	支气管舒张试验阳性时用力肺活量增加率	数值型	0~100	%	郑劲平.肺功能学：基础与临床［M］.广州：广东科技出版社，2007.	核心	A20180901JWHU
哮喘专用	检查信息	支气管舒张试验	551	支气管舒张试验结果	bronchodilation test result	支气管舒张试验结果	字符串	阴性；阳性	/	郑劲平.肺功能学：基础与临床［M］.广州：广东科技出版社，2007.	核心	A20180901JWHU
通用数据	检查信息	影像学检查	552	检查项目名称	name of examination items	患者接受检查项目的名称	字符串	CT；核磁共振；超声；内镜；X线；造影；其他	/	中华人民共和国国家卫生和计划生育委员会.电子病历共享文档规范 第6部分：检查报告（WS/T 500.6—2006）［S/OL］.http://www.nhc.gov.cn/fzs/s7852d/201609/37f11aacca5a49c2ad0984c8fc7a2873.shtml.	补充	A20240416SZYL
通用数据	检查信息	影像学检查	553	检查类别	examination type	受检者检查项目所属类别的详细描述	字符串	平扫；增强；平扫+增强	/	中华人民共和国国家卫生和计划生育委员会.电子病历共享文档规范 第6部分：检查报告（WS/T 500.6—2006）［S/OL］.http://www.nhc.gov.cn/fzs/s7852d/201609/37f11aacca5a49c2ad0984c8fc7a2873.shtml.	补充	A20240416SZYL

类别	一级类别名称	二级类别名称	数据元序号	中文名称	英文名称	定义	变量类型	值域	单位	来源	等级	版本号
通用数据	检查信息	影像学检查	554	检查部位	examination position	检查部位的名称	字符串	/	/	中华人民共和国国家卫生和计划生育委员会.电子病历共享文档规范 第6部分：检查报告（WS/T 500.6—2006）［S/OL］.http://www.nhc.gov.cn/fzs/s7852d/201609/37f11aacca5a49c2ad0984c8fc7a2873.shtml.	补充	A20240416SZYL
通用数据	检查信息	影像学检查	555	检查时间	examination date	检查当天的公元纪年日期的完整描述	日期型	日期格式	/	中华人民共和国国家卫生和计划生育委员会.电子病历共享文档规范 第6部分：检查报告（WS/T 500.6—2006）［S/OL］.http://www.nhc.gov.cn/fzs/s7852d/201609/37f11aacca5a49c2ad0984c8fc7a2873.shtml.	补充	A20240416SZYL
通用数据	检查信息	影像学检查	556	报告时间	report date	检查报告当日的公元纪年日期的完整描述	日期型	日期格式	/	中华人民共和国国家卫生和计划生育委员会.电子病历共享文档规范 第6部分：检查报告（WS/T 500.6—2006）［S/OL］.http://www.nhc.gov.cn/fzs/s7852d/201609/37f11aacca5a49c2ad0984c8fc7a2873.shtml.	补充	A20240416SZYL
通用数据	检查信息	影像学检查	557	检查所见	examination finding	检查项目结果报告的客观说明	字符串	/	/	中华人民共和国国家卫生和计划生育委员会.电子病历共享文档规范 第6部分：检查报告（WS/T 500.6—2006）［S/OL］.http://www.nhc.gov.cn/fzs/s7852d/201609/37f11aacca5a49c2ad0984c8fc7a2873.shtml.	补充	A20240416SZYL

续表

类别	一级类别名称	二级类别名称	数据元序号	中文名称	英文名称	定义	变量类型	值域	单位	来源	等级	版本号
通用数据	检查信息	影像学检查	558	检查结论	examination conclusion	检查项目结果报告的主观说明	字符串	/	/	中华人民共和国国家卫生和计划生育委员会.电子病历共享文档规范 第6部分：检查报告（WS/T 500.6—2006）［S/OL］.http://www.nhc.gov.cn/fzs/s7852d/201609/37f11aacca5a49c2ad0984c8fc7a2873.shtml.	补充	A20240416SZYL
哮喘专用	检查信息	胸部X线平片检查	559	胸部X线平片检查标志	chest X-ray examination	标识患者是否进行了胸部X线平片检查	字符串	是；否	/	Global Initiative for Asthma. Global Strategy for Asthma Management and Prevention（updated 2023）［EB/OL］.https://ginasthma.org/wp-content/uploads/2023/05/GINA-2023-Full-Report-2023-WMS.pdf.	补充	A20180901JWHU
哮喘专用	检查信息	胸部X线平片检查	560	异常征象标志	abnormal sign	标识是否有异常征象	字符串	是；否	/	韩萍，于春水.医学影像诊断学［M］.4版.北京：人民卫生出版社，2017.	补充	A20190111ZZ
哮喘专用	检查信息	胸部X线平片检查	561	两侧胸廓对称性	bilateral thoracic cage symmetry	两侧胸廓是否对称	字符串	对称；不对称	/	韩萍，于春水.医学影像诊断学［M］.4版.北京：人民卫生出版社，2017.	补充	A20180901JWHU
哮喘专用	检查信息	胸部X线平片检查	562	桶状胸标志	barrel chest	标识患者有无桶状胸（胸廓前后径/左右径增大）	字符串	是；否	/	韩萍，于春水.医学影像诊断学［M］.4版.北京：人民卫生出版社，2017.	补充	A20180901JWHU
哮喘专用	检查信息	胸部X线平片检查	563	肋间隙宽度	intercostal space width	肋间隙增宽或缩窄或正常	字符串	正常；增宽；变窄	/	韩萍，于春水.医学影像诊断学［M］.4版.北京：人民卫生出版社，2017.	补充	A20180901JWHU

类别	一级类别名称	二级类别名称	数据元序号	中文名称	英文名称	定义	变量类型	值域	单位	来源	等级	版本号
哮喘专用	检查信息	胸部X线平片检查	564	肋骨呈水平走向标志	horizontal ribs	标识肋骨是否呈水平走向	字符串	是；否	/	韩萍，于春水.医学影像诊断学［M］.4版.北京：人民卫生出版社，2017.	补充	A20180901JWHU
哮喘专用	检查信息	胸部X线平片检查	565	骨质异常标志	abnormal bone	标识骨质是否异常（如骨质疏松、骨质破坏等）	字符串	是；否	/	韩萍，于春水.医学影像诊断学［M］.4版.北京：人民卫生出版社，2017.	补充	A20180901JWHU
哮喘专用	检查信息	胸部X线平片检查	566	肺野透亮度增加标志	increased radiolucency of the lung field	标识肺野透亮度是否增加	字符串	是；否	/	韩萍，于春水.医学影像诊断学［M］.4版.北京：人民卫生出版社，2017.	补充	A20180901JWHU
哮喘专用	检查信息	胸部X线平片检查	567	肺纹理改变	change of lung markings	肺纹理减少或者增强	字符串	减少；增强	/	韩萍，于春水.医学影像诊断学［M］.4版.北京：人民卫生出版社，2017.	补充	A20180901JWHU
哮喘专用	检查信息	胸部X线平片检查	568	纤维灶	pulmonary fibrosis	是否有纤维灶的影像学表现，如条索影	字符串	有；无	/	韩萍，于春水.医学影像诊断学［M］.4版.北京：人民卫生出版社，2017.	补充	A20180901JWHU
哮喘专用	检查信息	胸部X线平片检查	569	纤维灶部位	site of pulmonary fibrosis	纤维灶的部位或者位置	字符串	/	/	韩萍，于春水.医学影像诊断学［M］.4版.北京：人民卫生出版社，2017.	补充	A20180901JWHU
哮喘专用	检查信息	胸部X线平片检查	570	实变影	consolidation shadow	有无条片/片状/斑片状影等实变影	字符串	有；无	/	韩萍，于春水.医学影像诊断学［M］.4版.北京：人民卫生出版社，2017.	补充	A20180901JWHU
哮喘专用	检查信息	胸部X线平片检查	571	实变影部位	site of consolidation shadow	实变影所在部位或者位置	字符串	/	/	韩萍，于春水.医学影像诊断学［M］.4版.北京：人民卫生出版社，2017.	补充	A20180901JWHU

类别	一级类别名称	二级类别名称	数据元序号	中文名称	英文名称	定义	变量类型	值域	单位	来源	等级	版本号
哮喘专用	检查信息	胸部X线平片检查	572	钙化灶	chest calcification	有无斑点状、结节状高密度影等钙化灶影像学表现	字符串	有；无	/	韩萍，于春水.医学影像诊断学［M］.4版.北京：人民卫生出版社，2017.	补充	A20180901JWHU
哮喘专用	检查信息	胸部X线平片检查	573	钙化灶部位	site of calcification	钙化影所在部位或者位置	字符串	/	/	韩萍，于春水.医学影像诊断学［M］.4版.北京：人民卫生出版社，2017.	补充	A20180901JWHU
哮喘专用	检查信息	胸部X线平片检查	574	结节/肿块影	pulmonary nodule/mass	有无结节/肿块影	字符串	有；无	/	韩萍，于春水.医学影像诊断学［M］.4版.北京：人民卫生出版社，2017.	补充	A20180901JWHU
哮喘专用	检查信息	胸部X线平片检查	575	结节/肿块影部位	site of pulmonary nodule/mass	结节/肿块影所在部位或者位置	字符串	/	/	韩萍，于春水.医学影像诊断学［M］.4版.北京：人民卫生出版社，2017.	补充	A20180901JWHU
哮喘专用	检查信息	胸部X线平片检查	576	肺大疱	lung bullae	有无囊状薄壁透亮影等肺大疱影像学表现	字符串	有；无	/	韩萍，于春水.医学影像诊断学［M］.4版.北京：人民卫生出版社，2017.	补充	A20180901JWHU
哮喘专用	检查信息	胸部X线平片检查	577	肺大疱部位	site of lung bullae	肺大疱所在部位或位置	字符串	/	/	韩萍，于春水.医学影像诊断学［M］.4版.北京：人民卫生出版社，2017.	补充	A20180901JWHU
哮喘专用	检查信息	胸部X线平片检查	578	气胸	pneumothorax	有无肺纹理透亮区等气胸影像学表现	字符串	有；无	/	韩萍，于春水.医学影像诊断学［M］.4版.北京：人民卫生出版社，2017.	补充	A20180901JWHU
哮喘专用	检查信息	胸部X线平片检查	579	气胸部位	site of pneumothorax	肺纹理透亮区所在部位或位置	字符串	/	/	韩萍，于春水.医学影像诊断学［M］.4版.北京：人民卫生出版社，2017.	补充	A20180901JWHU

续表

类别	一级类别名称	二级类别名称	数据元序号	中文名称	英文名称	定义	变量类型	值域	单位	来源	等级	版本号
哮喘专用	检查信息	胸部X线平片检查	580	气胸范围	size of pneumothorax	肺组织压缩的范围	数值型	0~100	%	韩萍，于春水.医学影像诊断学［M］.4版.北京：人民卫生出版社，2017.	补充	A20180901JWHU
哮喘专用	检查信息	胸部X线平片检查	581	液气胸	hydropneumothorax	胸膜腔内有无气液平面	字符串	有；无	/	韩萍，于春水.医学影像诊断学［M］.4版.北京：人民卫生出版社，2017.	补充	A20180901JWHU
哮喘专用	检查信息	胸部X线平片检查	582	两肺门增大	enlarged hilar of the lung	两肺门有无增大	字符串	有；无	/	韩萍，于春水.医学影像诊断学［M］.4版.北京：人民卫生出版社，2017.	补充	A20180901JWHU
哮喘专用	检查信息	胸部X线平片检查	583	两肺门增大位置	site of enlarged hilar of the lung	两肺门上提/下移	字符串	上提；下移	/	韩萍，于春水.医学影像诊断学［M］.4版.北京：人民卫生出版社，2017.	补充	A20180901JWHU
哮喘专用	检查信息	胸部X线平片检查	584	纵隔位置	site of mediastinum	纵隔是否居中/右移/左移	字符串	居中；左移；右移	/	韩萍，于春水.医学影像诊断学［M］.4版.北京：人民卫生出版社，2017.	补充	A20180901JWHU
哮喘专用	检查信息	胸部X线平片检查	585	气管狭窄标志	tracheal stenosis	标识气管是否有剑鞘样改变等狭窄影像学表现（左右径/前后径变小）	字符串	是；否	/	韩萍，于春水.医学影像诊断学［M］.4版.北京：人民卫生出版社，2017.	补充	A20180901JWHU
哮喘专用	检查信息	胸部X线平片检查	586	心影形态	shape of podoid	心脏在影像中呈现的形态	字符串	狭长；靴形心；梨形心；普大形心；烧瓶心	/	韩萍，于春水.医学影像诊断学［M］.4版.北京：人民卫生出版社，2017.	补充	A20190512LQSH

类别	一级类别名称	二级类别名称	数据元序号	中文名称	英文名称	定义	变量类型	值域	单位	来源	等级	版本号
哮喘专用	检查信息	胸部X线平片检查	587	心影大小	size of podoid	心影大小	字符串	正常；增大；缩小	/	韩萍, 于春水.医学影像诊断学［M］.4版.北京：人民卫生出版社, 2017.	补充	A20180901JWHU
哮喘专用	检查信息	胸部X线平片检查	588	肺动脉段膨隆标志	prominence of pulmonary artery segment	标识肺动脉段是否有膨隆	字符串	是；否	/	韩萍, 于春水.医学影像诊断学［M］.4版.北京：人民卫生出版社, 2017.	补充	A20180901JWHU
哮喘专用	检查信息	胸部X线平片检查	589	主动脉正常标志	aorta normal	主动脉正常与否	字符串	正常；异常	/	韩萍, 于春水.医学影像诊断学［M］.4版.北京：人民卫生出版社, 2017.	补充	A20180901JWHU
哮喘专用	检查信息	胸部X线平片检查	590	肋膈角	costophrenic angle	肋膈角锐利/变钝	字符串	锐利；变钝	/	韩萍, 于春水.医学影像诊断学［M］.4版.北京：人民卫生出版社, 2017.	补充	A20180901JWHU
哮喘专用	检查信息	胸部X线平片检查	591	膈面光整标志	smooth diaphragmatic surface	标识膈面是否光整	字符串	是；否	/	韩萍, 于春水.医学影像诊断学［M］.4版.北京：人民卫生出版社, 2017.	补充	A20180901JWHU
哮喘专用	检查信息	胸部X线平片检查	592	两膈低平标志	low and flat diaphragms	标识两膈是否低平	字符串	是；否	/	韩萍, 于春水.医学影像诊断学［M］.4版.北京：人民卫生出版社, 2017.	补充	A20180901JWHU
哮喘专用	检查信息	胸部X线平片检查	593	胸膜增厚	pleura thickening	胸膜是否增厚	字符串	是；否	/	韩萍, 于春水.医学影像诊断学［M］.4版.北京：人民卫生出版社, 2017.	补充	A20180901JWHU
哮喘专用	检查信息	胸部CT检查	594	胸部CT检查标志	chest CT scan	标志患者是否进行了胸部CT检查	字符串	是；否	/	Global Initiative for Asthma. Global Strategy for Asthma Management and Prevention（updated 2023）［EB/OL］. https://ginasthma.org/wp-content/uploads/2023/05/GINA-2023-Full-Report-2023-WMS.pdf.	补充	A20180901JWHU

类别	一级类别名称	二级类别名称	数据元序号	中文名称	英文名称	定义	变量类型	值域	单位	来源	等级	版本号
哮喘专用	检查信息	胸部CT检查	595	胸廓对称性	symmetry of thoracic cage	胸廓是否两侧对称	字符串	对称；不对称	/	韩萍，于春水.医学影像诊断学［M］.4版.北京：人民卫生出版社，2017.	补充	A20180901JWHU
哮喘专用	检查信息	胸部CT检查	596	胸廓骨质	bone of thoracic cage	胸廓骨质正常或者异常	字符串	正常；异常	/	韩萍，于春水.医学影像诊断学［M］.4版.北京：人民卫生出版社，2017.	补充	A20180901JWHU
哮喘专用	检查信息	胸部CT检查	597	胸壁软组织	chest wall soft tissue	胸壁软组织正常或者异常	字符串	正常；异常	/	韩萍，于春水.医学影像诊断学［M］.4版.北京：人民卫生出版社，2017.	补充	A20180901JWHU
哮喘专用	检查信息	胸部CT检查	598	胸膜	pleura	胸膜的情况	字符串	正常；增厚；粘连	/	韩萍，于春水.医学影像诊断学［M］.4版.北京：人民卫生出版社，2017.	补充	A20180901JWHU
哮喘专用	检查信息	胸部CT检查	599	胸腔	thoracic cavity	胸腔的情况	字符串	正常；积液；积气	/	韩萍，于春水.医学影像诊断学［M］.4版.北京：人民卫生出版社，2017.	补充	A20180901JWHU
哮喘专用	检查信息	胸部CT检查	600	肺纹理	lung markings	肺纹理的情况	字符串	正常；增粗；稀疏	/	韩萍，于春水.医学影像诊断学［M］.4版.北京：人民卫生出版社，2017.	补充	A20180901JWHU
哮喘专用	检查信息	胸部CT检查	601	肺部实变影	pulmonary consolidation	有无肺部实变影	字符串	有；无	/	韩萍，于春水.医学影像诊断学［M］.4版.北京：人民卫生出版社，2017.	补充	A20180901JWHU
哮喘专用	检查信息	胸部CT检查	602	实变影部位	site of pulmonary consolidation	实变影所在部位	字符串	/	/	韩萍，于春水.医学影像诊断学［M］.4版.北京：人民卫生出版社，2017.	补充	A20180901JWHU

类别	一级类别名称	二级类别名称	数据元序号	中文名称	英文名称	定义	变量类型	值域	单位	来源	等级	版本号
哮喘专用	检查信息	胸部CT检查	603	实变影大小	size of pulmonary consolidation	实变影的大小	数值型	数字	cm	韩萍，于春水.医学影像诊断学［M］.4版.北京：人民卫生出版社，2017.	补充	A20180901JWHU
哮喘专用	检查信息	胸部CT检查	604	实变影性质	nature of pulmonary consolidation	实变影的性质	字符串	/	/	韩萍，于春水.医学影像诊断学［M］.4版.北京：人民卫生出版社，2017.	补充	A20180901JWHU
哮喘专用	检查信息	胸部CT检查	605	肺部斑片影	pulmonary patch shadow	有无肺部斑片影	字符串	有；无	/	韩萍，于春水.医学影像诊断学［M］.4版.北京：人民卫生出版社，2017.	补充	A20180901JWHU
哮喘专用	检查信息	胸部CT检查	606	斑片影部位	site of pulmonary patch shadow	斑片影所在部位	字符串	/	/	韩萍，于春水.医学影像诊断学［M］.4版.北京：人民卫生出版社，2017.	补充	A20180901JWHU
哮喘专用	检查信息	胸部CT检查	607	斑片影大小	size of pulmonary patch shadow	斑片影的大小	数值型	数字	cm	韩萍，于春水.医学影像诊断学［M］.4版.北京：人民卫生出版社，2017.	补充	A20180901JWHU
哮喘专用	检查信息	胸部CT检查	608	斑片影性质	nature of pulmonary patch shadow	斑片影的性质	字符串	/	/	韩萍，于春水.医学影像诊断学［M］.4版.北京：人民卫生出版社，2017.	补充	A20180901JWHU
哮喘专用	检查信息	胸部CT检查	609	肺部磨玻璃影	pulmonary ground-glass opacity	有无肺部磨玻璃影	字符串	有；无	/	韩萍，于春水.医学影像诊断学［M］.4版.北京：人民卫生出版社，2017.	核心	A20190214ZYQ
哮喘专用	检查信息	胸部CT检查	610	肺部磨玻璃影部位	site of pulmonary ground-glass opacity	肺部磨玻璃影所在部位	字符串	/	/	韩萍，于春水.医学影像诊断学［M］.4版.北京：人民卫生出版社，2017.	核心	A20190214ZYQ

类别	一级类别名称	二级类别名称	数据元序号	中文名称	英文名称	定义	变量类型	值域	单位	来源	等级	版本号
哮喘专用	检查信息	胸部CT检查	611	肺部磨玻璃影大小	size of pulmonary ground-glass opacity	肺部磨玻璃影的大小	数值型	数字	cm	韩萍，于春水.医学影像诊断学［M］.4版.北京：人民卫生出版社，2017.	核心	A20190214ZYQ
哮喘专用	检查信息	胸部CT检查	612	小叶间隔增厚	thickness of interlobular septal	有无小叶间隔增厚	字符串	有；无	/	韩萍，于春水.医学影像诊断学［M］.4版.北京：人民卫生出版社，2017.	核心	A20190214ZYQ
哮喘专用	检查信息	胸部CT检查	613	小叶间隔增厚部位	site of interlobular septal thickness	小叶间隔增厚所在部位	字符串	/	/	韩萍，于春水.医学影像诊断学［M］.4版.北京：人民卫生出版社，2017.	补充	A20190214ZYQ
哮喘专用	检查信息	胸部CT检查	614	铺路石征	crazy-paving sign	有无铺路石征	字符串	有；无	/	韩萍，于春水.医学影像诊断学［M］.4版.北京：人民卫生出版社，2017.	补充	A20180218LJ
哮喘专用	检查信息	胸部CT检查	615	地图征	map sign	有无地图征	字符串	有；无	/	韩萍，于春水.医学影像诊断学［M］.4版.北京：人民卫生出版社，2017.	补充	A20180219U
哮喘专用	检查信息	胸部CT检查	616	肺部结节	pulmonary nodule	有无肺部结节	字符串	有；无	/	韩萍，于春水.医学影像诊断学［M］.4版.北京：人民卫生出版社，2017.	补充	A20180901JWHU
哮喘专用	检查信息	胸部CT检查	617	肺部结节部位	site of pulmonary nodule	肺部结节所在部位	字符串	/	/	韩萍，于春水.医学影像诊断学［M］.4版.北京：人民卫生出版社，2017.	补充	A20180901JWHU
哮喘专用	检查信息	胸部CT检查	618	肺部结节大小	size of pulmonary nodule	肺部结节的大小	数值型	数字	cm	韩萍，于春水.医学影像诊断学［M］.4版.北京：人民卫生出版社，2017.	补充	A20180901JWHU

类别	一级类别名称	二级类别名称	数据元序号	中文名称	英文名称	定义	变量类型	值域	单位	来源	等级	版本号
哮喘专用	检查信息	胸部CT检查	619	肺部结节形态	shape of pulmonary nodule	肺部结节的形态	字符串	/	/	韩萍，于春水.医学影像诊断学［M］.4版.北京：人民卫生出版社，2017.	补充	A20180901JWHU
哮喘专用	检查信息	胸部CT检查	620	肺部结节性质	nature of pulmonary nodule	肺部结节的性质	字符串	/	/	韩萍，于春水.医学影像诊断学［M］.4版.北京：人民卫生出版社，2017.	补充	A20180901JWHU
哮喘专用	检查信息	胸部CT检查	621	肺门淋巴结增大	hilar lymphadenectasis	有无肺门淋巴结增大	字符串	有；无	/	韩萍，于春水.医学影像诊断学［M］.4版.北京：人民卫生出版社，2017.	补充	A20180901JWHU
哮喘专用	检查信息	胸部CT检查	622	纵隔淋巴结增大	mediastinum lymphadenectasis	有无纵隔淋巴结增大	字符串	有；无	/	韩萍，于春水.医学影像诊断学［M］.4版.北京：人民卫生出版社，2017.	补充	A20180901JWHU
哮喘专用	检查信息	胸部CT检查	623	心脏CT检查结果	results of heart CT scan	心脏的CT检查结果	字符串	/	/	韩萍，于春水.医学影像诊断学［M］.4版.北京：人民卫生出版社，2017.	补充	A20180901JWHU
哮喘专用	检查信息	胸部CT检查	624	大血管CT检查结果	results of great vessels CT scan	大血管的CT检查结果	字符串	/	/	韩萍，于春水.医学影像诊断学［M］.4版.北京：人民卫生出版社，2017.	补充	A20180901JWHU
哮喘专用	检查信息	胸部CT检查	625	纵隔肿块	mediastinal mass	纵隔有无肿块	字符串	有；无	/	韩萍，于春水.医学影像诊断学［M］.4版.北京：人民卫生出版社，2017.	补充	A20180901JWHU
哮喘专用	检查信息	胸部CT检查	626	肺动脉高压标志	pulmonary hypertension	标识是否有肺动脉高压	字符串	是；否	/	韩萍，于春水.医学影像诊断学［M］.4版.北京：人民卫生出版社，2017.	补充	A20190111ZZ

类别	一级类别名称	二级类别名称	数据元序号	中文名称	英文名称	定义	变量类型	值域	单位	来源	等级	版本号
哮喘专用	检查信息	胸部CT检查	627	胸部CT检查结果	results of chest CT scan	胸部CT检查的诊断结果	字符串	/	/	韩萍，于春水.医学影像诊断学［M］.4版.北京：人民卫生出版社，2017.	补充	A20180901JWHU
哮喘专用	检查信息	鼻窦CT检查	628	鼻窦CT检查标志	paranasal sinus CT scan	标识是否进行了鼻窦CT检查	字符串	是；否	/	韩萍，于春水.医学影像诊断学［M］.4版.北京：人民卫生出版社，2017.	探索	A20180901JWHU
哮喘专用	检查信息	鼻窦CT检查	629	窦腔CT检查结果	results of sinus cavity CT scan	各窦腔的情况	字符串	/	/	韩萍，于春水.医学影像诊断学［M］.4版.北京：人民卫生出版社，2017.	探索	A20180901JWHU
哮喘专用	检查信息	鼻窦CT检查	630	黏膜增厚	thickening of mucosa	有无黏膜增厚	字符串	有；无	/	韩萍，于春水.医学影像诊断学［M］.4版.北京：人民卫生出版社，2017.	探索	A20180901JWHU
哮喘专用	检查信息	鼻窦CT检查	631	鼻中隔	nasal septum	鼻中隔有无偏曲	字符串	无偏曲；向左偏曲；向右偏曲	/	韩萍，于春水.医学影像诊断学［M］.4版.北京：人民卫生出版社，2017.	探索	A20180901JWHU
哮喘专用	检查信息	鼻窦CT检查	632	窦壁骨质	bone of sinus wall	窦壁骨质有无破坏	字符串	破坏；无破坏	/	韩萍，于春水.医学影像诊断学［M］.4版.北京：人民卫生出版社，2017.	探索	A20180901JWHU
哮喘专用	检查信息	鼻窦CT检查	633	鼻甲CT检查结果	results of turbinates CT scan	各鼻甲的情况	字符串	/	/	韩萍，于春水.医学影像诊断学［M］.4版.北京：人民卫生出版社，2017.	探索	A20180901JWHU
哮喘专用	检查信息	鼻窦CT检查	634	鼻甲黏膜	turbinate mucosa	鼻甲黏膜是否肥厚	字符串	增厚；未见增厚	/	韩萍，于春水.医学影像诊断学［M］.4版.北京：人民卫生出版社，2017.	探索	A20180901JWHU

类别	一级类别名称	二级类别名称	数据元序号	中文名称	英文名称	定义	变量类型	值域	单位	来源	等级	版本号
哮喘专用	检查信息	鼻窦CT检查	635	颅底	skull base	颅底有无破坏	字符串	破坏；无破坏	/	韩萍，于春水.医学影像诊断学［M］.4版.北京：人民卫生出版社，2017.	探索	A20180901JWHU
哮喘专用	检查信息	鼻窦CT检查	636	鼻窦CT检查结果	result of paranasal sinus CT scan	鼻窦CT检查的诊断结果	字符串	/	/	韩萍，于春水.医学影像诊断学［M］.4版.北京：人民卫生出版社，2017.	探索	A20180901JWHU
通用数据	检查信息	纤维支气管镜	637	纤维支气管镜检查标志	fiberoptic bronchoscopy examination	标识是否有做纤维支气管镜检查	字符串	是；否	/	韩萍，于春水.医学影像诊断学［M］.4版.北京：人民卫生出版社，2017.	探索	A20180901JWHU
通用数据	检查信息	纤维支气管镜	638	纤维支气管镜检查类型	type of fiberoptic bronchoscopy	运用纤维支气管镜检查的类型	字符串	/	/	韩萍，于春水.医学影像诊断学［M］.4版.北京：人民卫生出版社，2017.	探索	A20190111ZZ
通用数据	检查信息	纤维支气管镜	639	纤维支气管镜检查所见	examination finding of fiberoptic bronchoscopy	纤维支气管镜检查项目结果报告的客观说明	字符串	/	/	中华人民共和国国家卫生和计划生育委员会.电子病历共享文档规范 第6部分：检查报告（WS/T 500.6—2006）［S/OL］.http://www.nhc.gov.cn/fzs/s7852d/201609/37f11aacca5a49c2ad0984c8fc7a2873.shtml.	探索	A20240416SZYL
通用数据	检查信息	纤维支气管镜	640	纤维支气管镜检查结论	conclusion of examination of fiberoptic bronchoscopy	纤维支气管镜检查项目结果报告的主观说明	字符串	/	/	中华人民共和国国家卫生和计划生育委员会.电子病历共享文档规范 第6部分：检查报告（WS/T 500.6—2006）［S/OL］.http://www.nhc.gov.cn/fzs/s7852d/201609/37f11aacca5a49c2ad0984c8fc7a2873.shtml.	探索	A20240416SZYL

类别	一级类别名称	二级类别名称	数据元序号	中文名称	英文名称	定义	变量类型	值域	单位	来源	等级	版本号
通用数据	检查信息	其他检查	641	检查类别	type of examination	患者接受医学观察项目的名称	字符串	肺功能；心电图；脑电图；肌电图；其他	/	中华人民共和国国家卫生和计划生育委员会.电子病历共享文档规范 第6部分：检查报告（WS/T 500.6—2006）［S/OL］.http://www.nhc.gov.cn/fzs/s7852d/201609/37f11aacca5a49c2ad0984c8fc7a2873.shtml.	探索	A20240416SZYL
通用数据	检查信息	其他检查	642	检查方式	method of examination	检查项目所属类别的详细描述	字符串	/	/	中华人民共和国国家卫生和计划生育委员会.电子病历共享文档规范 第6部分：检查报告（WS/T 500.6—2006）［S/OL］.http://www.nhc.gov.cn/fzs/s7852d/201609/37f11aacca5a49c2ad0984c8fc7a2873.shtml.	探索	A20240416SZYL
通用数据	检查信息	其他检查	643	检查部位	site of examination	检查部位的名称	字符串	/	/	中华人民共和国国家卫生和计划生育委员会.电子病历共享文档规范 第6部分：检查报告（WS/T 500.6—2006）［S/OL］.http://www.nhc.gov.cn/fzs/s7852d/201609/37f11aacca5a49c2ad0984c8fc7a2873.shtml.	探索	A20240416SZYL
通用数据	检查信息	其他检查	644	检查时间	date of examination	检查当天的公元纪年日期的完整描述	日期型	日期格式	/	中华人民共和国国家卫生和计划生育委员会.电子病历共享文档规范 第6部分：检查报告（WS/T 500.6—2006）［S/OL］.http://www.nhc.gov.cn/fzs/s7852d/201609/37f11aacca5a49c2ad0984c8fc7a2873.shtml.	探索	A20240416SZYL

类别	一级类别名称	二级类别名称	数据元序号	中文名称	英文名称	定义	变量类型	值域	单位	来源	等级	版本号
通用数据	检查信息	其他检查	645	报告时间	date of report	检查报告当天的公元纪年日期的完整描述	日期型	日期格式	/	中华人民共和国国家卫生和计划生育委员会.电子病历共享文档规范 第6部分：检查报告（WS/T 500.6—2006）[S/OL].http://www.nhc.gov.cn/fzs/s7852d/201609/37f11aacca5a49c2ad0984c8fc7a2873.shtml.	探索	A20240416SZYL
通用数据	检查信息	其他检查	646	检查所见	examination finding	检查项目结果报告的客观说明	字符串	/	/	中华人民共和国国家卫生和计划生育委员会.电子病历共享文档规范 第6部分：检查报告（WS/T 500.6—2006）[S/OL].http://www.nhc.gov.cn/fzs/s7852d/201609/37f11aacca5a49c2ad0984c8fc7a2873.shtml.	探索	A20240416SZYL
通用数据	检查信息	其他检查	647	检查结论	conclusion of examination	检查项目结果报告的主观说明	字符串	/	/	中华人民共和国国家卫生和计划生育委员会.电子病历共享文档规范 第6部分：检查报告（WS/T 500.6—2006）[S/OL].http://www.nhc.gov.cn/fzs/s7852d/201609/37f11aacca5a49c2ad0984c8fc7a2873.shtml.	探索	A20240416SZYL

六、评估量表

包括评估量表相关的数据元。

类别	一级类别名称	二级类别名称	数据元序号	中文名称	英文名称	定义	变量类型	值域	单位	来源	等级	版本号
哮喘专用	评估量表	评估量表	648	咳嗽VAS评分	VAS score of cough	患者根据自己的感受在标记0~10cm或者0~100mm的直线上划记相应刻度以表示咳嗽严重程度	数值型	0-10或0-100	cm/mm	中华医学会呼吸病学分会哮喘学组.中国难治性慢性咳嗽的诊断与治疗专家共识（2021）[J].中华结核和呼吸杂志，2021，44（8）：689-698.	探索	A20240416SZYL
哮喘专用	评估量表	评估量表	649	咳嗽严重程度评估得分	cough severity assessment score	哮喘控制测试总得分	数值型	数字	分	中华医学会呼吸病学分会哮喘学组，中国哮喘联盟.重症哮喘诊断与处理中国专家共识[J].中华结核和呼吸杂志，2017，40（11）：813-829.	补充	A20240416SZYL
哮喘专用	评估量表	评估量表	650	莱切斯特咳嗽问卷得分	Leicester cough questionnaire score	莱切斯特咳嗽问卷总得分	数值型	数字	分	中华医学会呼吸病学分会哮喘学组.咳嗽的诊断与治疗指南（2021）[J].中华结核和呼吸杂志，2022，45（1）：13-46.	补充	A20240416SZYL
哮喘专用	评估量表	评估量表	651	简化版哮喘生活质量调查问卷得分	mini asthma quality of life questionnaire（mini AQLQ）score	简化版哮喘生活质量调查问卷总得分	数值型	数字	分	中华医学会变态反应分会呼吸过敏学组（筹），中华医学会呼吸病学分会哮喘学组.中国过敏性哮喘诊治指南（第一版，2019年）[J].中华内科杂志，2019，58（9）：636-655.	补充	A20240416SZYL

类别	一级类别名称	二级类别名称	数据元序号	中文名称	英文名称	定义	变量类型	值域	单位	来源	等级	版本号
哮喘专用	评估量表	评估量表	652	焦虑自评量表得分	self-rating anxiety scale score	焦虑自评量表总得分	数值型	数字	分	中华医学会呼吸病学分会哮喘学组.支气管哮喘防治指南（2020年版）［J］.中华结核和呼吸杂志，2020，43（12）：1023-1048.	补充	A20240416SZYL
哮喘专用	评估量表	评估量表	653	抑郁自评量表得分	self-rating depression scale score	抑郁自评量表总得分	数值型	数字	分	中华医学会呼吸病学分会哮喘学组.支气管哮喘防治指南（2020年版）［J］.中华结核和呼吸杂志，2020，43（12）：1023-1048.	补充	A20240416SZYL

七、治疗相关

包括治疗信息、护理信息相关的数据元。

类别	一级类别名称	二级类别名称	数据元序号	中文名称	英文名称	定义	变量类型	值域	单位	来源	等级	版本号
哮喘专用	治疗信息	吸入呼吸药物情况	654	吸入呼吸药物治疗标志	inhaled medication	标识患者是否使用了吸入药物进行治疗	字符串	是；否	/	中华医学会呼吸病学分会哮喘学组.支气管哮喘防治指南（2020年版）［J］.中华结核和呼吸杂志，2020，43（12）：1023-1048.	核心	A20240416SZYL
哮喘专用	治疗信息	吸入呼吸药物情况	655	吸入药物种类	category of inhaled medication	患者使用的吸入药物种类	字符串	吸入性β受体激动剂；吸入性抗胆碱能药物；吸入性糖皮质激素	/	Global Initiative for Asthma. Global Strategy for Asthma Management and Prevention（updated 2023）［EB/OL］. https://ginasthma.org/wp-content/uploads/2023/05/GINA-2023-Full-Report-2023-WMS.pdf.	核心	A20180901JWHU
哮喘专用	治疗信息	吸入呼吸药物情况	656	吸入药物剂型	dosage form of inhaled medication	患者使用吸入药物的应用形式	字符串	气雾剂；干粉剂；喷雾剂；其他	/	Global Initiative for Asthma. Global Strategy for Asthma Management and Prevention（updated 2023）［EB/OL］. https://ginasthma.org/wp-content/uploads/2023/05/GINA-2023-Full-Report-2023-WMS.pdf.	核心	A20190112ZZ

续表

类别	一级类别名称	二级类别名称	数据元序号	中文名称	英文名称	定义	变量类型	值域	单位	来源	等级	版本号
哮喘专用	治疗信息	吸入呼吸药物情况	657	吸入性短效β₂受体激动剂	inhaled short acting β₂-agonists（SABA）	患者使用的吸入性短效β₂受体激动剂，包括气雾剂、干粉剂和溶液	字符串	沙丁胺醇；特布他林；非诺特罗；其他	/	Global Initiative for Asthma. Global Strategy for Asthma Management and Prevention（updated 2023）［EB/OL］. https://ginasthma.org/wp-content/uploads/2023/05/GINA-2023-Full-Report-2023-WMS.pdf.	核心	A20180901JWHU
哮喘专用	治疗信息	吸入呼吸药物情况	658	吸入性长效β₂受体激动剂	inhaled long acting β₂-agonists（LABA）	患者使用的吸入性长效β₂受体激动剂，包括气雾剂、干粉剂和溶液	字符串	福莫特罗；沙美特罗；茚达特罗；奥达特罗；其他	/	Global Initiative for Asthma. Global Strategy for Asthma Management and Prevention（updated 2023）［EB/OL］. https://ginasthma.org/wp-content/uploads/2023/05/GINA-2023-Full-Report-2023-WMS.pdf.	核心	A20180901JWHU
哮喘专用	治疗信息	吸入呼吸药物情况	659	吸入性短效抗胆碱能药物	inhaled short acting muscarinic antagonist（SAMA）	患者使用的吸入性短效抗胆碱能药物，包括气雾剂、干粉剂和溶液	字符串	异丙托溴铵；氧托溴铵；其他	/	Global Initiative for Asthma. Global Strategy for Asthma Management and Prevention（updated 2023）［EB/OL］. https://ginasthma.org/wp-content/uploads/2023/05/GINA-2023-Full-Report-2023-WMS.pdf.	核心	A20180901JWHU
哮喘专用	治疗信息	吸入呼吸药物情况	660	吸入性长效抗胆碱能药物	inhaled long acting muscarinic antagonist（LAMA）	患者使用的吸入性长效抗胆碱能药物，包括气雾剂、干粉剂和溶液	字符串	噻托溴铵；格隆溴铵；乌美溴铵；其他	/	Global Initiative for Asthma. Global Strategy for Asthma Management and Prevention（updated 2023）［EB/OL］. https://ginasthma.org/wp-content/uploads/2023/05/GINA-2023-Full-Report-2023-WMS.pdf.	核心	A20180901JWHU

类别	一级类别名称	二级类别名称	数据元序号	中文名称	英文名称	定义	变量类型	值域	单位	来源	等级	版本号
哮喘专用	治疗信息	吸入呼吸药物情况	661	吸入性糖皮质激素	inhaled corticosteroids（ICS）	患者使用的吸入性糖皮质激素的种类	字符串	布地奈德；氟替卡松；倍氯米松；其他	/	Global Initiative for Asthma. Global Strategy for Asthma Management and Prevention（updated 2023）[EB/OL]. https://ginasthma.org/wp-content/uploads/2023/05/GINA-2023-Full-Report-2023-WMS.pdf.	核心	A20180901JWHU
哮喘专用	治疗信息	吸入呼吸药物情况	662	吸入药物单次剂量	single dose of inhaled medication	单一吸入药物患者单次的使用剂量	数值型	数字	μg	中华人民共和国国家卫生和计划生育委员会.电子病历基本数据集 第12部分：入院记录（WS 445.12—2014）[S/OL].http://www.nhc.gov.cn/fzs/s7852d/201406/a14c0b813b844c9dbd113f126fa9cb17.shtml.	核心	A20180901JWHU
哮喘专用	治疗信息	吸入呼吸药物情况	663	吸入药物用药频次	frequency of inhaled medication	患者在一段时间内使用吸入药物的频率或次数	字符串	q0.5h；qh；q2h；q3h；q4h；q5h；q6h；q8h；q12h；qd；bid；tid；qid；qm；qn；ac；qod；qw；biw；tiw；st；sos；prn；qod；qow	/	中华人民共和国国家卫生和计划生育委员会.电子病历基本数据集 第12部分：入院记录（WS 445.12—2014）[S/OL].http://www.nhc.gov.cn/fzs/s7852d/201406/a14c0b813b844c9dbd113f126fa9cb17.shtml.	核心	A20190111ZZ

类别	一级类别名称	二级类别名称	数据元序号	中文名称	英文名称	定义	变量类型	值域	单位	来源	等级	版本号
哮喘专用	治疗信息	吸入呼吸药物情况	664	吸入药物给药时间段	timing of inhaled medication	患者使用吸入药物的所属时间段	字符串	a.c；p.c.；a.m.；p.m.；q.m.；q.n.；h.s.	/	陆基宗.何时服药 大有讲究——清晨？空腹？饭前？饭后？睡前？[J].心血管病防治知识（科普版），2017（12）：12-16.	补充	A20190510CYJ
哮喘专用	治疗信息	吸入呼吸药物情况	665	吸入药物起始日期	start date of inhaled medication	患者首次开始使用吸入药物进行呼吸系统疾病对症治疗当日的公元纪年日期的完整描述	日期型	日期格式	/	中华人民共和国国家卫生和计划生育委员会.电子病历基本数据集 第12部分：入院记录（WS 445.12—2014）[S/OL].http://www.nhc.gov.cn/fzs/s7852d/201406/a14c0b813b844c9dbd113f126fa9cb17.shtml.	核心	A20180901JWHU
哮喘专用	治疗信息	吸入呼吸药物情况	666	吸入药物结束日期	end date of inhaled medication	患者首次结束使用吸入药物进行呼吸系统疾病对症治疗当日的公元纪年日期的完整描述	日期型	日期格式	/	中华人民共和国国家卫生和计划生育委员会.电子病历基本数据集 第12部分：入院记录（WS 445.12—2014）[S/OL].http://www.nhc.gov.cn/fzs/s7852d/201406/a14c0b813b844c9dbd113f126fa9cb17.shtml.	补充	A20240416SZYL
哮喘专用	治疗信息	吸入呼吸药物情况	667	吸入药物结束原因	reason for withdraw inhaled medication	患者结束使用吸入药物的原因	字符串	/	/	杨宝峰，陈建国.药理学[M].9版.北京：人民卫生出版社，2018.	探索	A20180901JWHU
哮喘专用	治疗信息	吸入呼吸药物情况	668	过去1年使用吸入药物标志	inhaled medication used in the past year	患者在以访视当天为基准追溯至去年相应日期之间的12个月内有无使用吸入药物	字符串	有；无	/	Global Initiative for Asthma. Global Strategy for Asthma Management and Prevention（updated 2023）[EB/OL]. https://ginasthma.org/wp-content/uploads/2023/05/GINA-2023-Full-Report-2023-WMS.pdf.	核心	A20190111ZZ

类别	一级类别名称	二级类别名称	数据元序号	中文名称	英文名称	定义	变量类型	值域	单位	来源	等级	版本号
哮喘专用	治疗信息	吸入呼吸药物情况	669	规律使用吸入药物标志	taking inhaled medication regularly（more than 1 month）	标识患者目前是否规律使用吸入药物（已超过1个月）	字符串	是；否	/	Global Initiative for Asthma. Global Strategy for Asthma Management and Prevention（updated 2023）［EB/OL］. https://ginasthma.org/wp-content/uploads/2023/05/GINA-2023-Full-Report-2023-WMS.pdf.	核心	A20190112ZZ
哮喘专用	治疗信息	吸入呼吸药物情况	670	吸入药物用药规律	regularity of inhaled medication using	患者目前使用某种吸入药物的规律用药情况	字符串	非目前使用药物，过去1年中曾使用；目前规律使用中，未超过3个月；目前规律使用中，已超过3个月；目前非规律使用中	/	Global Initiative for Asthma. Global Strategy for Asthma Management and Prevention（updated 2023）［EB/OL］. https://ginasthma.org/wp-content/uploads/2023/05/GINA-2023-Full-Report-2023-WMS.pdf.	核心	A20180901JWHU
哮喘专用	治疗信息	吸入呼吸药物情况	671	储雾罐使用史标志	spacer used	标识患者是否有储雾罐的使用史	字符串	是；否	/	Global Initiative for Asthma. Global Strategy for Asthma Management and Prevention（updated 2023）［EB/OL］. https://ginasthma.org/wp-content/uploads/2023/05/GINA-2023-Full-Report-2023-WMS.pdf.	探索	A20180901JWHU

续表

类别	一级类别名称	二级类别名称	数据元序号	中文名称	英文名称	定义	变量类型	值域	单位	来源	等级	版本号
哮喘专用	治疗信息	吸入呼吸药物情况	672	吸入药物依从性评估	compliance evaluation of inhaled medication	患者用药与医嘱的一致性、对药物治疗方案的执行程度	字符串	/	/	Global Initiative for Asthma. Global Strategy for Asthma Management and Prevention（updated 2023）［EB/OL］. https://ginasthma.org/wp-content/uploads/2023/05/GINA-2023-Full-Report-2023-WMS.pdf.	探索	A20180901JWHU
哮喘专用	治疗信息	吸入呼吸药物情况	673	维持治疗标志	maintenance treatment	在没有哮喘症状的情况下，也要继续使用药物。例如，含ICS的药物（ICS、ICS-LABA、ICS-LABA-LAMA），以及LTRA和生物治疗	字符串	是；否	/	Global Initiative for Asthma. Global Strategy for Asthma Management and Prevention, 2023［EB/OL］.https://ginasthma.org.	补充	A20240416SZYL
哮喘专用	治疗信息	吸入呼吸药物情况	674	控制药物标志	controller	针对哮喘症状控制和预防未来风险的药物	字符串	是；否	/	Global Initiative for Asthma.Global Strategy for Asthma Management and Prevention, 2023［EB/OL］. https://ginasthma.org.	补充	A20240416SZYL
哮喘专用	治疗信息	吸入呼吸药物情况	675	缓解药物标志	reliever	根据需要迅速缓解哮喘症状的药物	字符串	是；否	/	Global Initiative for Asthma.Global Strategy for Asthma Management and Prevention, 2023［EB/OL］. https://ginasthma.org.	补充	A20240416SZYL

续表

类别	一级类别名称	二级类别名称	数据元序号	中文名称	英文名称	定义	变量类型	值域	单位	来源	等级	版本号
哮喘专用	治疗信息	吸入呼吸药物情况	676	抗炎药标志	anti-inflammatory reliever（AIR）	减压装置型吸入器，内含低剂量ICS和速效支气管舒张剂	字符串	是；否	/	Global Initiative for Asthma. Global Strategy for Asthma Management and Prevention，2023［EB/OL］. https://ginasthma.org.	补充	A20240416SZYL
哮喘专用	治疗信息	吸入呼吸药物情况	677	维持和缓解治疗标志	maintenance-and-reliever therapy（MART）	患者每天使用ICS–福莫特罗吸入剂（维持剂量），并根据需要使用相同的药物来缓解哮喘症状（缓解剂量）	字符串	是；否	/	Global Initiative for Asthma. Global Strategy for Asthma Management and Prevention，2023［EB/OL］. https://ginasthma.org.	补充	A20240416SZYL
哮喘专用	治疗信息	吸入呼吸药物情况	678	指导使用方法标志	medical staff supervising the usage of inhaled medication	标识医护人员是否指导患者吸入药物的使用方法	字符串	是；否	/	杨宝峰，陈建国.药理学［M］.9版.北京：人民卫生出版社，2018.	探索	A20180901JWHU
哮喘专用	治疗信息	口服呼吸用药情况	679	口服呼吸用药治疗标志	oral respiratory medication	标识患者是否使用口服呼吸用药进行治疗	字符串	是；否	/	中华医学会呼吸病学分会哮喘学组.支气管哮喘防治指南（2020年版）［J］.中华结核和呼吸杂志，2020，43（12）：1023–1048.	核心	A20240416SZYL
哮喘专用	治疗信息	口服呼吸用药情况	680	口服药物单次剂量	single dose of oral medication	单一口服药物患者单次的使用剂量	数值型	数字	μg；mg；g	中华人民共和国国家卫生和计划生育委员会.电子病历基本数据集 第12部分：入院记录（WS 445.12—2014）［S/OL］.http://www.nhc.gov.cn/fzs/s7852d/201406/a14c0b813b844c9dbd113f126fa9cb17.shtml.	核心	A20190511CYJ

续表

类别	一级类别名称	二级类别名称	数据元序号	中文名称	英文名称	定义	变量类型	值域	单位	来源	等级	版本号
哮喘专用	治疗信息	口服呼吸用药情况	681	口服药物用药频次	frequency of oral medication	患者在一段时间内使用口服药物的频率或次数	字符串	q0.5h；qh；q2h；q3h；q4h；q5h；q6h；q8h；q12h；qd；bid；tid；qid；qm；qn；ac；qod；qw；biw；tiw；st；sos；prn；qod；qow	/	杨宝峰，陈建国.药理学［M］.9版.北京：人民卫生出版社，2018.	核心	A20190111ZZ
哮喘专用	治疗信息	口服呼吸用药情况	682	口服药物给药时间段	timing of oral medication	患者使用口服药物的所属时间段	字符串	a.c；p.c.；a.m.；p.m.；q.m.；q.n.；h.s.	/	陆基宗.何时服药 大有讲究——清晨？空腹？饭前？饭后？睡前？［J］.心血管病防治知识（科普版），2017（12）：12-16.	核心	A20190511CYJ
哮喘专用	治疗信息	口服呼吸用药情况	683	口服药物起始日期	start date of oral medication	患者开始使用某种口服药物当日的公元纪年日期的完整描述	日期型	日期格式	/	杨宝峰，陈建国.药理学［M］.9版.北京：人民卫生出版社，2018.	核心	A20180901JWHU
哮喘专用	治疗信息	口服呼吸用药情况	684	口服药物结束日期	end date of oral medication	患者结束使用某种口服药物当日的公元纪年日期的完整描述	日期型	日期格式	/	杨宝峰，陈建国.药理学［M］.9版.北京：人民卫生出版社，2018.	核心	A20180901JWHU

类别	一级类别名称	二级类别名称	数据元序号	中文名称	英文名称	定义	变量类型	值域	单位	来源	等级	版本号
哮喘专用	治疗信息	口服呼吸用药情况	685	口服药物结束原因	reason for withdrawal oral medication	患者结束使用口服药物的原因	字符串	/	/	杨宝峰，陈建国.药理学[M].9版.北京：人民卫生出版社，2018.	探索	A20180901JWHU
哮喘专用	治疗信息	口服呼吸用药情况	686	过去1年使用口服药物标志	taking oral medication in the past year	患者在以访视当天为基准追溯至去年相应日期之间的12个月内有无使用口服药物	字符串	有；无	/	杨宝峰，陈建国.药理学[M].9版.北京：人民卫生出版社，2018.	核心	A20190111ZZ
哮喘专用	治疗信息	口服呼吸用药情况	687	规律使用口服药物标志	taking oral medications regulady（more than 1 month）	标识患者目前是否规律使用吸入药物（已超过1个月）	字符串	是；否	/	杨宝峰，陈建国.药理学[M].9版.北京：人民卫生出版社，2018.	核心	A20190111ZZ
哮喘专用	治疗信息	口服呼吸用药情况	688	口服药物用药规律	regularity of oral medication	患者目前使用某种口服药物的规律用药情况	字符串	非目前使用药物，过去1年中曾使用；目前规律使用中，未超过3个月；目前规律使用中，已超过3个月；目前非规律使用中	/	杨宝峰，陈建国.药理学[M].9版.北京：人民卫生出版社，2018.	核心	A20180901JWHU

续表

类别	一级类别名称	二级类别名称	数据元序号	中文名称	英文名称	定义	变量类型	值域	单位	来源	等级	版本号
哮喘专用	治疗信息	口服呼吸用药情况	689	口服药物依从性评估	compliance evaluation of oral medication	患者用药与医嘱的一致性、对药物治疗方案的执行程度	字符串	/	/	杨宝峰，陈建国.药理学[M].9版.北京：人民卫生出版社，2018.	探索	A20180901JWHU
哮喘专用	治疗信息	口服呼吸用药情况	690	抗炎药	anti-inflammatory agent	用于治疗组织受到损伤后所发生的反应性炎症所使用的口服药物品种，包括糖皮质激素甾体抗炎药（SAIDs）及非甾体抗炎药（NSAIDs）	字符串	口服激素；阿奇霉素；乙酰半胱氨酸；罗氟司特；其他	/	Global Initiative for Asthma. Global Strategy for Asthma Management and Prevention（updated 2023）［EB/OL］. https://ginasthma.org/wp-content/uploads/2023/05/GINA-2023-Full-Report-2023-WMS.pdf.	补充	A20180901JWHU
哮喘专用	治疗信息	口服呼吸用药情况	691	支气管舒张药	bronchodilatation medication	患者所使用的可松弛支气管平滑肌、扩张支气管、缓解气流受限的口服药物	字符串	丙卡特罗；茶碱类；其他	/	Global Initiative for Asthma. Global Strategy for Asthma Management and Prevention（updated 2023）［EB/OL］. https://ginasthma.org/wp-content/uploads/2023/05/GINA-2023-Full-Report-2023-WMS.pdf.	补充	A20180901JWHU
哮喘专用	治疗信息	口服呼吸用药情况	692	化痰药及抗氧化药	expectorant and antioxidant	患者所使用的具有祛痰和抗氧化双重作用或其中一个作用的口服药物	字符串	羧甲司坦；桃金娘科类；溴己新；氨溴索；其他	/	Global Initiative for Asthma. Global Strategy for Asthma Management and Prevention（updated 2023）［EB/OL］. https://ginasthma.org/wp-content/uploads/2023/05/GINA-2023-Full-Report-2023-WMS.pdf.	补充	A20180901JWHU

类别	一级类别名称	二级类别名称	数据元序号	中文名称	英文名称	定义	变量类型	值域	单位	来源	等级	版本号
哮喘专用	治疗信息	口服呼吸用药情况	693	镇咳药	antitussive	患者在针对病因治疗的同时加用的口服镇咳药的种类	字符串	复方甲氧那明；右美沙芬；复方甘草合剂；其他	/	杨宝峰，陈建国.药理学[M].9版.北京：人民卫生出版社，2018.	补充	A20180901JWHU
哮喘专用	治疗信息	口服呼吸用药情况	694	中药饮片	Chinese medicine yinpian	患者使用的以中国传统医药理论指导采集、炮制，说明作用机制，指导临床应用的汤剂配伍药物	字符串	/	/	杨宝峰，陈建国.药理学[M].9版.北京：人民卫生出版社，2018.	补充	A20180901JWHU
哮喘专用	治疗信息	口服呼吸用药情况	695	中成药	Chinese patent medicine	患者使用的以中药材为原料，在中医药理论指导下，为了预防及治疗疾病的需要，按规定的处方和制剂工艺将其加工制成一定剂型的中药制品，是经国家药品监督管理部门批准的商品化的一类中药制剂	字符串	/	/	杨宝峰，陈建国.药理学[M].9版.北京：人民卫生出版社，2018.	探索	A20190510CYJ

类别	一级类别名称	二级类别名称	数据元序号	中文名称	英文名称	定义	变量类型	值域	单位	来源	等级	版本号
哮喘专用	治疗信息	口服呼吸用药情况	696	抗生素	antibiotics	患者使用的抗生素类药物的品种	字符串	/	/	Global Initiative for Asthma. Global Strategy for Asthma Management and Prevention（updated 2023）[EB/OL].https://ginasthma.org/wp-content/uploads/2023/05/GINA-2023-Full-Report-2023-WMS.pdf.	补充	A20180901JWHU
哮喘专用	治疗信息	口服呼吸用药情况	697	口服药物剂型	dosage form of oral medication	患者使用的口服药物的剂型	字符串	散剂；片剂；颗粒剂；胶囊剂；溶液剂；乳剂；混悬剂；其他	/	Clinical Data Interchange Standards Consortium.Clinical Data Interchange Standards Consortium Standards[EB/OL].https://www.cdisc.org/standards.	补充	A20190111ZZ
哮喘专用	治疗信息	增强免疫力药物	698	口服增强免疫力药物	oral medication for improving immunity	用于增强机体的抗肿瘤、抗感染能力，纠正免疫缺陷，规律使用的免疫增强药物	字符串	化学合成药物；人或动物免疫产物；生物多糖；中药有效成分	/	杨宝峰，陈建国.药理学[M].9版.北京：人民卫生出版社，2018.	补充	A20190111ZZ
哮喘专用	治疗信息	初始治疗	699	第1级治疗方案	level 1 initial treatment	哮喘慢性持续期初始治疗的第1级治疗方案	字符串	ICS+福莫特罗；ICS+SABA；吸入抗胆碱能药物；口服SABA；短效茶碱	/	中华医学会呼吸病学分会哮喘学组.支气管哮喘防治指南（2020年版）[J].中华结核和呼吸杂志，2020，43（12）：1023-1048.	补充	A20240416SZYL

类别	一级类别名称	二级类别名称	数据元序号	中文名称	英文名称	定义	变量类型	值域	单位	来源	等级	版本号
哮喘专用	治疗信息	初始治疗	700	第2级治疗方案	level 2 initial treatment	哮喘慢性持续期初始治疗的第2级治疗方案	字符串	ICS+福莫特罗；LTRA	/	中华医学会呼吸病学分会哮喘学组.支气管哮喘防治指南（2020年版）〔J〕.中华结核和呼吸杂志，2020，43（12）：1023-1048.	补充	A20240416SZYL
哮喘专用	治疗信息	初始治疗	701	第3级治疗方案	level 3 initial treatment	哮喘慢性持续期初始治疗的第3级治疗方案	字符串	ICS+LABA复合制剂；ICS+福莫特罗；ICS+SABA；ICS；ICS+LTRA；ICS+茶碱；ICS+甲磺司特；吸入抗胆碱能药物；口服SABA；短效茶碱	/	中华医学会呼吸病学分会哮喘学组.支气管哮喘防治指南（2020年版）〔J〕.中华结核和呼吸杂志，2020，43（12）：1023-1048.	补充	A20240416SZYL

类别	一级类别名称	二级类别名称	数据元序号	中文名称	英文名称	定义	变量类型	值域	单位	来源	等级	版本号
哮喘专用	治疗信息	初始治疗	702	第4级治疗方案	level 4 initial treatment	哮喘慢性持续期初始治疗的第4级治疗方案	字符串	ICS+LABA；ICS+吸入噻托溴铵；ICS+吸入噻托溴铵+LTRA；ICS+吸入噻托溴铵+缓释茶碱；ICS+吸入噻托溴铵+甲磺司特	/	中华医学会呼吸病学分会哮喘学组.支气管哮喘防治指南（2020年版）［J］.中华结核和呼吸杂志，2020，43（12）：1023-1048.	补充	A20240416SZYL
哮喘专用	治疗信息	初始治疗	703	第5级治疗方案	level 5 initial treatment	哮喘慢性持续期初始治疗的第5级治疗方案	字符串	ICS+LABA；抗胆碱能药物；抗IgE单抗；抗IL-5单抗；抗IL-5受体单抗；抗IL-4受体单抗；支气管热成形术；阿奇霉素；口服糖皮质激素	/	中华医学会呼吸病学分会哮喘学组.支气管哮喘防治指南（2020年版）［J］.中华结核和呼吸杂志，2020，43（12）：1023-1048.	补充	A20240416SZYL

类别	一级类别名称	二级类别名称	数据元序号	中文名称	英文名称	定义	变量类型	值域	单位	来源	等级	版本号
哮喘专用	治疗信息	长期维持治疗	704	第1级治疗方案	level 1 long term maintenance treatment	哮喘慢性持续期长期维持治疗的第1级治疗方案	字符串	ICS+福莫特罗；SABA+低剂量ICS；ICS+福莫特罗；SABA	/	中华医学会呼吸病学分会哮喘学组.支气管哮喘防治指南（2020年版）[J].中华结核和呼吸杂志, 2020, 43（12）: 1023-1048.	补充	A20240416SZYL
哮喘专用	治疗信息	长期维持治疗	705	第2级治疗方案	level 2 long term maintenance treatment	哮喘慢性持续期长期维持治疗的第2级治疗方案	字符串	ICS；ICS+福莫特罗；LTRA+茶碱；ICS+福莫特罗；SABA	/	中华医学会呼吸病学分会哮喘学组.支气管哮喘防治指南（2020年版）[J].中华结核和呼吸杂志, 2020, 43（12）: 1023-1048.	补充	A20240416SZYL
哮喘专用	治疗信息	长期维持治疗	706	第3级治疗方案	level 3 long term maintenance treatment	哮喘慢性持续期长期维持治疗的第3级治疗方案	字符串	ICS+LABA；ICS；ICS+LTRA；ICS+茶碱；ICS+福莫特罗；SABA	/	中华医学会呼吸病学分会哮喘学组.支气管哮喘防治指南（2020年版）[J].中华结核和呼吸杂志, 2020, 43（12）: 1023-1048.	补充	A20240416SZYL
哮喘专用	治疗信息	长期维持治疗	707	第4级治疗方案	level 4 long term maintenance treatment	哮喘慢性持续期长期维持治疗的第4级治疗方案	字符串	ICS+LABA；ICS+LAMA；ICS+LTRA；ICS+茶碱；ICS+福莫特罗；ICS+福莫特罗；SABA	/	中华医学会呼吸病学分会哮喘学组.支气管哮喘防治指南（2020年版）[J].中华结核和呼吸杂志, 2020, 43（12）: 1023-1048.	补充	A20240416SZYL

续表

类别	一级类别名称	二级类别名称	数据元序号	中文名称	英文名称	定义	变量类型	值域	单位	来源	等级	版本号
哮喘专用	治疗信息	长期维持治疗	708	第5级治疗方案	level 5 long term maintenance treatment	哮喘慢性持续期长期维持治疗的第5级治疗方案	字符串	抗lgE单抗；抗IL-5单抗；抗IL-5R单抗；抗IL-4R单抗；ICS+LABA+LAMA；ICS+LABA+茶碱；ICS+LABA+口服激素；ICS+福莫特罗；SABA	/	中华医学会呼吸病学分会哮喘学组.支气管哮喘防治指南（2020年版）［J］.中华结核和呼吸杂志，2020，43（12）：1023–1048.	补充	A20240416SZYL
哮喘专用	治疗信息	急性发作期治疗	709	轻中度急性发作处理方案	treatment for mild to moderate acute attack	哮喘轻中度急性发作处理方案	字符串	SABA+ICS；布地奈德-福莫特罗；SABA+SAMA；口服激素；雾化吸入激素	/	中华医学会呼吸病学分会哮喘学组.支气管哮喘防治指南（2020年版）［J］.中华结核和呼吸杂志，2020，43（12）：1023–1048.	补充	A20240416SZYL

类别	一级类别名称	二级类别名称	数据元序号	中文名称	英文名称	定义	变量类型	值域	单位	来源	等级	版本号
哮喘专用	治疗信息	急性发作期治疗	710	中度急性发作处理方案	treatment for moderate acute attack	哮喘中度急性发作处理方案	字符串	吸入SABA（沙丁胺醇、特布他林）；SABA+SAMA；全身激素（泼尼松、甲泼尼龙、氢化可的松）；氧疗；抗菌药物	/	中华医学会呼吸病学分会哮喘学组.支气管哮喘防治指南（2020年版）［J］.中华结核和呼吸杂志，2020，43（12）：1023-1048.	补充	A20240416SZYL
哮喘专用	治疗信息	急性发作期治疗	711	急性重度/危重哮喘处理方案	treatment for acute severe/critical asthma	急性重度/危重哮喘处理方案	字符串	吸入SABA（沙丁胺醇、特布他林）；SABA+SAMA；茶碱类药物；全身激素（泼尼松、甲泼尼龙、氢化可的松）；氧疗；抗菌药物；机械通气	/	中华医学会呼吸病学分会哮喘学组.支气管哮喘防治指南（2020年版）［J］.中华结核和呼吸杂志，2020，43（12）：1023-1048.	补充	A20240416SZYL

续表

类别	一级类别名称	二级类别名称	数据元序号	中文名称	英文名称	定义	变量类型	值域	单位	来源	等级	版本号
哮喘专用	治疗信息	急性发作期治疗	712	重度哮喘处理方案	treatment for severe asthma	重度哮喘处理方案	字符串	ICS；OCS；LABA；LTRA；LAMA；缓释茶碱；大环内酯类药物：阿奇霉素；抗IgE单抗；抗IL-5单抗（美泊利珠单抗）；抗IL-5受体单抗（贝那利珠单抗）；抗IL-4受体单抗（度普利尤单抗）；支气管热成形术（BT）	/	中华医学会呼吸病学分会哮喘学组.支气管哮喘防治指南（2020年版）[J].中华结核和呼吸杂志，2020，43（12）：1023-1048.	补充	A20240416SZYL
哮喘专用	治疗信息	治疗信息	713	治疗调整	treatment adjustment	按照哮喘阶梯式治疗方案进行升级或降级调整，以取得良好的症状控制效果并减少急性发作的风险	字符串	升级治疗；降级治疗	/	中华医学会呼吸病学分会哮喘学组.支气管哮喘防治指南（2020年版）[J].中华结核和呼吸杂志，2020，43（12）：1023-1048.	补充	A20240416SZYL

续表

类别	一级类别名称	二级类别名称	数据元序号	中文名称	英文名称	定义	变量类型	值域	单位	来源	等级	版本号
哮喘专用	治疗信息	治疗信息	714	影响哮喘控制因素	factors affecting asthma control	能够影响哮喘控制的因素	字符串	无；药物吸入方法不正确；依从性差；持续暴露于触发因素；存在合并症所致呼吸道症状及影响生活质量；哮喘诊断错误	/	中华医学会呼吸病学分会哮喘学组.支气管哮喘防治指南（2020年版）［J］.中华结核和呼吸杂志，2020，43（12）：1023–1048.	补充	A20240416SZYL
哮喘专用	治疗信息	治疗信息	715	升级治疗	upgrade treatment	当前治疗方案不能控制哮喘时，选择更高级别的治疗方案直至哮喘达到控制为止	字符串	是；否	/	中华医学会呼吸病学分会哮喘学组.支气管哮喘防治指南（2020年版）［J］.中华结核和呼吸杂志，2020，43（12）：1023–1048.	补充	A20240416SZYL
哮喘专用	治疗信息	治疗信息	716	升级治疗方式	methods of upgrade treatment	治疗方案升级的具体方案	字符串	升级维持治疗；短程加强治疗；日常调整治疗	/	中华医学会呼吸病学分会哮喘学组.支气管哮喘防治指南（2020年版）［J］.中华结核和呼吸杂志，2020，43（12）：1023–1048.	补充	A20240416SZYL
哮喘专用	治疗信息	治疗信息	717	降级治疗	degrade treatment	当哮喘症状得到控制并维持至少3个月，且肺功能恢复正常并维持平稳状态，可考虑降级治疗	字符串	是；否	/	中华医学会呼吸病学分会哮喘学组.支气管哮喘防治指南（2020年版）［J］.中华结核和呼吸杂志，2020，43（12）：1023–1048.	补充	A20240416SZYL

续表

类别	一级类别名称	二级类别名称	数据元序号	中文名称	英文名称	定义	变量类型	值域	单位	来源	等级	版本号
哮喘专用	治疗信息	治疗信息	718	停止/中断原因	reason for stop/ interruption	患者停止/中断治疗的原因	字符串	病情恶化；不良反应；患者个人因素；其他	/	中华医学会呼吸病学分会哮喘学组.支气管哮喘防治指南（2020年版）〔J〕.中华结核和呼吸杂志，2020，43（12）：1023-1048.	补充	A20240416SZYL
哮喘专用	治疗信息	治疗信息	719	副反应	side reaction	药物使用过程中出现的除治疗哮喘外的其他效应	字符串	骨质疏松；高血压；糖尿病；下丘脑-垂体-肾上腺轴抑制；肥胖症；白内障；青光眼；皮肤变薄；肌无力；吸入性肺炎；胃底静脉曲张；骨骼肌震颤；低钾血症；心律失常；心悸；恶心；呕吐；血压下降；多尿；其他	/	中华医学会呼吸病学分会哮喘学组.支气管哮喘防治指南（2020年版）〔J〕.中华结核和呼吸杂志，2020，43（12）：1023-1048.	补充	A20240416SZYL

类别	一级类别名称	二级类别名称	数据元序号	中文名称	英文名称	定义	变量类型	值域	单位	来源	等级	版本号
哮喘专用	治疗信息	支气管热成形术治疗	720	支气管热成形术标志	bronchial thermoplasty	标识患者是否接受了支气管热成形术	字符串	是；否	/	中华医学会呼吸病学分会哮喘学组.支气管哮喘防治指南（2020年版）[J].中华结核和呼吸杂志，2020，43（12）：1023-1048.	补充	A20240416SZYL
哮喘专用	治疗信息	支气管热成形术治疗	721	术前评估	preoperative evaluation	包括症状评估及围手术期急性发作风险评估	字符串	/	/	中华医学会呼吸病学分会哮喘学组.支气管哮喘防治指南（2020年版）[J].中华结核和呼吸杂志，2020，43（12）：1023-1048.	补充	A20240416SZYL
哮喘专用	治疗信息	支气管热成形术治疗	722	治疗部位	treatment site	支气管热成形术治疗的具体部位	字符串	右肺下叶、左肺下叶、右肺上叶、左肺上叶所有可视范围内气道	/	中华医学会呼吸病学分会哮喘学组.支气管哮喘防治指南（2020年版）[J].中华结核和呼吸杂志，2020，43（12）：1023-1048.	补充	A20240416SZYL
哮喘专用	治疗信息	支气管热成形术治疗	723	治疗日期	date of treatment	支气管热成形术操作当日的公元纪年日期的完整描述	日期型	日期格式	/	中华医学会呼吸病学分会哮喘学组.支气管哮喘防治指南（2020年版）[J].中华结核和呼吸杂志，2020，43（12）：1023-1048.	补充	A20240416SZYL
哮喘专用	治疗信息	支气管热成形术治疗	724	手术持续时间	duration of procedure	支气管热成形术从开始到结束的持续时间	数值型	数字	分钟	中华医学会呼吸病学分会哮喘学组.支气管哮喘防治指南（2020年版）[J].中华结核和呼吸杂志，2020，43（12）：1023-1048.	补充	A20240416SZYL

续表

类别	一级类别名称	二级类别名称	数据元序号	中文名称	英文名称	定义	变量类型	值域	单位	来源	等级	版本号
哮喘专用	治疗信息	支气管热成形术治疗	725	麻醉方式	type of anesthesia	实施手术/操作时所采用的麻醉方法名称	字符串	中度镇静；全身麻醉；其他	/	中华医学会呼吸病学分会哮喘学组.支气管哮喘防治指南（2020年版）[J].中华结核和呼吸杂志，2020，43（12）：1023-1048.	补充	A20240416SZYL
哮喘专用	治疗信息	支气管热成形术治疗	726	并发症	complications of procedure	手术操作引起的其他组织、器官的损伤、缺失、功能障碍等	字符串	呼吸困难；喘息；咳嗽；上呼吸道感染；咳血；出血；气胸；术后发热；其他	/	中华医学会呼吸病学分会哮喘学组.支气管哮喘防治指南（2020年版）[J].中华结核和呼吸杂志，2020，43（12）：1023-1048.	补充	A20240416SZYL
通用数据	治疗信息	健康教育	727	健康教育	health education	标识患者是否接受过患者健康教育	字符串	是；否	/	Global Initiative for Asthma. Global Strategy for Asthma Management and Prevention（updated 2023）[EB/OL］. https://ginasthma.org/wp-content/uploads/2023/05/GINA-2023-Full-Report-2023-WMS.pdf.	补充	A20180901JWHU
通用数据	治疗信息	健康教育	728	健康教育获取途径	access to health education	患者获取健康教育的途径	字符串	医院内健康教育；社区健康教育；传媒；其他	/	Global Initiative for Asthma. Global Strategy for Asthma Management and Prevention（updated 2023）[EB/OL］. https://ginasthma.org/wp-content/uploads/2023/05/GINA-2023-Full-Report-2023-WMS.pdf.	探索	A20180901JWHU

类别	一级类别名称	二级类别名称	数据元序号	中文名称	英文名称	定义	变量类型	值域	单位	来源	等级	版本号
通用数据	治疗信息	健康教育	729	医院内健康教育	method of health education in hospital	患者参加医院内有计划、有组织、有系统地教授消除或减轻影响健康的危险因素、预防疾病、促进健康、提高生活质量的活动的形式	字符串	健康讲座；病友联谊；教育手册；教育宣传栏；影音材料；其他	/	Global Initiative for Asthma. Global Strategy for Asthma Management and Prevention（updated 2023）［EB/OL］. https://ginasthma.org/wp-content/uploads/2023/05/GINA-2023-Full-Report-2023-WMS.pdf.	探索	A20190111ZZ
通用数据	治疗信息	健康教育	730	社区健康教育	method of health education in community	患者参加社区内有计划、有组织、有系统地教授消除或减轻影响健康的危险因素、预防疾病、促进健康、提高生活质量的活动的形式	字符串	医生义诊；社区随访；社区宣传栏；教育手册；其他	/	Global Initiative for Asthma. Global Strategy for Asthma Management and Prevention（updated 2023）［EB/OL］. https://ginasthma.org/wp-content/uploads/2023/05/GINA-2023-Full-Report-2023-WMS.pdf.	探索	A20190111ZZ
通用数据	治疗信息	健康教育	731	传媒健康教育	method of education by media	患者接收到的传媒提供的预防疾病、促进健康、提高生活质量的资讯宣传的形式或方式	字符串	电视；网络；报刊；广播；其他	/	Global Initiative for Asthma. Global Strategy for Asthma Management and Prevention（updated 2023）［EB/OL］. https://ginasthma.org/wp-content/uploads/2023/05/GINA-2023-Full-Report-2023-WMS.pdf.	探索	A20190111ZZ

续表

类别	一级类别名称	二级类别名称	数据元序号	中文名称	英文名称	定义	变量类型	值域	单位	来源	等级	版本号
通用数据	治疗信息	健康教育	732	门诊患者教育标志	health education in outpatient clinic	标识患者是否在医院门诊接受过患者教育	字符串	是；否	/	Global Initiative for Asthma. Global Strategy for Asthma Management and Prevention（updated 2023）［EB/OL］. https://ginasthma.org/wp-content/uploads/2023/05/GINA-2023-Full-Report-2023-WMS.pdf.	补充	A20190111ZZ
通用数据	治疗信息	健康教育	733	住院患者教育标志	health education in inpatient wards	标识患者是否在医院住院时接受过患者教育	字符串	是；否	/	Global Initiative for Asthma. Global Strategy for Asthma Management and Prevention（updated 2023）［EB/OL］. https://ginasthma.org/wp-content/uploads/2023/05/GINA-2023-Full-Report-2023-WMS.pdf.	补充	A20190111ZZ
通用数据	护理信息	护理信息	734	特级护理天数	days of special care	患者本次住院接受特级护理的天数	数值型	数字	天	中华人民共和国国家卫生和计划生育委员会.电子病历共享文档规范 第17部分：一般护理记录（WS/T 500.17—2016）［S/OL］.http://www.nhc.gov.cn/fzs/s7852d/201609/37f11aacca5a49c2ad0984c8fc7a2873.shtml.	补充	A20240416SZYL
通用数据	护理信息	护理信息	735	一级护理天数	days of first level care	患者本次住院接受一级护理的天数	数值型	数字	天	中华人民共和国国家卫生和计划生育委员会.电子病历共享文档规范 第17部分：一般护理记录（WS/T 500.17—2016）［S/OL］.http://www.nhc.gov.cn/fzs/s7852d/201609/37f11aacca5a49c2ad0984c8fc7a2873.shtml.	补充	A20240416SZYL

类别	一级类别名称	二级类别名称	数据元序号	中文名称	英文名称	定义	变量类型	值域	单位	来源	等级	版本号
通用数据	护理信息	护理信息	736	二级护理天数	days of second level care	患者本次住院接受二级护理的天数	数值型	数字	天	中华人民共和国国家卫生和计划生育委员会.电子病历共享文档规范 第17部分：一般护理记录（WS/T 500.17—2016）［S/OL］.http://www.nhc.gov.cn/fzs/s7852d/201609/37f11aacca5a49c2ad0984c8fc7a2873.shtml.	补充	A20240416SZYL
通用数据	护理信息	护理信息	737	三级护理天数	days of third level care	患者本次住院接受三级护理的天数	数值型	数字	天	中华人民共和国国家卫生和计划生育委员会.电子病历共享文档规范 第17部分：一般护理记录（WS/T 500.17—2016）［S/OL］.http://www.nhc.gov.cn/fzs/s7852d/201609/37f11aacca5a49c2ad0984c8fc7a2873.shtml.	补充	A20240416SZYL

八、预后相关

包括不良事件、危重信息、死亡信息相关的数据元。

类别	一级类别名称	二级类别名称	数据元序号	中文名称	英文名称	定义	变量类型	值域	单位	来源	等级	版本号
通用数据	不良事件	不良事件基础信息	738	不良事件标志	adverse event	标识患者是否出现不良事件	字符串	是；否	/	Global Initiative for Asthma. Global Strategy for Asthma Management and Prevention（updated 2023）［EB/OL］. https://ginasthma.org/wp-content/uploads/2023/05/GINA-2023-Full-Report-2023-WMS.pdf.	探索	A20240416SZYL
通用数据	不良事件	不良事件基础信息	739	不良事件名称	name of adverse event	患者发生不良事件的名称的完整描述	字符串	/	/	National Cancer Institute. Common Terminology Criteria for Adverse Events（CTCAE）v5.0［EB/OL］.https://ctep.cancer.gov/protocolDevelopment/electronic_applications/docs/CTCAE_V5_Quick_Reference_5x7.pdf.	补充	A20180901JWHU
通用数据	不良事件	不良事件基础信息	740	不良事件严重程度	degree of adverse event	不良事件的严重程度	字符串	轻度；中度；重度	/	National Cancer Institute. Common Terminology Criteria for Adverse Events（CTCAE）v5.0［EB/OL］.https://ctep.cancer.gov/protocolDevelopment/electronic_applications/docs/CTCAE_V5_Quick_Reference_5x7.pdf.	补充	A20180901JWHU

类别	一级类别名称	二级类别名称	数据元序号	中文名称	英文名称	定义	变量类型	值域	单位	来源	等级	版本号
通用数据	不良事件	不良事件基础信息	741	不良事件来源	cause of adverse event	不良事件来源于什么过程	字符串	6分钟步行试验；肺通气功能检查；支气管舒张试验；支气管激发试验；吸入药物；口服药物；其他	/	National Cancer Institute. Common Terminology Criteria for Adverse Events（CTCAE）v5.0 ［EB/OL］.https://ctep.cancer.gov/protocolDevelopment/electronic_applications/docs/CTCAE_V5_Quick_Reference_5x7.pdf.	补充	A20180901JWHU
通用数据	不良事件	不良事件基础信息	742	不良事件开始日期	start date of adverse event	不良事件开始当天的公元纪年日期的完整描述	日期型	日期格式	/	National Cancer Institute. Common Terminology Criteria for Adverse Events（CTCAE）v5.0 ［EB/OL］.https://ctep.cancer.gov/protocolDevelopment/electronic_applications/docs/CTCAE_V5_Quick_Reference_5x7.pdf.	补充	A20180901JWHU
通用数据	不良事件	不良事件基础信息	743	不良事件结束日期	end date of adverse event	不良事件结束当天的公元纪年日期的完整描述	日期型	日期格式	/	National Cancer Institute. Common Terminology Criteria for Adverse Events（CTCAE）v5.0 ［EB/OL］.https://ctep.cancer.gov/protocolDevelopment/electronic_applications/docs/CTCAE_V5_Quick_Reference_5x7.pdf.	补充	A20180901JWHU

续表

类别	一级类别名称	二级类别名称	数据元序号	中文名称	英文名称	定义	变量类型	值域	单位	来源	等级	版本号
通用数据	不良事件	不良事件基础信息	744	不良事件结局	consequence of adverse event	患者发生不良事件的结局	字符串	已恢复/痊愈；持续；未恢复/未痊愈；恢复/痊愈；有后遗症；死亡；未知	/	田少雷，邵庆翔.药物临床试验与GCP实用指南［M］.北京：北京大学医学出版社，2009.	补充	A20190111ZZ
通用数据	不良事件	不良事件基础信息	745	不良事件持续存在标志	adverse event continuous existence	在没有提供结束日期的情况下，不良事件是否持续存在	字符串	是；否	/	Clinical Data Interchange Standards Consortium.Clinical Data Interchange Standards Consortium Standards［EB/OL］.https://www.cdisc.org/standards.	补充	A20190111ZZ
通用数据	不良事件	不良事件基础信息	746	针对不良事件采取的措施标志	measurement against adverse event	记录不良事件是否引起措施调整	字符串	是；否	/	Clinical Data Interchange Standards Consortium.Clinical Data Interchange Standards Consortium Standards［EB/OL］.https://www.cdisc.org/standards.	补充	A20190111ZZ
通用数据	不良事件	不良事件基础信息	747	不良事件导致研究中止标志	study suspension due to adverse event	记录不良事件是否导致研究中止	字符串	是；否	/	Clinical Data Interchange Standards Consortium.Clinical Data Interchange Standards Consortium Standards［EB/OL］.https://www.cdisc.org/standards.	补充	A20190111ZZ
通用数据	不良事件	不良事件分级	748	不良事件程度分级	adverse event grading	不良事件的程度分级	字符串	Ⅰ级；Ⅱ级；Ⅲ级；Ⅳ级	/	田少雷，邵庆翔.药物临床试验与GCP实用指南［M］.北京：北京大学医学出版社，2009.	补充	A20190111ZZ

类别	一级类别名称	二级类别名称	数据元序号	中文名称	英文名称	定义	变量类型	值域	单位	来源	等级	版本号
通用数据	不良事件	不良事件分级	749	Ⅰ级不良事件	grade Ⅰ adverse event	警讯事件，涉及死亡或严重物理性或精神性的伤害，以及由此产生的危险；严重伤害指肢体或其功能的丧失	字符串	/	/	田少雷，邵庆翔.药物临床试验与GCP实用指南［M］.北京：北京大学医学出版社，2009.	补充	A20190111ZZ
通用数据	不良事件	不良事件分级	750	Ⅱ级不良事件	grade Ⅱ adverse event	不良后果事件，指对患者机体与功能造成损害的事件	字符串	/	/	田少雷，邵庆翔.药物临床试验与GCP实用指南［M］.北京：北京大学医学出版社，2009.	补充	A20190111ZZ
通用数据	不良事件	不良事件分级	751	Ⅲ级不良事件	grade Ⅲ adverse event	未造成后果事件，虽然发生了错误事实，但未造成不良后果，或未给患者机体与功能造成任何损害	字符串	/	/	田少雷，邵庆翔.药物临床试验与GCP实用指南［M］.北京：北京大学医学出版社，2009.	补充	A20190111ZZ
通用数据	不良事件	不良事件分级	752	Ⅳ级不良事件	grade Ⅳ adverse event	临界错误事件，接近错误事件，发现的缺陷或错误，未形成事实	字符串	/	/	田少雷，邵庆翔.药物临床试验与GCP实用指南［M］.北京：北京大学医学出版社，2009.	补充	A20190111ZZ

续表

类别	一级类别名称	二级类别名称	数据元序号	中文名称	英文名称	定义	变量类型	值域	单位	来源	等级	版本号
通用数据	不良事件	不良事件分级	753	不良事件毒性分级	toxicity grade for adverse events	不良事件毒性的严重程度分级	字符串	1级；2级；3级；4级；5级	/	National Cancer Institute. Common Terminology Criteria for Adverse Events（CTCAE）v5.0［EB/OL］.https://ctep.cancer.gov/protocolDevelopment/electronic_applications/docs/CTCAE_V5_Quick_Reference_5x7.pdf.	补充	A20190111ZZ
通用数据	不良事件	严重不良事件	754	严重不良事件标志	serious adverse event	临床试验过程中是否发生需住院治疗、延长住院时间、伤残、影响工作能力、危及生命或死亡、导致先天畸形等事件	字符串	是；否	/	Clinical Data Interchange Standards Consortium.Clinical Data Interchange Standards Consortium Standards［EB/OL］.https://www.cdisc.org/standards.	补充	A20190111ZZ
通用数据	不良事件	严重不良事件	755	严重不良事件与先天性异常或出生缺陷有关标志	adverse event due to congenital abnormality	记录严重不良事件是否与先天性异常或出生缺陷有关	字符串	是；否	/	Clinical Data Interchange Standards Consortium.Clinical Data Interchange Standards Consortium Standards［EB/OL］.https://www.cdisc.org/standards.	补充	A20190111ZZ
通用数据	不良事件	严重不良事件	756	严重不良事件导致永久重大伤残或无行为能力标志	severe disability or incapability due to adverse event	记录严重不良事件是否导致了永久重大伤残或无行为能力	字符串	是；否	/	Clinical Data Interchange Standards Consortium.Clinical Data Interchange Standards Consortium Standards［EB/OL］.https://www.cdisc.org/standards.	补充	A20190111ZZ

类别	一级类别名称	二级类别名称	数据元序号	中文名称	英文名称	定义	变量类型	值域	单位	来源	等级	版本号
通用数据	不良事件	严重不良事件	757	严重不良事件导致死亡标志	death due to adverse event	记录严重不良事件是否导致了死亡	字符串	是；否	/	Clinical Data Interchange Standards Consortium.Clinical Data Interchange Standards Consortium Standards［EB/OL］.https://www.cdisc.org/standards.	补充	A20190111ZZ
通用数据	不良事件	严重不良事件	758	严重不良事件导致住院标志	hospitalization due to adverse event	记录严重不良事件是否导致了患者的首次住院或住院时间延长	字符串	是；否	/	Clinical Data Interchange Standards Consortium.Clinical Data Interchange Standards Consortium Standards［EB/OL］.https://www.cdisc.org/standards.	补充	A20190111ZZ
通用数据	不良事件	严重不良事件	759	严重不良事件导致危及生命标志	life-threatening due to adverse event	记录严重不良事件是否危及生命	字符串	是；否	/	Clinical Data Interchange Standards Consortium.Clinical Data Interchange Standards Consortium Standards［EB/OL］.https://www.cdisc.org/standards.	补充	A20190111ZZ
通用数据	不良事件	严重不良事件	760	严重不良事件导致其他重要医学事件标志	other important medical event due to adverse event	记录严重不良事件是否与试验方案或研究者手册中定义的其他严重或重要医学事件有关	字符串	是；否	/	Clinical Data Interchange Standards Consortium.Clinical Data Interchange Standards Consortium Standards［EB/OL］.https://www.cdisc.org/standards.	补充	A20190111ZZ
通用数据	危重信息	重症监护	761	重症监护室标志	intensive care unit ICU	标识患者是否有进入重症监护室治疗	字符串	是；否	/	中华人民共和国国家卫生和计划生育委员会.电子病历共享文档规范 第44部分：抢救记录（WS/T 500.44—2006）［S/OL］.http://www.nhc.gov.cn/fzs/s7852d/201609/37f11aacca5a49c2ad0984c8fc7a2873.shtml.	探索	A20240416SZYL

类别	一级类别名称	二级类别名称	数据元序号	中文名称	英文名称	定义	变量类型	值域	单位	来源	等级	版本号
通用数据	危重信息	重症监护	762	重症监护室名称	name of ICU	患者本次住院所转入重症监护室的名称	字符串	外科ICU（SICU）；急诊ICU（EICU）；内科ICU（MICU）；呼吸ICU（RICU）	/	中华人民共和国国家卫生和计划生育委员会.电子病历共享文档规范 第44部分：抢救记录（WS/T 500.44—2006）[S/OL].http://www.nhc.gov.cn/fzs/s7852d/201609/37f11aacca5a49c2ad0984c8fc7a2873.shtml.	探索	A20240416SZYL
通用数据	危重信息	重症监护	763	重症监护开始时间	start time of ICU	患者转入重症监护室的时间	日期时间型	日期-时间格式	/	中华人民共和国国家卫生和计划生育委员会.电子病历共享文档规范 第44部分：抢救记录（WS/T 500.44—2006）[S/OL].http://www.nhc.gov.cn/fzs/s7852d/201609/37f11aacca5a49c2ad0984c8fc7a2873.shtml.	探索	A20240416SZYL
通用数据	危重信息	重症监护	764	重症监护结束时间	end time of ICU	患者转出重症监护室的时间	日期时间型	日期-时间格式	/	中华人民共和国国家卫生和计划生育委员会.电子病历共享文档规范 第44部分：抢救记录（WS/T 500.44—2006）[S/OL].http://www.nhc.gov.cn/fzs/s7852d/201609/37f11aacca5a49c2ad0984c8fc7a2873.shtml.	探索	A20240416SZYL
通用数据	危重信息	重症监护	765	重症监护时长	duration of ICU	患者在重症监护室接受治疗的时长	数值型	数字	天	中华人民共和国国家卫生和计划生育委员会.电子病历共享文档规范 第44部分：抢救记录（WS/T 500.44—2006）[S/OL].http://www.nhc.gov.cn/fzs/s7852d/201609/37f11aacca5a49c2ad0984c8fc7a2873.shtml.	探索	A20240416SZYL

类别	一级类别名称	二级类别名称	数据元序号	中文名称	英文名称	定义	变量类型	值域	单位	来源	等级	版本号
通用数据	危重信息	重症监护	766	呼吸机使用时长	duration of ventilator using	患者在重症监护室使用呼吸机的时长	数值型	数字	小时	中华人民共和国国家卫生和计划生育委员会.电子病历共享文档规范 第44部分：抢救记录（WS/T 500.44—2006）[S/OL].http://www.nhc.gov.cn/fzs/s7852d/201609/37f11aacca5a49c2ad0984c8fc7a2873.shtml.	探索	A20240416SZYL
通用数据	危重信息	抢救记录	767	抢救成功次数	number of successful rescues	患者本次住院成功抢救次数	数值型	数字	次	中华人民共和国国家卫生和计划生育委员会.电子病历共享文档规范 第44部分：抢救记录（WS/T 500.44—2006）[S/OL].http://www.nhc.gov.cn/fzs/s7852d/201609/37f11aacca5a49c2ad0984c8fc7a2873.shtml.	探索	A20240416SZYL
通用数据	危重信息	抢救记录	768	抢救次数	number of rescues	患者本次住院累计抢救次数	数值型	数字	次	中华人民共和国国家卫生和计划生育委员会.电子病历共享文档规范 第44部分：抢救记录（WS/T 500.44—2006）[S/OL].http://www.nhc.gov.cn/fzs/s7852d/201609/37f11aacca5a49c2ad0984c8fc7a2873.shtml.	探索	A20240416SZYL
通用数据	死亡信息	死亡信息	769	院内死亡标志	hospital death	标识患者是否院内死亡	字符串	是；否	/	中华人民共和国国家卫生和计划生育委员会.电子病历共享文档规范 第50部分：死亡记录（WS/T 500.50—2016）[S/OL].http://www.nhc.gov.cn/fzs/s7852d/201609/37f11aacca5a49c2ad0984c8fc7a2873.shtml.	补充	A20240416SZYL

续表

类别	一级类别名称	二级类别名称	数据元序号	中文名称	英文名称	定义	变量类型	值域	单位	来源	等级	版本号
通用数据	死亡信息	死亡信息	770	院内死亡时间	time of hospital death	患者院内死亡时刻的公元纪年日期和时间的完整描述	日期时间型	日期–时间格式	/	中华人民共和国国家卫生和计划生育委员会.电子病历共享文档规范 第50部分：死亡记录（WS/T 500.50—2016）［S/OL］.http://www.nhc.gov.cn/fzs/s7852d/201609/37f11aacca5a49c2ad0984c8fc7a2873.shtml.	补充	A20240416SZYL
通用数据	死亡信息	死亡信息	771	死亡患者尸检标志	autopsy of deceased patient	对死亡患者的机体进行剖验，以明确死亡原因	字符串	是；否	/	中华人民共和国国家卫生和计划生育委员会.电子病历共享文档规范 第50部分：死亡记录（WS/T 500.50—2016）［S/OL］.http://www.nhc.gov.cn/fzs/s7852d/201609/37f11aacca5a49c2ad0984c8fc7a2873.shtml.	补充	A20240416SZYL

九、临床研究相关

包括生物样本信息、费用信息、随访信息、临床研究相关的数据元。

类别	一级类别名称	二级类别名称	数据元序号	中文名称	英文名称	定义	变量类型	值域	单位	来源	等级	版本号
通用数据	生物样本信息	生物样本	772	留取生物样本标志	retain biological samples	标识患者是否留取生物样本	字符串	是；否	/	Campbell LD，Astrin JJ，DeSouza Y，et al.The 2018 Revision of the ISBER Best Practices：Summary of Changes and the Editorial Team's Development Process〔J〕. Biopreservation and Biobanking，2018，16（1）：3-6.https://doi.org/10.1089/bio.2018.0001	探索	A20240416SZYL
通用数据	生物样本信息	生物样本	773	血清规格	specifications of serum	采集血清的规格	数值型	数字	μl/管	刘成玉，罗春丽.临床检验基础〔M〕.5版.北京：人民卫生出版社，2012.	探索	A20240416SZYL
通用数据	生物样本信息	生物样本	774	血清管数	number of tubes of serum	采集血清的管数	数值型	数字	管	刘成玉，罗春丽.临床检验基础〔M〕.5版.北京：人民卫生出版社，2012.	探索	A20240416SZYL
通用数据	生物样本信息	生物样本	775	血浆规格	specifications of plasma	采集血浆的规格	数值型	数字	μl/管	刘成玉，罗春丽.临床检验基础〔M〕.5版.北京：人民卫生出版社，2012.	探索	A20240416SZYL
通用数据	生物样本信息	生物样本	776	血浆管数	number of tubes of plasma	采集血浆的管数	数值型	数字	管	刘成玉，罗春丽.临床检验基础〔M〕.5版.北京：人民卫生出版社，2012.	探索	A20240416SZYL
通用数据	生物样本信息	生物样本	777	全血规格	specifications of whole blood	采集全血的规格	数值型	数字	μl/管	刘成玉，罗春丽.临床检验基础〔M〕.5版.北京：人民卫生出版社，2012.	探索	A20240416SZYL

类别	一级类别名称	二级类别名称	数据元序号	中文名称	英文名称	定义	变量类型	值域	单位	来源	等级	版本号
通用数据	生物样本信息	生物样本	778	全血管数	number of tubes of whole blood	采集全血的管数	数值型	数字	管	刘成玉，罗春丽.临床检验基础［M］.5版.北京：人民卫生出版社，2012.	探索	A20240416SZYL
通用数据	生物样本信息	生物样本	779	血细胞管数	number of tubes of blood cells	采集血细胞的管数	数值型	数字	管	刘成玉，罗春丽.临床检验基础［M］.5版.北京：人民卫生出版社，2012.	探索	A20240416SZYL
通用数据	生物样本信息	生物样本	780	痰上清液规格	specifications of sputum supernatant	采集痰上清液的规格	数值型	数字	μl/管	刘成玉，罗春丽.临床检验基础［M］.5版.北京：人民卫生出版社，2012.	探索	A20240416SZYL
通用数据	生物样本信息	生物样本	781	痰上清液管数	number of tubes of sputum supernatant	采集痰上清液的管数	数值型	数字	管	刘成玉，罗春丽.临床检验基础［M］.5版.北京：人民卫生出版社，2012.	探索	A20240416SZYL
通用数据	生物样本信息	生物样本	782	痰细胞管数	number of tubes of sputum cells	采集痰细胞的管数	数值型	数字	管	刘成玉，罗春丽.临床检验基础［M］.5版.北京：人民卫生出版社，2012.	探索	A20240416SZYL
通用数据	生物样本信息	生物样本	783	痰栓管数	number of tubes of sputum-thrombus	采集痰栓的管数	数值型	数字	管	刘成玉，罗春丽.临床检验基础［M］.5版.北京：人民卫生出版社，2012.	探索	A20240416SZYL
通用数据	生物样本信息	生物样本	784	肺泡灌洗液规格	specifications of bronchoalveolar lavage fluid	采集肺泡灌洗液的规格	数值型	数字	μl/管	刘成玉，罗春丽.临床检验基础［M］.5版.北京：人民卫生出版社，2012.	探索	A20240416SZYL
通用数据	生物样本信息	生物样本	785	肺泡灌洗液管数	number of tubes of bronchoalveolar lavage fluid	采集肺泡灌洗液的管数	数值型	数字	管	刘成玉，罗春丽.临床检验基础［M］.5版.北京：人民卫生出版社，2012.	探索	A20240416SZYL

类别	一级类别名称	二级类别名称	数据元序号	中文名称	英文名称	定义	变量类型	值域	单位	来源	等级	版本号
通用数据	生物样本信息	生物样本	786	鼻灌洗液规格	specifications of nasal lavage fluid	采集鼻灌洗液的规格	数值型	数字	μl/管	刘成玉，罗春丽.临床检验基础［M］.5版.北京：人民卫生出版社，2012.	探索	A20240416SZYL
通用数据	生物样本信息	生物样本	787	鼻灌洗液管数	number of tubes of nasal lavage fluid	采集鼻灌洗液的管数	数值型	数字	管	刘成玉，罗春丽.临床检验基础［M］.5版.北京：人民卫生出版社，2012.	探索	A20240416SZYL
通用数据	生物样本信息	生物样本	788	尿液规格	specifications of urine	采集尿液的规格	数值型	数字	μl/管	刘成玉，罗春丽.临床检验基础［M］.5版.北京：人民卫生出版社，2012.	探索	A20240416SZYL
通用数据	生物样本信息	生物样本	789	尿液管数	number of tubes of urine	采集尿液的管数	数值型	数字	管	刘成玉，罗春丽.临床检验基础［M］.5版.北京：人民卫生出版社，2012.	探索	A20240416SZYL
通用数据	生物样本信息	生物样本	790	唾液规格	specifications of saliva	采集唾液的规格	数值型	数字	μl/管	刘成玉，罗春丽.临床检验基础［M］.5版.北京：人民卫生出版社，2012.	探索	A20240416SZYL
通用数据	生物样本信息	生物样本	791	唾液管数	number of tubes of saliva	采集唾液的管数	数值型	数字	管	刘成玉，罗春丽.临床检验基础［M］.5版.北京：人民卫生出版社，2012.	探索	A20240416SZYL
通用数据	生物样本信息	生物样本	792	气道黏膜组织数量	number of airway mucosal tissue	采集气道黏膜组织的块数	数值型	数字	块	刘成玉，罗春丽.临床检验基础［M］.5版.北京：人民卫生出版社，2012.	探索	A20240416SZYL
通用数据	生物样本信息	生物样本	793	肺组织数量	number of lung tissue	采集肺组织的块数	数值型	数字	块	刘成玉，罗春丽.临床检验基础［M］.5版.北京：人民卫生出版社，2012.	探索	A20240416SZYL

续表

类别	一级类别名称	二级类别名称	数据元序号	中文名称	英文名称	定义	变量类型	值域	单位	来源	等级	版本号
通用数据	生物样本信息	生物样本	794	鼻黏膜组织数量	number of nasal mucosa tissue	采集鼻黏膜组织的块数	数值型	数字	块	刘成玉，罗春丽.临床检验基础［M］.5版.北京：人民卫生出版社，2012.	探索	A20240416SZYL
通用数据	生物样本信息	采集信息	795	采集地点	collecting location	采集生物样本时患者所在的地点	字符串	/	/	Moore HM, Kelly A, Jewell SD, et al.Biospecimen Reporting for Improved Study Quality［J］. Biopreserv Biobank，2011，9（1）：57-70.	补充	A20180901JWHU
通用数据	生物样本信息	采集信息	796	采集对象	collection objects	采集其生物样本的患者	字符串	/	/	Moore HM, Kelly A, Jewell SD, et al.Biospecimen Reporting for Improved Study Quality［J］. Biopreserv Biobank，2011，9（1）：57-70.	补充	A20180901JWHU
通用数据	生物样本信息	采集信息	797	采集时疾病状态	disease status when collecting	采集生物样本时患者情况处于稳定期或急性加重期等	字符串	稳定期；急性加重期；其他状态	/	Moore HM, Kelly A, Jewell SD, et al.Biospecimen Reporting for Improved Study Quality［J］. Biopreserv Biobank，2011，9（1）：57-70.	补充	A20180901JWHU
通用数据	生物样本信息	采集信息	798	采集类型	sample types	从患者不同部位采集的生物样本类型	字符串	全血；尿液；痰；鼻咽拭子；口咽拭子；肺组织；支气管肺泡灌洗液；胸腔积液；其他	/	Lehmann S, Guadagni F, Moore H, et al.Standard Preanalytical Coding for Biospecimens：Review and Implementation of the Sample PREanalytical Code（SPREC）［J］.Biopreserv Biobank，2012，10（4）：366-374.	补充	A20180901JWHU

类别	一级类别名称	二级类别名称	数据元序号	中文名称	英文名称	定义	变量类型	值域	单位	来源	等级	版本号
通用数据	生物样本信息	采集信息	799	采集部位	collection position	所采集生物样本的来源或部位	字符串	血液和造血系统；呼吸系统；泌尿系统；消化系统；内分泌系统；其他	/	Lehmann S，Guadagni F，Moore H，et al.Standard Preanalytical Coding for Biospecimens：Review and Implementation of the Sample PREanalytical Code（SPREC）［J］.Biopreserv Biobank，2012，10（4）：366-374.	补充	A20180901JWHU
通用数据	生物样本信息	采集信息	800	采集量	collection quantity	采集到的生物样本的容量/体积	字符串	/	/	Campbell LD，Astrin JJ，DeSouza Y，et al.The 2018 Revision of the ISBER Best Practices：Summary of Changes and the Editorial Team's Development Process［J］.Biopreservation and Biobanking，2018，16（1）：3-6.https://doi.org/10.1089/bio.2018.0001	补充	A20180901JWHU
通用数据	生物样本信息	采集信息	801	采集人员	collection staff	负责采集患者生物样本的人员	字符串	人名	/	Campbell LD，Astrin JJ，DeSouza Y，et al.The 2018 Revision of the ISBER Best Practices：Summary of Changes and the Editorial Team's Development Process［J］.Biopreservation and Biobanking，2018，16（1）：3-6.https://doi.org/10.1089/bio.2018.0001	补充	A20180901JWHU

类别	一级类别名称	二级类别名称	数据元序号	中文名称	英文名称	定义	变量类型	值域	单位	来源	等级	版本号
通用数据	生物样本信息	采集信息	802	采集日期	date of acquisition	采集患者生物样本当日的公元纪年日期的完整描述	日期型	日期格式	/	Campbell LD, Astrin JJ, DeSouza Y, et al.The 2018 Revision of the ISBER Best Practices: Summary of Changes and the Editorial Team's Development Process［J］. Biopreservation and Biobanking, 2018, 16（1）: 3-6.https://doi.org/10.1089/bio.2018.0001	补充	A20180901JWHU
通用数据	生物样本信息	采集信息	803	采集编码	collection code	对采集自患者的原始样本进行编码以便识别	字符串	/	/	Campbell LD, Astrin JJ, DeSouza Y, et al.The 2018 Revision of the ISBER Best Practices: Summary of Changes and the Editorial Team's Development Process［J］. Biopreservation and Biobanking, 2018, 16（1）: 3-6.https://doi.org/10.1089/bio.2018.0001	补充	A20180901JWHU
通用数据	生物样本信息	采集信息	804	采集后转运信息	transfer information after collection	样本离体后至再次进行处理前转运的时间、温度、状态等信息	字符串	/	/	Lehmann S, Guadagni F, Moore H, et al.Standard Preanalytical Coding for Biospecimens: Review and Implementation of the Sample PREanalytical Code（SPREC）［J］.Biopreserv Biobank, 2012, 10（4）: 366-374.	补充	A20180901JWHU
通用数据	生物样本信息	采集信息	805	生物样本编码	code number of biological sample	按照某一特定编码规则赋予样本的顺序号，样本应有唯一的号码或ID，但不能透露患者的信息	字符串	/	/	Campbell LD, Astrin JJ, DeSouza Y, et al.The 2018 Revision of the ISBER Best Practices: Summary of Changes and the Editorial Team's Development Process［J］. Biopreservation and Biobanking, 2018, 16（1）: 3-6.https://doi.org/10.1089/bio.2018.0001	补充	A20190111ZZ

续表

类别	一级类别名称	二级类别名称	数据元序号	中文名称	英文名称	定义	变量类型	值域	单位	来源	等级	版本号
通用数据	生物样本信息	处理信息	806	处理日期	processing date	对生物样本进行处理（如血液分装、组织包埋切片等）当日的公元纪年日期的完整描述	日期型	日期格式	/	Lehmann S, Guadagni F, Moore H, et al.Standard Preanalytical Coding for Biospecimens: Review and Implementation of the Sample PREanalytical Code（SPREC）〔J〕.Biopreserv Biobank, 2012, 10（4）: 366-374.	补充	A20180901JWHU
通用数据	生物样本信息	处理信息	807	处理地点	processing place	进行生物样本处理操作的地点	字符串	/	/	Lehmann S, Guadagni F, Moore H, et al.Standard Preanalytical Coding for Biospecimens: Review and Implementation of the Sample PREanalytical Code（SPREC）〔J〕.Biopreserv Biobank, 2012, 10（4）: 366-374.	补充	A20180901JWHU
通用数据	生物样本信息	处理信息	808	分装信息	packing information	为了更合理地储存，某些样本需提取不同的成分，分装于不同的容器内进行保藏，需要明确登记分装信息	字符串	/	/	Lehmann S, Guadagni F, Moore H, et al.Standard Preanalytical Coding for Biospecimens: Review and Implementation of the Sample PREanalytical Code（SPREC）〔J〕.Biopreserv Biobank, 2012, 10（4）: 366-374.	补充	A20180901JWHU
通用数据	生物样本信息	处理信息	809	样本成分	sample composition	将样本进行分装并存储到单个容器中，分装后的样本成为独立的样本个体。每个容器包含的主要样本类型	字符串	/	/	Campbell LD, Astrin JJ, DeSouza Y, et al.The 2018 Revision of the ISBER Best Practices: Summary of Changes and the Editorial Team's Development Process〔J〕.Biopreservation and Biobanking, 2018, 16（1）: 3-6.https://doi.org/10.1089/bio.2018.0001	补充	A20180901JWHU

类别	一级类别名称	二级类别名称	数据元序号	中文名称	英文名称	定义	变量类型	值域	单位	来源	等级	版本号
通用数据	生物样本信息	处理信息	810	分装量	packaging quantity	分装至容器中的容量/体积/份数	字符串	/	/	Lehmann S, Guadagni F, Moore H, et al.Standard Preanalytical Coding for Biospecimens：Review and Implementation of the Sample PREanalytical Code（SPREC）[J].Biopreserv Biobank, 2012, 10（4）: 366–374.	补充	A20180901JWHU
通用数据	生物样本信息	处理信息	811	分装编码	packaging code	按照某一特定编码规则赋予分装后的样本的顺序号，每一份样本应有唯一的号码或ID，但不能透露患者的信息	字符串	/	/	Lehmann S, Guadagni F, Moore H, et al.Standard Preanalytical Coding for Biospecimens：Review and Implementation of the Sample PREanalytical Code（SPREC）[J].Biopreserv Biobank, 2012, 10（4）: 366–374.	补充	A20180901JWHU
通用数据	生物样本信息	处理信息	812	处理人员	processing staff	对生物样本进行处理操作的人员	字符串	人名	/	Moore HM, Kelly A, Jewell SD, et al.Biospecimen Reporting for Improved Study Quality [J]. Biopreserv Biobank, 2011, 9（1）: 57–70.	补充	A20180901JWHU
通用数据	生物样本信息	处理信息	813	处理环境条件	processing environment condition	处理生物样本所需的环境条件，如是否需要无菌等	字符串	/	/	Campbell LD, Astrin JJ, DeSouza Y, et al.The 2018 Revision of the ISBER Best Practices：Summary of Changes and the Editorial Team's Development Process[J]. Biopreservation and Biobanking, 2018, 16（1）: 3–6.https://doi.org/10.1089/bio.2018.0001	补充	A20180901JWHU

类别	一级类别名称	二级类别名称	数据元序号	中文名称	英文名称	定义	变量类型	值域	单位	来源	等级	版本号
通用数据	生物样本信息	处理信息	814	处理后转运信息	transfer information after processing	样本处理后至放入容器存储前转运的环境条件以及相关信息	字符串	/	/	Campbell LD, Astrin JJ, DeSouza Y, et al.The 2018 Revision of the ISBER Best Practices: Summary of Changes and the Editorial Team's Development Process〔J〕Biopreservation and Biobanking, 2018, 16（1）: 3-6.https://doi.org/10.1089/bio.2018.0001	补充	A20180901JWHU
通用数据	生物样本信息	存储信息	815	存储日期	date of storage	将生物样本放入存储容器当日的公元纪年日期的完整描述	日期型	日期格式	/	Lehmann S, Guadagni F, Moore H, et al.Standard Preanalytical Coding for Biospecimens: Review and Implementation of the Sample PREanalytical Code（SPREC）〔J〕.Biopreserv Biobank, 2012, 10（4）: 366-374.	补充	A20180901JWHU
通用数据	生物样本信息	存储信息	816	存储地点	storage place	存储生物样本的容器所放置的地点	字符串	/	/	Lehmann S, Guadagni F, Moore H, et al.Standard Preanalytical Coding for Biospecimens: Review and Implementation of the Sample PREanalytical Code（SPREC）〔J〕.Biopreserv Biobank, 2012, 10（4）: 366-374.	补充	A20180901JWHU
通用数据	生物样本信息	存储信息	817	存储位置	storage location	生物样本在储存容器中具体的位置，如房间号-冰箱号-冻存架号-冻存盒号-行号和列号	字符串	/	/	Campbell LD, Astrin JJ, DeSouza Y, et al.The 2018 Revision of the ISBER Best Practices: Summary of Changes and the Editorial Team's Development Process〔J〕Biopreservation and Biobanking, 2018, 16（1）: 3-6.	补充	A20180901JWHU

续表

类别	一级类别名称	二级类别名称	数据元序号	中文名称	英文名称	定义	变量类型	值域	单位	来源	等级	版本号
通用数据	生物样本信息	存储信息	818	存储人员	storage staff	完成样本存储操作的人员	字符串	人名	/	Campbell LD, Astrin JJ, DeSouza Y, et al.The 2018 Revision of the ISBER Best Practices: Summary of Changes and the Editorial Team's Development Process[J]. Biopreservation and Biobanking, 2018, 16（1）: 3-6.https://doi.org/10.1089/bio.2018.0001	补充	A20180901JWHU
通用数据	生物样本信息	存储信息	819	存储环境条件	storage environment condition	根据不同生物样本选择存储的环境条件, 如组织样本存储于-196℃液氮中有利于保证其质量	字符串	/	/	Moore HM, Kelly A, Jewell SD, et al.Biospecimen Reporting for Improved Study Quality[J]. Biopreserv Biobank, 2011, 9（1）: 57-70.	补充	A20180901JWHU
通用数据	生物样本信息	应用信息	820	样本所属研究者	owner of specimen	样本的收集和利用可以由单一研究者或研究团队来驱动, 收集何种样本通常由研究者或研究团体根据研究目的来决定	字符串	人名	/	Campbell LD, Astrin JJ, DeSouza Y, et al.The 2018 Revision of the ISBER Best Practices: Summary of Changes and the Editorial Team's Development Process[J]. Biopreservation and Biobanking, 2018, 16（1）: 3-6.https://doi.org/10.1089/bio.2018.0001	补充	A20180901JWHU
通用数据	生物样本信息	应用信息	821	样本申请者	applicant of specimen	以研究为目的申请生物样本出库的研究者	字符串	人名	/	Campbell LD, Astrin JJ, DeSouza Y, et al.The 2018 Revision of the ISBER Best Practices: Summary of Changes and the Editorial Team's Development Process[J]. Biopreservation and Biobanking, 2018, 16（1）: 3-6.https://doi.org/10.1089/bio.2018.0001	补充	A20180901JWHU

类别	一级类别名称	二级类别名称	数据元序号	中文名称	英文名称	定义	变量类型	值域	单位	来源	等级	版本号
通用数据	生物样本信息	应用信息	822	样本应用审批状态	approval status of specimen	申请样本使用需由样本所属研究者审批决定。审批通过与否	字符串	/	/	Campbell LD, Astrin JJ, DeSouza Y, et al.The 2018 Revision of the ISBER Best Practices: Summary of Changes and the Editorial Team's Development Process [J]. Biopreservation and Biobanking, 2018, 16（1）: 3-6.https://doi.org/10.1089/bio.2018.0001	补充	A20180901JWHU
通用数据	生物样本信息	应用信息	823	样本应用量	quantity of specimen	出库使用的生物样本的量（包括数量、容量、体积等）	字符串	/	/	Campbell LD, Astrin JJ, DeSouza Y, et al.The 2018 Revision of the ISBER Best Practices: Summary of Changes and the Editorial Team's Development Process [J]. Biopreservation and Biobanking, 2018, 16（1）: 3-6.https://doi.org/10.1089/bio.2018.0001	补充	A20180901JWHU
通用数据	生物样本信息	应用信息	824	样本检测日期	detection date of specimen	对样本进行各项分析检测当日的公元纪年日期的完整描述	日期型	日期格式	/	Moore HM, Kelly A, Jewell SD, et al.Biospecimen Reporting for Improved Study Quality [J]. Biopreserv Biobank, 2011, 9（1）: 57-70.	补充	A20180901JWHU
通用数据	生物样本信息	应用信息	825	样本检测量	detection size of specimen	检测项目使用的样本量	字符串	/	/	Moore HM, Kelly A, Jewell SD, et al.Biospecimen Reporting for Improved Study Quality [J]. Biopreserv Biobank, 2011, 9（1）: 57-70.	补充	A20180901JWHU

类别	一级类别名称	二级类别名称	数据元序号	中文名称	英文名称	定义	变量类型	值域	单位	来源	等级	版本号
通用数据	生物样本信息	应用信息	826	样本检测参数	detection parameter of specimen	样本检测项目测定值的正常值/范围	字符串	/	/	Moore HM, Kelly A, Jewell SD, et al.Biospecimen Reporting for Improved Study Quality［J］. Biopreserv Biobank, 2011, 9（1）: 57-70.	补充	A20180901JWHU
通用数据	生物样本信息	应用信息	827	样本检测结果	detection result of specimen	样本检测项目的测定值/判定结果	字符串	/	/	Moore HM, Kelly A, Jewell SD, et al.Biospecimen Reporting for Improved Study Quality［J］. Biopreserv Biobank, 2011, 9（1）: 57-70.	补充	A20180901JWHU
通用数据	生物样本信息	应用信息	828	样本质量符合要求标志	the sample quality meets the requirements	标识样本质量是否符合研究需求	字符串	是；否	/	Moore HM, Kelly A, Jewell SD, et al.Biospecimen Reporting for Improved Study Quality［J］. Biopreserv Biobank, 2011, 9（1）: 57-70.	补充	A20180901JWHU
通用数据	生物样本信息	应用信息	829	报告人员	report staff	出具样本检测报告的人员	字符串	人名	/	Moore HM, Kelly A, Jewell SD, et al.Biospecimen Reporting for Improved Study Quality［J］. Biopreserv Biobank, 2011, 9（1）: 57-70.	补充	A20190111ZZ
通用数据	生物样本信息	应用信息	830	报告日期	report date	出具样本检测报告当日的公元纪年日期的完整描述	日期型	日期格式	/	Moore HM, Kelly A, Jewell SD, et al.Biospecimen Reporting for Improved Study Quality［J］. Biopreserv Biobank, 2011, 9（1）: 57-70.	补充	A20190111ZZ

类别	一级类别名称	二级类别名称	数据元序号	中文名称	英文名称	定义	变量类型	值域	单位	来源	等级	版本号
通用数据	费用信息	费用信息	831	住院费用	hospitalization expenses	指患者住院发生的与诊疗有关的费用	数值型	数字	元	中华人民共和国卫生部.卫生信息数据元目录 第13部分：卫生费用（WS 364.13—2011）［S/OL］.http://www.nhc.gov.cn/wjw/s9497/201108/52753.shtml.	补充	A20240416SZYL
通用数据	费用信息	费用信息	832	门诊费用	outpatient expenses	指患者门诊发生的与诊疗有关的费用	数值型	数字	元	中华人民共和国卫生部.卫生信息数据元目录 第13部分：卫生费用（WS 364.13—2011）［S/OL］.http://www.nhc.gov.cn/wjw/s9497/201108/52753.shtml.	补充	A20240416SZYL
通用数据	费用信息	费用信息	833	急诊费用	emergency expenses	指患者急诊发生的与诊疗有关的费用	数值型	数字	元	中华人民共和国卫生部.卫生信息数据元目录 第13部分：卫生费用（WS 364.13—2011）［S/OL］.http://www.nhc.gov.cn/wjw/s9497/201108/52753.shtml.	补充	A20240416SZYL
通用数据	费用信息	费用信息	834	总费用	total expenses	指患者诊疗的所有费用之和	数值型	数字	元	中华人民共和国卫生部.卫生信息数据元目录 第13部分：卫生费用（WS 364.13—2011）［S/OL］.http://www.nhc.gov.cn/wjw/s9497/201108/52753.shtml.	补充	A20240416SZYL
通用数据	费用信息	费用信息	835	医保费用	medical insurance expenses	指患者住院期间发生的与诊疗有关的总费用中，由医保基金支付的费用金额	数值型	数字	元	中华人民共和国卫生部.卫生信息数据元目录 第13部分：卫生费用（WS 364.13—2011）［S/OL］.http://www.nhc.gov.cn/wjw/s9497/201108/52753.shtml.	补充	A20240416SZYL

类别	一级类别名称	二级类别名称	数据元序号	中文名称	英文名称	定义	变量类型	值域	单位	来源	等级	版本号
通用数据	费用信息	费用信息	836	自费费用	self-funded expenses	指患者住院期间发生的与诊疗有关的总费用中，由患者支付的费用金额	数值型	数字	元	中华人民共和国卫生部.卫生信息数据元目录 第13部分：卫生费用（WS 364.13—2011）[S/OL].http://www.nhc.gov.cn/wjw/s9497/201108/52753.shtml.	补充	A20240416SZYL
通用数据	费用信息	费用信息	837	费用项目名称	name of expense item	患者诊疗期间产生的医疗费用的类别	字符串	检查；检验；药品（中药、西药）；耗材；护理费；床位费；其他	/	中华人民共和国卫生部.卫生信息数据元目录 第13部分：卫生费用（WS 364.13—2011）[S/OL].http://www.nhc.gov.cn/wjw/s9497/201108/52753.shtml.	补充	A20240416SZYL
通用数据	费用信息	费用信息	838	费用金额	fee amount	患者诊疗期间产生的医疗费用的金额	数值型	数字	元	中华人民共和国卫生部.卫生信息数据元目录 第13部分：卫生费用（WS 364.13—2011）[S/OL].http://www.nhc.gov.cn/wjw/s9497/201108/52753.shtml.	补充	A20240416SZYL
通用数据	费用信息	卫生经济学	839	支付方式	payment method	患者此次住院就医所发生费用的支付方式	字符串	自费；城镇医保；农村合作医疗；商业保险；公费；其他	/	中华人民共和国卫生部.卫生信息数据元目录 第13部分：卫生费用（WS 364.13—2011）[S/OL].http://www.nhc.gov.cn/wjw/s9497/201108/52753.shtml.	补充	A20240416SZYL

类别	一级类别名称	二级类别名称	数据元序号	中文名称	英文名称	定义	变量类型	值域	单位	来源	等级	版本号
哮喘专用	费用信息	卫生经济学	840	因哮喘诊治产生的经济负担（患者主观评价）	economic burden caused by asthma diagnosis and treatment（subjective evaluation of patients）	患者主观感受因哮喘诊治产生的经济负担是否沉重	字符串	无负担；轻微的负担；一定的负担；沉重的负担	/	中华人民共和国卫生部.卫生信息数据元目录 第13部分：卫生费用（WS 364.13—2011）［S/OL］.http://www.nhc.gov.cn/wjw/s9497/201108/52753.shtml.	探索	A20190111ZZ
通用数据	费用信息	卫生经济学	841	经济状况	economy condition	患者的经济状况	字符串	DE02.01.023.00 经济状况代码表	/	中华人民共和国卫生部.卫生信息数据元目录 第13部分：卫生费用（WS 364.13—2011）［S/OL］.http://www.nhc.gov.cn/wjw/s9497/201108/52753.shtml.	探索	A20190111ZZ
通用数据	费用信息	卫生经济学	842	医疗费用来源	medical expenses type	患者医疗费用支付方式	字符串	CV07.10.003 医疗费用来源类别代码表	/	中华人民共和国卫生部.卫生信息数据元目录 第13部分：卫生费用（WS 364.13—2011）［S/OL］.http://www.nhc.gov.cn/wjw/s9497/201108/52753.shtml.	核心	A20190111ZZ
通用数据	费用信息	卫生经济学	843	个人承担费用	self-pay expense	患者个人承担的诊疗费用	数值型	数字	元	中华人民共和国卫生部.卫生信息数据元目录 第13部分：卫生费用（WS 364.13—2011）［S/OL］.http://www.nhc.gov.cn/wjw/s9497/201108/52753.shtml.	补充	A20190111ZZ
通用数据	费用信息	卫生经济学	844	家庭年人均收入	average annual family income per person	家庭年人均收入	数值型	数字	元	中华人民共和国卫生部.卫生信息数据元目录 第13部分：卫生费用（WS 364.13—2011）［S/OL］.http://www.nhc.gov.cn/wjw/s9497/201108/52753.shtml.	探索	A20180901JWHU

续表

类别	一级类别名称	二级类别名称	数据元序号	中文名称	英文名称	定义	变量类型	值域	单位	来源	等级	版本号
哮喘专用	费用信息	卫生经济学	845	每月哮喘医疗费用	asthma medical expenses per month	每月用于哮喘的医疗费用	数值型	数字	元	中华人民共和国卫生部.卫生信息数据元目录 第13部分：卫生费用（WS 364.13—2011）［S/OL］.http://www.nhc.gov.cn/wjw/s9497/201108/52753.shtml.	探索	A20180901JWHU
通用数据	费用信息	卫生经济学	846	每月护理费用	monthly nursing care expense	每月患者住院期间等级护理费用及专项护理费用	数值型	数字	元	中华人民共和国卫生部.卫生信息数据元目录 第13部分：卫生费用（WS 364.13—2011）［S/OL］.http://www.nhc.gov.cn/wjw/s9497/201108/52753.shtml.	探索	A20180901JWHU
通用数据	费用信息	卫生经济学	847	综合医疗服务类总费用	total expense of integrated medical service	综合医疗服务类项目产生的总费用	数值型	数字	元	中华人民共和国国家卫生和计划生育委员会.电子病历共享文档规范 第32部分：住院病案首页（WS/T 500.32—2016）［S/OL］.http://www.nhc.gov.cn/fzs/s7852d/201609/37f11aacca5a49c2ad0984c8fc7a2873.shtml.	补充	A20180901JWHU
通用数据	费用信息	卫生经济学	848	一般医疗服务费	expense of general medical service	一般医疗服务项目产生的费用	数值型	数字	元	中华人民共和国国家卫生和计划生育委员会.电子病历共享文档规范 第32部分：住院病案首页（WS/T 500.32—2016）［S/OL］.http://www.nhc.gov.cn/fzs/s7852d/201609/37f11aacca5a49c2ad0984c8fc7a2873.shtml.	探索	A20180901JWHU

类别	一级类别名称	二级类别名称	数据元序号	中文名称	英文名称	定义	变量类型	值域	单位	来源	等级	版本号
通用数据	费用信息	卫生经济学	849	一般治疗操作费	expense of general therapeutic procedure	包括注射、清创、换药、导尿、吸氧、抢救、重症监护等费用	数值型	数字	元	中华人民共和国国家卫生和计划生育委员会.电子病历共享文档规范 第32部分：住院病案首页（WS/T 500.32—2016）［S/OL］.http://www.nhc.gov.cn/fzs/s7852d/201609/37f11aacca5a49c2ad0984c8fc7a2873.shtml.	探索	A20180901JWHU
通用数据	费用信息	卫生经济学	850	护理费	nursing expense	患者住院期间等级护理费用及专项护理费用	数值型	数字	元	中华人民共和国国家卫生和计划生育委员会.电子病历共享文档规范 第32部分：住院病案首页（WS/T 500.32—2016）［S/OL］.http://www.nhc.gov.cn/fzs/s7852d/201609/37f11aacca5a49c2ad0984c8fc7a2873.shtml.	探索	A20180901JWHU
通用数据	费用信息	卫生经济学	851	其他费用	other expense	包括病房取暖费、病房空调费、救护车使用费、尸体料理费等	数值型	数字	元	中华人民共和国国家卫生和计划生育委员会.电子病历共享文档规范 第32部分：住院病案首页（WS/T 500.32—2016）［S/OL］.http://www.nhc.gov.cn/fzs/s7852d/201609/37f11aacca5a49c2ad0984c8fc7a2873.shtml.	探索	A20190111ZZ

类别	一级类别名称	二级类别名称	数据元序号	中文名称	英文名称	定义	变量类型	值域	单位	来源	等级	版本号
通用数据	费用信息	卫生经济学	852	诊断类总费用	total expense of diagnosis	患者进行诊断产生的总费用	数值型	数字	元	中华人民共和国国家卫生和计划生育委员会.电子病历共享文档规范 第32部分：住院病案首页（WS/T 500.32—2016）［S/OL］.http://www.nhc.gov.cn/fzs/s7852d/201609/37f11aacca5a49c2ad0984c8fc7a2873.shtml.	探索	A20180901JWHU
通用数据	费用信息	卫生经济学	853	实验室诊断费	laboratory diagnosis expense	患者住院期间进行各项实验室检验的费用	数值型	数字	元	中华人民共和国国家卫生和计划生育委员会.电子病历共享文档规范 第32部分：住院病案首页（WS/T 500.32—2016）［S/OL］.http://www.nhc.gov.cn/fzs/s7852d/201609/37f11aacca5a49c2ad0984c8fc7a2873.shtml.	探索	A20180901JWHU
通用数据	费用信息	卫生经济学	854	影像学诊断费	imaging diagnosis expense	患者住院期间进行透视、造影、核磁共振检查、超声、核素扫描等影像学检查的费用	数值型	数字	元	中华人民共和国国家卫生和计划生育委员会.电子病历共享文档规范 第32部分：住院病案首页（WS/T 500.32—2016）［S/OL］.http://www.nhc.gov.cn/fzs/s7852d/201609/37f11aacca5a49c2ad0984c8fc7a2873.shtml.	探索	A20180901JWHU

类别	一级类别名称	二级类别名称	数据元序号	中文名称	英文名称	定义	变量类型	值域	单位	来源	等级	版本号
通用数据	费用信息	卫生经济学	855	临床诊断费	clinical diagnosis expense	临床科室开展的其他用于诊断的各种检查项目的费用，包括相关内镜检查、肛门指诊、视力检测等项目的费用	数值型	数字	元	中华人民共和国国家卫生和计划生育委员会.电子病历共享文档规范 第32部分：住院病案首页（WS/T 500.32—2016）[S/OL].http://www.nhc.gov.cn/fzs/s7852d/201609/37f11aacca5a49c2ad0984c8fc7a2873.shtml.	探索	A20180901JWHU
通用数据	费用信息	卫生经济学	856	治疗类总费用	total expense of treatment	患者进行治疗产生的总费用	数值型	数字	元	中华人民共和国国家卫生和计划生育委员会.电子病历共享文档规范 第32部分：住院病案首页（WS/T 500.32—2016）[S/OL].http://www.nhc.gov.cn/fzs/s7852d/201609/37f11aacca5a49c2ad0984c8fc7a2873.shtml.	探索	A20180901JWHU
通用数据	费用信息	卫生经济学	857	非手术治疗项目费	non-operational treatment expense	临床利用无创手段进行治疗的项目产生的费用，包括高压氧舱、血液净化、精神治疗、临床物理治疗等	数值型	数字	元	中华人民共和国国家卫生和计划生育委员会.电子病历共享文档规范 第32部分：住院病案首页（WS/T 500.32—2016）[S/OL].http://www.nhc.gov.cn/fzs/s7852d/201609/37f11aacca5a49c2ad0984c8fc7a2873.shtml.	探索	A20180901JWHU

类别	一级类别名称	二级类别名称	数据元序号	中文名称	英文名称	定义	变量类型	值域	单位	来源	等级	版本号
通用数据	费用信息	卫生经济学	858	临床物理治疗费	clinical physiotherapy expense	临床利用光、电、热等外界物理因素进行治疗的项目产生的费用，如放射治疗、放射性核素治疗、聚焦超声治疗等项目产生的费用	数值型	数字	元	中华人民共和国国家卫生和计划生育委员会.电子病历共享文档规范 第32部分：住院病案首页（WS/T 500.32—2016）［S/OL］.http://www.nhc.gov.cn/fzs/s7852d/201609/37f11aacca5a49c2ad0984c8fc7a2873.shtml.	探索	A20180901JWHU
通用数据	费用信息	卫生经济学	859	手术治疗费	operative treatment expense	临床利用有创手段进行治疗的项目产生的费用，包括麻醉费及各种介入、孕产、手术治疗等费用	数值型	数字	元	中华人民共和国国家卫生和计划生育委员会.电子病历共享文档规范 第32部分：住院病案首页（WS/T 500.32—2016）［S/OL］.http://www.nhc.gov.cn/fzs/s7852d/201609/37f11aacca5a49c2ad0984c8fc7a2873.shtml.	探索	A20180901JWHU
通用数据	费用信息	卫生经济学	860	手术费	operation expense	手术治疗费中手术产生的费用	数值型	数字	元	中华人民共和国国家卫生和计划生育委员会.电子病历共享文档规范 第32部分：住院病案首页（WS/T 500.32—2016）［S/OL］.http://www.nhc.gov.cn/fzs/s7852d/201609/37f11aacca5a49c2ad0984c8fc7a2873.shtml.	探索	A20190111ZZ

续表

类别	一级类别名称	二级类别名称	数据元序号	中文名称	英文名称	定义	变量类型	值域	单位	来源	等级	版本号
通用数据	费用信息	卫生经济学	861	西药类总费用	total expense of western medicine	患者住院期间使用西药所产生的费用	数值型	数字	元	中华人民共和国国家卫生和计划生育委员会.电子病历共享文档规范 第32部分：住院病案首页（WS/T 500.32—2016）〔S/OL〕.http://www.nhc.gov.cn/fzs/s7852d/201609/37f11aacca5a49c2ad0984c8fc7a2873.shtml.	探索	A20180901JWHU
通用数据	费用信息	卫生经济学	862	中药类总费用	total expense of traditional Chinese medicine	患者住院期间使用中药所产生的费用	数值型	数字	元	中华人民共和国国家卫生和计划生育委员会.电子病历共享文档规范 第33部分：中医住院病案首页（WS/T 500.33—2016）〔S/OL〕.http://www.nhc.gov.cn/fzs/s7852d/201609/37f11aacca5a49c2ad0984c8fc7a2873.shtml.	探索	A20180901JWHU
通用数据	费用信息	卫生经济学	863	中成药费	Chinese patent medicine expense	患者住院期间使用中成药所产生的费用。中成药是指以中草药为原料，经制剂加工制成各种不同剂型的中药制品，包含在中药类总费用中	数值型	数字	元	中华人民共和国国家卫生和计划生育委员会.电子病历共享文档规范 第33部分：中医住院病案首页（WS/T 500.33—2016）〔S/OL〕.http://www.nhc.gov.cn/fzs/s7852d/201609/37f11aacca5a49c2ad0984c8fc7a2873.shtml.	探索	A20180901JWHU

类别	一级类别名称	二级类别名称	数据元序号	中文名称	英文名称	定义	变量类型	值域	单位	来源	等级	版本号
通用数据	费用信息	卫生经济学	864	中草药费	Chinese herbal medicine expense	患者住院期间使用中草药所产生的费用，包含在中药类总费用中	数值型	数字	元	中华人民共和国国家卫生和计划生育委员会.电子病历共享文档规范 第33部分：中医住院病案首页（WS/T 500.33—2016）[S/OL]. http://www.nhc.gov.cn/fzs/s7852 d/201609/37f11aacca5a49c2ad09 84c8fc7a2873.shtml.	探索	A20180901JWHU
通用数据	费用信息	卫生经济学	865	中医类总费用	total expense of traditional Chinese medicine	利用中医手段进行治疗产生的费用	数值型	数字	元	中华人民共和国国家卫生和计划生育委员会.电子病历共享文档规范 第33部分：中医住院病案首页（WS/T 500.33—2016）[S/OL]. http://www.nhc.gov.cn/fzs/s7852 d/201609/37f11aacca5a49c2ad09 84c8fc7a2873.shtml.	探索	A20180901JWHU
通用数据	费用信息	卫生经济学	866	耗材类总费用	total expense of consumable	患者检查、检验所使用的医用材料费用	数值型	数字	元	中华人民共和国国家卫生和计划生育委员会.电子病历共享文档规范 第32部分：住院病案首页（WS/T 500.32—2016）[S/OL].http://www.nhc.gov.cn/fzs/s7852d/201609/37f11aacca5a49c2ad0984c8fc7a2873.shtml.	探索	A20180901JWHU

类别	一级类别名称	二级类别名称	数据元序号	中文名称	英文名称	定义	变量类型	值域	单位	来源	等级	版本号
通用数据	费用信息	卫生经济学	867	检查用一次性医用材料费	expense of disposable medical materials for examination	患者检查、检验所使用的一次性医用材料费用	数值型	数字	元	中华人民共和国国家卫生和计划生育委员会.电子病历共享文档规范 第32部分：住院病案首页（WS/T 500.32—2016）［S/OL］.http://www.nhc.gov.cn/fzs/s7852d/20160 9/37f11aacca5a49c2ad0984c8fc 7a2873.shtml.	探索	A20180901JWHU
通用数据	费用信息	卫生经济学	868	治疗用一次性医用材料费	expense of disposable medical materials for treatment	患者治疗所使用的一次性医用材料费用	数值型	数字	元	中华人民共和国国家卫生和计划生育委员会.电子病历共享文档规范 第32部分：住院病案首页（WS/T 500.32—2016）［S/OL］.http://www.nhc.gov.cn/fzs/s7852d/20160 9/37f11aacca5a49c2ad0984c8fc 7a2873.shtml.	探索	A20180901JWHU
通用数据	费用信息	卫生经济学	869	手术用一次性医用材料费	expense of disposable medical materials for operation	患者进行手术、介入操作时所使用的一次性医用材料费用	数值型	数字	元	中华人民共和国国家卫生和计划生育委员会.电子病历共享文档规范 第32部分：住院病案首页（WS/T 500.32—2016）［S/OL］.http://www.nhc.gov.cn/fzs/s7852d/20160 9/37f11aacca5a49c2ad0984c8fc 7a2873.shtml.	探索	A20180901JWHU

类别	一级类别名称	二级类别名称	数据元序号	中文名称	英文名称	定义	变量类型	值域	单位	来源	等级	版本号
通用数据	费用信息	卫生经济学	870	门诊费用金额	amount of outpatient visit expense	患者门诊就诊所发生的费用金额	数值型	数字	元	中华人民共和国卫生部.卫生信息数据元目录 第13部分：卫生费用（WS 364.13—2011）［S/OL］.http://www.nhc.gov.cn/wjw/s9497/201108/52753.shtml.	探索	A20190111ZZ
通用数据	费用信息	卫生经济学	871	门诊报销比例	outpatient visit reimbursement proportion	患者就诊的门诊报销比例	数值型	0~100	%	中华人民共和国卫生部.卫生信息数据元目录 第13部分：卫生费用（WS 364.13—2011）［S/OL］.http://www.nhc.gov.cn/wjw/s9497/201108/52753.shtml.	探索	A20190111ZZ
通用数据	费用信息	卫生经济学	872	住院花费	hospitalization expense	患者在住院期间所有项目的费用总计	数值型	数字	元	中华人民共和国卫生部.卫生信息数据元目录 第13部分：卫生费用（WS 364.13—2011）［S/OL］.http://www.nhc.gov.cn/wjw/s9497/201108/52753.shtml.	探索	A20190111ZZ
通用数据	费用信息	卫生经济学	873	住院报销比例	hospitalization reimbursement proportion	患者住院报销比例	数值型	0~100	%	中华人民共和国卫生部.卫生信息数据元目录 第13部分：卫生费用（WS 364.13—2011）［S/OL］.http://www.nhc.gov.cn/wjw/s9497/201108/52753.shtml.	探索	A20190111ZZ
通用数据	随访信息	访视信息	874	访视标志	follow-up	标识是否对患者进行访视	字符串	是；否	/	中华人民共和国卫生部.卫生信息数据元目录 第12部分：计划与干预（WS 364.12—2011）［S/OL］.http://www.nhc.gov.cn/wjw/s9497/201108/52752.shtml.	探索	A20240416SZYL

类别	一级类别名称	二级类别名称	数据元序号	中文名称	英文名称	定义	变量类型	值域	单位	来源	等级	版本号
通用数据	随访信息	访视信息	875	访视日期	date of follow-up	对患者进行访视当日的公元纪年日期的完整描述	日期型	日期格式	/	中华人民共和国卫生部.卫生信息数据元目录 第12部分：计划与干预（WS 364.12—2011）〔S/OL〕. http://www.nhc.gov.cn/wjw/s9497/201108/52752.shtml.	探索	A20240416SZYL
通用数据	随访信息	访视信息	876	访视编号	follow-up number	按照某一特定编码规则赋予患者的编号	字符串	/	/	Clinical Data Interchange Standards Consortium.Clinical Data Interchange Standards Consortium Standards〔EB/OL〕.https://www.cdisc.org/standards.	核心	A20190111ZZ
通用数据	随访信息	访视信息	877	访视方式	follow-up method	进行医学访视的方式	字符串	门诊随访；电话随访	/	中华人民共和国卫生部.卫生信息数据元目录 第12部分：计划与干预（WS 364.12—2011）〔S/OL〕. http://www.nhc.gov.cn/wjw/s9497/201108/52752.shtml.	探索	A20240416SZYL
通用数据	随访信息	访视信息	878	访视时受试者疾病状态	disease status at follow-up	访视时患者疾病状态	字符串	稳定期；急性加重期；死亡；不详	/	孙颖浩，贺佳.临床研究设计与实践〔M〕.北京：人民卫生出版社，2017.	核心	A20180901JWHU
通用数据	随访信息	访视信息	879	本次随访人员	follow-up staff	本次随访人员在公安管理部门正式登记注册的姓氏和名称	字符串	人名	/	孙颖浩，贺佳.临床研究设计与实践〔M〕.北京：人民卫生出版社，2017.	核心	A20190111ZZ

类别	一级类别名称	二级类别名称	数据元序号	中文名称	英文名称	定义	变量类型	值域	单位	来源	等级	版本号
通用数据	随访信息	访视信息	880	本次访视审核意见	audit opinion of follow-up	本次访视审核是否通过	字符串	通过；未通过	/	孙颖浩，贺佳.临床研究设计与实践［M］.北京：人民卫生出版社，2017.	核心	A20190111ZZ
通用数据	随访信息	访视信息	881	审核备注	review remarks	针对本次审核的补充说明和注意事项提示	字符串	/	/	孙颖浩，贺佳.临床研究设计与实践［M］.北京：人民卫生出版社，2017.	补充	A20190111ZZ
通用数据	随访信息	访视信息	882	首次注册登记日期	date of first registration	首次注册登记当日的公元纪年日期的完整描述	日期型	日期格式	/	Stephen B.Hulley, Steven R.Cummings, Warren S.Browner, et al.Designing Clinical Research［M］.4th ed.Philadelphia：Lippincott Williams & Wilkins, 2013.	核心	A20180901JWHU
通用数据	随访信息	访视信息	883	年度随访第次	number of follow-up of this year	此次随访是本年度随访总次数的第几次	数值型	数字	次	中华人民共和国国家卫生和计划生育委员会.电子病历基本数据集 第12部分：入院记录（WS 445.12—2014）［S/OL］.http://www.nhc.gov.cn/fzs/s7852d/201406/a14c0b813b844c9dbd113f126fa9cb17.shtml.	核心	A20180901JWHU
通用数据	随访信息	访视信息	884	失访次数	number of loss to follow-up	失访的次数	数值型	数字	次	孙颖浩，贺佳.临床研究设计与实践［M］.北京：人民卫生出版社，2017.	核心	A20180901JWHU
通用数据	随访信息	访视信息	885	失访日期	date of loss to follow-up	失访当日的公元纪年日期的完整描述	日期型	日期格式	/	孙颖浩，贺佳.临床研究设计与实践［M］.北京：人民卫生出版社，2017.	核心	A20180901JWHU

类别	一级类别名称	二级类别名称	数据元序号	中文名称	英文名称	定义	变量类型	值域	单位	来源	等级	版本号
通用数据	随访信息	访视信息	886	失访原因	reason of loss to follow-up	失访原因的简要描述	字符串	/	/	孙颖浩，贺佳.临床研究设计与实践［M］.北京：人民卫生出版社，2017.	核心	A20180901JWHU
通用数据	随访信息	访视信息	887	下一次访视日期	date of next follow-up	下一次对患者进行医学访视当日的公元纪年日期的完整描述	日期型	日期格式	/	孙颖浩，贺佳.临床研究设计与实践［M］.北京：人民卫生出版社，2017.	核心	A20180901JWHU
哮喘专用	随访信息	访视信息	888	过去3个月得到明显缓解的症状	symptoms have been significantly relieved in the past 3 months	患者过去3个月得到明显缓解的症状	字符串	喘息；气促；呼吸不畅；胸闷；咳嗽；均无缓解	/	中华医学会呼吸病学分会哮喘学组.支气管哮喘防治指南（2020年版）［J］.中华结核和呼吸杂志，2020，43（12）：1023-1048.	探索	A20240416SZYL
哮喘专用	随访信息	访视信息	889	目前哮喘症状	current asthma symptoms	目前的哮喘症状	字符串	喘息；气促；呼吸不畅；胸闷；咳嗽；无	/	中华医学会呼吸病学分会哮喘学组.支气管哮喘防治指南（2020年版）［J］.中华结核和呼吸杂志，2020，43（12）：1023-1048.	探索	A20240416SZYL
哮喘专用	随访信息	访视信息	890	目前VAS评分	current VAS score	目前VAS评分	数值型	数字	/	中华医学会呼吸病学分会哮喘学组.支气管哮喘防治指南（2020年版）［J］.中华结核和呼吸杂志，2020，43（12）：1023-1048.	探索	A20240416SZYL
哮喘专用	随访信息	访视信息	891	过去3个月哮喘发作次数	number of asthma attacks in the past 3 months	患者过去3个月有多少次哮喘发作	字符串	1次；2次；≥3次；无急性发作	/	中华医学会呼吸病学分会哮喘学组.支气管哮喘防治指南（2020年版）［J］.中华结核和呼吸杂志，2020，43（12）：1023-1048.	探索	A20240416SZYL

续表

类别	一级类别名称	二级类别名称	数据元序号	中文名称	英文名称	定义	变量类型	值域	单位	来源	等级	版本号
哮喘专用	随访信息	访视信息	892	过去3个月哮喘急性发作诱因	causes of acute asthma attack in the past 3 months	患者过去3个月哮喘急性发作存在哪些诱因	字符串	急性呼吸道感染(感冒、支气管炎等);蒿草、花粉、柳絮;宠物毛发及皮屑;尘螨(屋尘螨、粉尘螨);虾、蟹等食物;空气污染(空气质量不好);天气变化;停用治疗药物;其他(化学刺激、运动、大笑、哭闹);无诱因;不适用	/	中华医学会呼吸病学分会哮喘学组.支气管哮喘防治指南(2020年版)[J].中华结核和呼吸杂志,2020,43(12):1023-1048.	探索	A20240416SZYL

类别	一级类别名称	二级类别名称	数据元序号	中文名称	英文名称	定义	变量类型	值域	单位	来源	等级	版本号
哮喘专用	随访信息	访视信息	893	过去3个月因急性发作导致额外门诊/急诊就诊次数	number of additional outpatient/emergency visits due to acute episodes in the past 3 months	患者过去3个月因急性发作导致额外门诊/急诊就诊次数	字符串	无；数字；不适用	/	中华医学会呼吸病学分会哮喘学组.支气管哮喘防治指南（2020年版）［J］.中华结核和呼吸杂志，2020，43（12）：1023-1048.	探索	A20240416SZYL
哮喘专用	随访信息	访视信息	894	过去3个月因急性发作导致激素使用次数	number of hormone use due to acute attack in the past 3 months	患者过去3个月因急性发作导致激素使用次数	字符串	无；数字；不适用	/	中华医学会呼吸病学分会哮喘学组.支气管哮喘防治指南（2020年版）［J］.中华结核和呼吸杂志，2020，43（12）：1023-1048.	探索	A20240416SZYL
哮喘专用	随访信息	访视信息	895	过去3个月因急性发作导致入住ICU/气管插管次数	number of ICU/tracheal intubations due to acute episodes in the past 3 months	过去3个月因急性发作导致入住ICU/气管插管次数	字符串	无；数字；不适用	/	中华医学会呼吸病学分会哮喘学组.支气管哮喘防治指南（2020年版）［J］.中华结核和呼吸杂志，2020，43（12）：1023-1048.	探索	A20240416SZYL
哮喘专用	随访信息	访视信息	896	过去3个月首次发作日期	date of first attack in the past 3 months	患者过去3个月第1次哮喘急性发作当日的公元纪年日期的完整描述	日期型	日期格式	/	郑劲平.肺功能学：基础与临床［M］.广州：广东科技出版社，2007.	补充	A20180901JWHU
哮喘专用	随访信息	访视信息	897	过去3个月首次住院日期	date of first hospitalization due to asthma in the past 3 months	患者过去3个月第1次因哮喘住院当日的公元纪年日期的完整描述	日期型	日期格式	/	郑劲平.肺功能学：基础与临床［M］.广州：广东科技出版社，2007.	补充	A20180901JWHU

类别	一级类别名称	二级类别名称	数据元序号	中文名称	英文名称	定义	变量类型	值域	单位	来源	等级	版本号
哮喘专用	随访信息	访视信息	898	ACT总分	ACT score	ACT总分	数值型	数字	/	中华医学会呼吸病学分会哮喘学组.支气管哮喘防治指南（2020年版）［J］.中华结核和呼吸杂志，2020，43（12）：1023-1048.	探索	A20240416SZYL
哮喘专用	随访信息	访视信息	899	过去3个月哮喘治疗药物	asthma medications in the past 3 months	过去3个月治疗哮喘所使用的药物	字符串	吸入激素（ICS）；长效β受体激动剂（ICS/LABA）；茶碱；口服激素；白三烯受体拮抗剂（如孟鲁司特）；中药（汤剂、复方制剂等）；其他	/	中华医学会呼吸病学分会哮喘学组.支气管哮喘防治指南（2020年版）［J］.中华结核和呼吸杂志，2020，43（12）：1023-1048.	探索	A20240416SZYL
哮喘专用	随访信息	访视信息	900	过去3个月使用吸入激素情况	usage of ICS in the past 3 months	过去3个月使用吸入激素的情况	字符串	持续使用；间断使用；按需使用；从未使用	/	中华医学会呼吸病学分会哮喘学组.支气管哮喘防治指南（2020年版）［J］.中华结核和呼吸杂志，2020，43（12）：1023-1048.	探索	A20240416SZYL

类别	一级类别名称	二级类别名称	数据元序号	中文名称	英文名称	定义	变量类型	值域	单位	来源	等级	版本号
哮喘专用	随访信息	访视信息	901	过去3个月使用ICS或ICS/LABA的名称	ICS or ICS/LABA names used in the past 3 months	过去3个月使用ICS或ICS/LABA的名称	字符串	/	/	中华医学会呼吸病学分会哮喘学组.支气管哮喘防治指南（2020年版）［J］.中华结核和呼吸杂志, 2020, 43（12）: 1023-1048.	探索	A20240416SZYL
哮喘专用	随访信息	访视信息	902	过去3个月使用ICS或ICS/LABA的每次用药剂量	each dose of ICS or ICS/LABA used in the past 3 months	过去3个月使用ICS或ICS/LABA的每次用药剂量	字符串	/	/	中华医学会呼吸病学分会哮喘学组.支气管哮喘防治指南（2020年版）［J］.中华结核和呼吸杂志, 2020, 43（12）: 1023-1048.	探索	A20240416SZYL
哮喘专用	随访信息	访视信息	903	过去3个月使用ICS或LABA的频率	frequency of using ICS or LABA in the past 3 months	过去3个月使用ICS或LABA的频率	字符串	qd; bid; tid	/	中华医学会呼吸病学分会哮喘学组.支气管哮喘防治指南（2020年版）［J］.中华结核和呼吸杂志, 2020, 43（12）: 1023-1048.	探索	A20240416SZYL
哮喘专用	随访信息	访视信息	904	过去3个月使用ICS或LABA的累计用药疗程	accumulated medication courses using ICS or LABA in the past 3 months	过去3个月使用ICS或LABA的累计用药疗程	字符串	≤1个月; ≤3个月; ≤6个月	/	中华医学会呼吸病学分会哮喘学组.支气管哮喘防治指南（2020年版）［J］.中华结核和呼吸杂志, 2020, 43（12）: 1023-1048.	探索	A20240416SZYL

续表

类别	一级类别名称	二级类别名称	数据元序号	中文名称	英文名称	定义	变量类型	值域	单位	来源	等级	版本号
哮喘专用	随访信息	访视信息	905	过去3个月使用长效抗胆碱药物（如噻托溴铵、格隆溴铵、乌美溴铵）标志	LAMA used in the past 3 months（such as tiotropium bromide, glucuronium bromide and uracil）	标识过去3个月是否使用长效抗胆碱药物（如噻托溴铵、格隆溴铵、乌美溴铵）	字符串	是；否	/	中华医学会呼吸病学分会哮喘学组.支气管哮喘防治指南（2020年版）[J].中华结核和呼吸杂志, 2020, 43（12）: 1023-1048.	探索	A20240416SZYL
哮喘专用	随访信息	访视信息	906	过去3个月使用生物制剂（如抗IgE单抗、抗IL-5单抗、抗IL-13单抗等）标志	biological agents used in the past 3 months（such as anti IgE monoclonal antibodies, anti IL-5 monoclonal antibodies, anti IL-13 monoclonal antibodies, etc.）	标识过去3个月是否使用生物制剂（如抗IgE单抗、抗IL-5单抗、抗IL-13单抗等）	字符串	是；否	/	中华医学会呼吸病学分会哮喘学组.支气管哮喘防治指南（2020年版）[J].中华结核和呼吸杂志, 2020, 43（12）: 1023-1048.	探索	A20240416SZYL
哮喘专用	随访信息	访视信息	907	过去3个月中止治疗标志	treatment discontinued in the past 3 months	标识过去3个月是否中止治疗	字符串	是；否	/	中华医学会呼吸病学分会哮喘学组.支气管哮喘防治指南（2020年版）[J].中华结核和呼吸杂志, 2020, 43（12）: 1023-1048.	探索	A20240416SZYL

类别	一级类别名称	二级类别名称	数据元序号	中文名称	英文名称	定义	变量类型	值域	单位	来源	等级	版本号
哮喘专用	随访信息	访视信息	908	过去3个月哮喘总体控制情况	overall control of asthma in the past 3 months	患者过去3个月哮喘总体的控制情况	字符串	没有控制；控制很差；有所控制；控制很好；完全控制	/	中华医学会呼吸病学分会哮喘学组.支气管哮喘防治指南（2020年版）［J］.中华结核和呼吸杂志，2020，43（12）：1023-1048.	探索	A20240416SZYL
哮喘专用	随访信息	访视信息	909	影响哮喘控制的因素	factors affecting asthma control	影响哮喘控制的因素	字符串	无；药物吸入方法不正确；依从性差；持续暴露于触发因素；存在合并症所致呼吸道症状及影响生活质量；哮喘诊断错误	/	中华医学会呼吸病学分会哮喘学组.支气管哮喘防治指南（2020年版）［J］.中华结核和呼吸杂志，2020，43（12）：1023-1048.	探索	A20240416SZYL
通用数据	随访信息	访视信息	910	服药依从性	frequency of forgetting to take medicine	患者服药的规律	字符串	规律；间断；不服药	/	姜远英，文爱东.临床药物治疗学［M］.4版.北京：人民卫生出版社，2016.	探索	A20190111ZZ
哮喘专用	随访信息	访视信息	911	升级治疗	upgrade treatment	当前治疗方案不能控制哮喘时，选择更高级别的治疗方案直至哮喘达到控制为止	字符串	是；否	/	中华医学会呼吸病学分会哮喘学组.支气管哮喘防治指南（2020年版）［J］.中华结核和呼吸杂志，2020，43（12）：1023-1048.	补充	A20240416SZYL

类别	一级类别名称	二级类别名称	数据元序号	中文名称	英文名称	定义	变量类型	值域	单位	来源	等级	版本号
哮喘专用	随访信息	访视信息	912	降级治疗	degrade treatment	当哮喘症状得到控制并维持至少3个月，且肺功能恢复正常并维持平稳状态，可考虑降级治疗	字符串	是；否	/	中华医学会呼吸病学分会哮喘学组.支气管哮喘防治指南（2020年版）［J］.中华结核和呼吸杂志，2020，43（12）：1023-1048.	补充	A20240416SZYL
通用数据	随访信息	访视信息	913	换药/中断用药标志	change drug/withdraw drug	标识是否存在换药/中断用药	字符串	是；否	/	姜远英，文爱东.临床药物治疗学［M］.4版.北京：人民卫生出版社，2016.	探索	A20180901JWHU
通用数据	随访信息	访视信息	914	换药/中断用药原因	reason for changing drug/drug withdrawal	患者换药/中断用药原因的简要描述	字符串	疗效差；费用高；害怕有依赖性或上瘾；药物装置不好用；药物起效慢；不良事件；医嘱改变；挂号难；买药难；症状改善；缺药；经济困难；治愈；其他	/	姜远英，文爱东.临床药物治疗学［M］.4版.北京：人民卫生出版社，2016.	探索	A20180901JWHU

续表

类别	一级类别名称	二级类别名称	数据元序号	中文名称	英文名称	定义	变量类型	值域	单位	来源	等级	版本号
通用数据	随访信息	访视信息	915	病情稳定时规律就诊标志	regular visit when the disease condition is stable	标识病情稳定时是否按照医嘱规律就诊	字符串	是；否	/	沈洪兵，齐秀英.流行病学［M］.12版.北京：人民卫生出版社，2013.	探索	A20180901JWHU
通用数据	随访信息	访视信息	916	就诊频率	frequency of visit	患者1年每隔多少个月就诊1次	数值型	数字	月	郑劲平.肺功能学：基础与临床［M］.广州：广东科技出版社，2007.	探索	A20180901JWHU
通用数据	随访信息	访视信息	917	指定医生标志	assigned doctor	标识患者就诊的医生是否指定	字符串	是；否	/	田少雷，邵庆翔.药物临床试验与GCP实用指南［M］.北京：北京大学医学出版社，2009.	探索	A20180901JWHU
通用数据	随访信息	访视信息	918	指定医生姓名	name of assigned doctor	指定医生在公安管理部门正式登记注册的姓氏和名称	字符串	人名	/	沈洪兵，齐秀英.流行病学［M］.12版.北京：人民卫生出版社，2013.	探索	A20190111ZZ
通用数据	随访信息	访视信息	919	定期复查肺功能标志	regular follow-up with pulmonary function test	标识患者是否定期复查肺功能	字符串	是；否	/	郑劲平.肺功能学：基础与临床［M］.广州：广东科技出版社，2007.	探索	A20180901JWHU
通用数据	随访信息	访视信息	920	复查肺功能频率	frequency of regular PFT follow-up	患者1年每隔多少个月复查1次肺功能	数值型	数字	月	郑劲平.肺功能学：基础与临床［M］.广州：广东科技出版社，2007.	探索	A20180901JWHU
通用数据	随访信息	访视信息	921	定期复查其他检查、检验标志	regular follow-up with other examinations and tests	标识患者是否定期复查其他检查、检验	字符串	是；否	/	田少雷，邵庆翔.药物临床试验与GCP实用指南［M］.北京：北京大学医学出版社，2009.	探索	A20190111ZZ

类别	一级类别名称	二级类别名称	数据元序号	中文名称	英文名称	定义	变量类型	值域	单位	来源	等级	版本号
哮喘专用	随访信息	肺通气功能检查	922	第1秒用力呼气容积预计值	FEV$_1$ predicted value（FEV$_1$ pred）	第1秒用力呼气容积预计值	数值型	数字	L	Global Initiative for Asthma. Global Strategy for Asthma Management and Prevention（updated 2023）［EB/OL］. https://ginasthma.org/wp-content/uploads/2023/05/GINA-2023-Full-Report-2023-WMS.pdf.	核心	A20180901JWHU
哮喘专用	随访信息	肺通气功能检查	923	第1秒用力呼气容积实测值	FEV$_1$ measured value	第1秒用力呼气容积实测值	数值型	数字	L	郑劲平.肺功能学：基础与临床［M］.广州：广东科技出版社，2007.	核心	A20180901JWHU
哮喘专用	随访信息	肺通气功能检查	924	第1秒用力呼气容积预计百分比	FEV$_1$/FEV$_1$ pred	第1秒用力呼气容积实测值占预计值的百分比	数值型	0~100	%	郑劲平.肺功能学：基础与临床［M］.广州：广东科技出版社，2007.	核心	A20180901JWHU
哮喘专用	随访信息	肺通气功能检查	925	用力肺活量预计值	FVC predicted value（FVC pred）	最大吸气至肺活量位以后以最大的努力、最快的速度呼气，直至残气量位的全部肺容积的预计值	数值型	数字	L	Global Initiative for Asthma. Global Strategy for Asthma Management and Prevention（updated 2023）［EB/OL］. https://ginasthma.org/wp-content/uploads/2023/05/GINA-2023-Full-Report-2023-WMS.pdf.	核心	A20180901JWHU
哮喘专用	随访信息	肺通气功能检查	926	用力肺活量实测值	FVC measured value	最大吸气至肺活量位以后以最大的努力、最快的速度呼气，直至残气量位的全部肺容积的实测值	数值型	数字	L	郑劲平.肺功能学：基础与临床［M］.广州：广东科技出版社，2007.	核心	A20180901JWHU

类别	一级类别名称	二级类别名称	数据元序号	中文名称	英文名称	定义	变量类型	值域	单位	来源	等级	版本号
哮喘专用	随访信息	肺通气功能检查	927	用力肺活量预计百分比	FVC/FVC pred	用力肺活量实测值占预计值的百分比	数值型	0~100	%	郑劲平.肺功能学：基础与临床［M］.广州：广东科技出版社，2007.	核心	A20180901JWHU
哮喘专用	随访信息	肺通气功能检查	928	第1秒用力呼气容积/用力肺活量预计值	FEV₁pred/FVC pred	第1秒用力呼气容积占用力肺活量比值的预计值	数值型	0~100	%	郑劲平.肺功能学：基础与临床［M］.广州：广东科技出版社，2007.	核心	A20190111ZZ
哮喘专用	随访信息	肺通气功能检查	929	第1秒用力呼气容积/用力肺活量实测值	FEV₁/FVC	第1秒用力呼气容积占用力肺活量比值的实测值	数值型	0~100	%	郑劲平.肺功能学：基础与临床［M］.广州：广东科技出版社，2007.	核心	A20190111ZZ
哮喘专用	随访信息	肺通气功能检查	930	第1秒用力呼气容积/用力肺活量预计百分比	（FEV₁/FVC）/（FEV₁pred/FVC pred）	第1秒用力呼气容积占用力肺活量比值的实测值占预计值的百分比	数值型	0~100	%	郑劲平.肺功能学：基础与临床［M］.广州：广东科技出版社，2007.	核心	A20190111ZZ
哮喘专用	随访信息	肺通气功能检查	931	最大呼气中期流量预计值	maximal mid-expiratory flow predicted value（MMEF pred）	最大呼气中期流量的预计值	数值型	数字	L	郑劲平.肺功能学：基础与临床［M］.广州：广东科技出版社，2007.	补充	A20190111ZZ
哮喘专用	随访信息	肺通气功能检查	932	最大呼气中期流量实测值	MMEF measured value	最大呼气中期流量的实测值	数值型	数字	L	郑劲平.肺功能学：基础与临床［M］.广州：广东科技出版社，2007.	补充	A20190111ZZ

类别	一级类别名称	二级类别名称	数据元序号	中文名称	英文名称	定义	变量类型	值域	单位	来源	等级	版本号
哮喘专用	随访信息	肺通气功能检查	933	最大呼气中期流量预计百分比	MEF/MMEF pred	最大呼气中期流量的实测值占预计值的百分比	数值型	0~100	%	郑劲平.肺功能学：基础与临床［M］.广州：广东科技出版社，2007.	补充	A20190111ZZ
哮喘专用	随访信息	肺通气功能检查	934	用力呼出75%肺活量的瞬间流量预计值	FEF75% predicted value	用力呼出气量为75%肺活量时的平均流量的预计值	数值型	数字	L	郑劲平.肺功能学：基础与临床［M］.广州：广东科技出版社，2007.	补充	A20190111ZZ
哮喘专用	随访信息	肺通气功能检查	935	用力呼出75%肺活量的瞬间流量实测值	FEF75% measured value	用力呼出气量为75%肺活量时的平均流量的实测值	数值型	数字	L	郑劲平.肺功能学：基础与临床［M］.广州：广东科技出版社，2007.	补充	A20190111ZZ
哮喘专用	随访信息	肺通气功能检查	936	用力呼出75%肺活量的瞬间流量预计百分比	FEF75%/FEF75% pred	用力呼出气量为75%肺活量时的平均流量的实测值占预计值的百分比	数值型	0~100	%	郑劲平.肺功能学：基础与临床［M］.广州：广东科技出版社，2007.	补充	A20190111ZZ
哮喘专用	随访信息	肺通气功能检查	937	用力呼出50%肺活量的瞬间流量预计值	FEF50% predicted value	用力呼出气量为50%肺活量时的平均流量的预计值	数值型	数字	L	郑劲平.肺功能学：基础与临床［M］.广州：广东科技出版社，2007.	补充	A20190111ZZ

类别	一级类别名称	二级类别名称	数据元序号	中文名称	英文名称	定义	变量类型	值域	单位	来源	等级	版本号
哮喘专用	随访信息	肺通气功能检查	938	用力呼出50%肺活量的瞬间流量实测值	$FEF_{50\%}$ measured value	用力呼出气量为50%肺活量时的平均流量的实测值	数值型	数字	L	郑劲平.肺功能学：基础与临床［M］.广州：广东科技出版社，2007.	补充	A20190111ZZ
哮喘专用	随访信息	肺通气功能检查	939	用力呼出50%肺活量的瞬间流量预计百分比	$FEF_{50\%}/FEF_{50\%}$ pred	用力呼出气量为50%肺活量时的平均流量的实测值占预计值的百分比	数值型	0~100	%	郑劲平.肺功能学：基础与临床［M］.广州：广东科技出版社，2007.	补充	A20190111ZZ
哮喘专用	随访信息	肺通气功能检查	940	用力呼出25%肺活量的瞬间流量预计值	$FEF_{25\%}$ predicted value	用力呼出气量为25%肺活量时的平均流量的预计值	数值型	数字	L	郑劲平.肺功能学：基础与临床［M］.广州：广东科技出版社，2007.	补充	A20190111ZZ
哮喘专用	随访信息	肺通气功能检查	941	用力呼出25%肺活量的瞬间流量实测值	$FEF_{25\%}$ measured value	用力呼出气量为25%肺活量时的平均流量的实测值	数值型	数字	L	郑劲平.肺功能学：基础与临床［M］.广州：广东科技出版社，2007.	补充	A20190111ZZ
哮喘专用	随访信息	肺通气功能检查	942	用力呼出25%肺活量的瞬间流量预计百分比	$FEF_{25\%}/FEF_{25\%}$ pred	用力呼出气量为25%肺活量时的平均流量的实测值占预计值的百分比	数值型	0~100	%	郑劲平.肺功能学：基础与临床［M］.广州：广东科技出版社，2007.	补充	A20190111ZZ

类别	一级类别名称	二级类别名称	数据元序号	中文名称	英文名称	定义	变量类型	值域	单位	来源	等级	版本号
哮喘专用	随访信息	肺通气功能检查	943	用力呼气中段流量预计值	FEF$_{25\%\sim50\%}$ predicted value	用力呼出气量为25%~75%肺活量时的平均流量的预计值	数值型	数字	L	郑劲平.肺功能学：基础与临床［M］.广州：广东科技出版社，2007.	补充	A20190111ZZ
哮喘专用	随访信息	肺通气功能检查	944	用力呼气中段流量实测值	FEF$_{25\%\sim50\%}$ measured value	用力呼出气量为25%~75%肺活量时的平均流量的实测值	数值型	数字	L	郑劲平.肺功能学：基础与临床［M］.广州：广东科技出版社，2007.	补充	A20190111ZZ
哮喘专用	随访信息	肺通气功能检查	945	用力呼气中段流量预计百分比	FEF$_{25\%\sim50\%}$/FEF$_{25\%\sim50\%}$ pred	用力呼出气量为25%~75%肺活量时的平均流量的实测值占预计值的百分比	数值型	0~100	%	郑劲平.肺功能学：基础与临床［M］.广州：广东科技出版社，2007.	补充	A20190111ZZ
哮喘专用	随访信息	呼气峰值流量检查	946	呼气峰值流量预计值	PEF predicted value（PEF pred）	用力呼气时的最高气体流量的预计值	数值型	数字	L/分	郑劲平.肺功能学：基础与临床［M］.广州：广东科技出版社，2007.	补充	A20180901JWHU
哮喘专用	随访信息	呼气峰值流量检查	947	呼气峰值流量实测值	PEF measured value	用力呼气时的最高气体流量的实测值	数值型	数字	L/分	郑劲平.肺功能学：基础与临床［M］.广州：广东科技出版社，2007.	补充	A20180901JWHU
哮喘专用	随访信息	呼气峰值流量检查	948	呼气峰值流量预计百分比	PEF/PEF pred	用力呼气时的最高气体流量的实测值占预计值的百分比	数值型	0~100	%	郑劲平.肺功能学：基础与临床［M］.广州：广东科技出版社，2007.	补充	A20180901JWHU

类别	一级类别名称	二级类别名称	数据元序号	中文名称	英文名称	定义	变量类型	值域	单位	来源	等级	版本号
哮喘专用	随访信息	呼气峰值流量监测	949	呼气峰值流量监测结果	PEF monitoring result	呼气峰值流量监测结果	字符串	阴性；阳性	/	郑劲平.肺功能学：基础与临床［M］.广州：广东科技出版社，2007.	探索	A20180901JWHU
哮喘专用	随访信息	支气管激发试验	950	激发试剂	activator	激发剂种类	字符串	乙酰甲胆碱；组胺；甘露醇；生理盐水；高渗盐水	/	郑劲平.肺功能学：基础与临床［M］.广州：广东科技出版社，2007.	补充	A20180901JWHU
哮喘专用	随访信息	支气管激发试验	951	支气管激发试验结果	result of bronchial provocation test	支气管激发试验结果	字符串	阴性；阳性；可疑阳性	/	郑劲平.肺功能学：基础与临床［M］.广州：广东科技出版社，2007.	补充	A20180901JWHU
哮喘专用	随访信息	支气管激发试验	952	PC20	provokation concentration which make FEV_1 reduce 20%	较FEV_1基础值下降20%时吸入刺激物的浓度	数值型	数字	mg/ml	郑劲平.肺功能学：基础与临床［M］.广州：广东科技出版社，2007.	补充	A20180901JWHU
哮喘专用	随访信息	支气管激发试验	953	PC15	provokation concentration which make FEV_1 reduce 15%	较FEV_1基础值下降15%时吸入刺激物的浓度	数值型	数字	mg/ml	郑劲平.肺功能学：基础与临床［M］.广州：广东科技出版社，2007.	补充	A20180901JWHU
哮喘专用	随访信息	支气管激发试验	954	PD20	provokation dose which make FEV_1 reduce 20%	较FEV_1基础值下降20%时吸入刺激物的剂量	数值型	数字	mg	郑劲平.肺功能学：基础与临床［M］.广州：广东科技出版社，2007.	补充	A20180901JWHU
哮喘专用	随访信息	支气管激发试验	955	PD15	provokation dose which make FEV_1 reduce 15%	较FEV_1基础值下降15%时吸入刺激物的剂量	数值型	数字	mg	郑劲平.肺功能学：基础与临床［M］.广州：广东科技出版社，2007.	补充	A20180901JWHU

类别	一级类别名称	二级类别名称	数据元序号	中文名称	英文名称	定义	变量类型	值域	单位	来源	等级	版本号
哮喘专用	随访信息	支气管激发试验	956	累计吸入剂量	activator dose	激发药物剂量	数值型	数字	mg	郑劲平.肺功能学：基础与临床［M］.广州：广东科技出版社，2007.	补充	A20190111ZZ
哮喘专用	随访信息	支气管舒张试验	957	支气管舒张试验结果	bronchodilation test result	支气管舒张试验结果	字符串	阴性；阳性	/	郑劲平.肺功能学：基础与临床［M］.广州：广东科技出版社，2007.	核心	A20180901JWHU
哮喘专用	随访信息	血液细胞常规检查	958	嗜酸性粒细胞计数	eosinophil count	患者单位容积血液中嗜酸性粒细胞数量值	数值型	数字	$\times 10^9/L$	刘成玉，罗春丽.临床检验基础［M］.5版.北京：人民卫生出版社，2012.	补充	A20180901JWHU
哮喘专用	随访信息	血液细胞常规检查	959	嗜酸性粒细胞比例	proportion of eosinophil	患者血液中嗜酸性粒细胞的数量占白细胞总数的比例	数值型	0~100	%	刘成玉，罗春丽.临床检验基础［M］.5版.北京：人民卫生出版社，2012.	补充	A20180901JWHU
哮喘专用	随访信息	血液细胞常规检查	960	中性粒细胞计数	neutrophil count	患者单位容积血液中中性粒细胞数值	数值型	数字	$\times 10^9/L$	刘成玉，罗春丽.临床检验基础［M］.5版.北京：人民卫生出版社，2012.	补充	A20180901JWHU
哮喘专用	随访信息	血液细胞常规检查	961	中性粒细胞比例	proportion of neutrophil	患者血液中中性粒细胞的数量占白细胞总数的比例	数值型	0~100	%	刘成玉，罗春丽.临床检验基础［M］.5版.北京：人民卫生出版社，2012.	探索	A20180901JWHU
哮喘专用	随访信息	诱导痰（痰细胞分类）	962	痰细胞总数计数	total count of sputum cells	患者痰涂片中细胞总数	数值型	数字	$10^6/mL$ 或 $10^6/g$	刘成玉，罗春丽.临床检验基础［M］.5版.北京：人民卫生出版社，2012.	补充	A20240416SZYL

类别	一级类别名称	二级类别名称	数据元序号	中文名称	英文名称	定义	变量类型	值域	单位	来源	等级	版本号
哮喘专用	随访信息	诱导痰（痰细胞分类）	963	痰嗜酸性粒细胞比例	proportion of sputum eosinophil	患者痰涂片中嗜酸性粒细胞占白细胞的比例	数值型	0~100	%	刘成玉，罗春丽.临床检验基础［M］.5版.北京：人民卫生出版社，2012.	补充	A20180901JWHU
哮喘专用	随访信息	诱导痰（痰细胞分类）	964	痰中性粒细胞比例	proportion of sputum neutrophil	患者痰涂片中中性粒细胞占白细胞的比例	数值型	0~100	%	刘成玉，罗春丽.临床检验基础［M］.5版.北京：人民卫生出版社，2012.	补充	A20180901JWHU
哮喘专用	随访信息	诱导痰（痰细胞分类）	965	痰巨噬细胞比例	proportion of sputum macrophage	患者痰涂片中巨噬细胞占白细胞的比例	数值型	0~100	%	刘成玉，罗春丽.临床检验基础［M］.5版.北京：人民卫生出版社，2012.	补充	A20180901JWHU
哮喘专用	随访信息	诱导痰（痰细胞分类）	966	痰淋巴细胞比例	proportion of sputum lymphocyte	患者痰涂片中淋巴细胞占白细胞的比例	数值型	0~100	%	刘成玉，罗春丽.临床检验基础［M］.5版.北京：人民卫生出版社，2012.	补充	A20180901JWHU
哮喘专用	随访信息	呼出气一氧化氮检测	967	呼出气一氧化氮检测（口呼出气流速：50ml/min）	fractional exhaled nitric oxide detection（oral exhaled flow rate：50ml/min），FeNO（50ml/min）	患者呼出气中一氧化氮的浓度（口呼出气流速：50ml/min）	数值型	数字	ppb	中国医药教育协会慢性气道疾病专业委员会，中国哮喘联盟.呼出气一氧化氮检测及其在气道疾病诊治中应用的中国专家共识［J］.中华医学杂志，2021，101（38）：3092-3114.	补充	A20240416SZYL

续表

类别	一级类别名称	二级类别名称	数据元序号	中文名称	英文名称	定义	变量类型	值域	单位	来源	等级	版本号
哮喘专用	随访信息	呼出气一氧化氮检测	968	呼出气一氧化氮检测（口呼出气流速：200ml/min）	fractional exhaled nitric oxide detection（oral exhaled flow rate：200ml/min），FeNO（200ml/min）	患者呼出气中一氧化氮的浓度（口呼出气流速：200ml/min）	数值型	数字	ppb	中国医药教育协会慢性气道疾病专业委员会，中国哮喘联盟.呼出气一氧化氮检测及其在气道疾病诊治中应用的中国专家共识［J］.中华医学杂志，2021，101（38）：3092-3114.	补充	A20240416SZYL
哮喘专用	随访信息	呼出气一氧化氮检测	969	呼出气一氧化氮检测（鼻呼出气流速：10ml/min）	fractional exhaled nitric oxide detection（nasal exhaled flow rate：10ml/min），FnNO（10ml/min）	患者呼出气中一氧化氮的浓度（鼻呼出气流速：10ml/min）	数值型	数字	ppb	中国医药教育协会慢性气道疾病专业委员会，中国哮喘联盟.呼出气一氧化氮检测及其在气道疾病诊治中应用的中国专家共识［J］.中华医学杂志，2021，101（38）：3092-3114.	补充	A20240416SZYL
哮喘专用	随访信息	血清TIgE	970	血清TIgE	serum TIgE	血清总免疫球蛋白E浓度	字符串	数字	KU/ml	Global Initiative for Asthma. Global Strategy for Asthma Management and Prevention（updated 2023）［EB/OL］. https://ginasthma.org/wp-content/uploads/2023/05/GINA-2023-Full-Report-2023-WMS.pdf.	补充	A20240416SZYL
哮喘专用	随访信息	血清sIgE	971	血清sIgE结果	serum sIgE result	血清特异性免疫球蛋白E定性结果	字符串	阴性；阳性	/	Global Initiative for Asthma. Global Strategy for Asthma Management and Prevention（updated 2023）［EB/OL］. https://ginasthma.org/wp-content/uploads/2023/05/GINA-2023-Full-Report-2023-WMS.pdf.	补充	A20240416SZYL

类别	一级类别名称	二级类别名称	数据元序号	中文名称	英文名称	定义	变量类型	值域	单位	来源	等级	版本号
哮喘专用	随访信息	血清sIgE	972	吸入性抗原	inhalable antigen	血清特异性免疫球蛋白E吸入性抗原	字符串	屋尘螨；粉尘螨；狗毛；猫毛；德国小蠊；猫、狗等动物皮屑；其他	/	Global Initiative for Asthma. Global Strategy for Asthma Management and Prevention（updated 2023）［EB/OL］. https://ginasthma.org/wp-content/uploads/2023/05/GINA-2023-Full-Report-2023-WMS.pdf.	补充	A20240416SZYL
哮喘专用	随访信息	血清sIgE	973	真菌抗原	fungal antigen	血清特异性免疫球蛋白E真菌抗原	字符串	烟曲霉；链格孢；点青霉；分枝孢霉；白假丝酵母；长蠕孢；其他	/	Global Initiative for Asthma. Global Strategy for Asthma Management and Prevention（updated 2023）［EB/OL］. https://ginasthma.org/wp-content/uploads/2023/05/GINA-2023-Full-Report-2023-WMS.pdf.	补充	A20240416SZYL
哮喘专用	随访信息	血清sIgE	974	草花粉抗原	grass pollen antigen	血清特异性免疫球蛋白E草花粉抗原	字符串	豚草；艾蒿；藜草；苍耳；雏菊；蒲公英；一枝黄花；其他	/	Global Initiative for Asthma. Global Strategy for Asthma Management and Prevention（updated 2023）［EB/OL］. https://ginasthma.org/wp-content/uploads/2023/05/GINA-2023-Full-Report-2023-WMS.pdf.	补充	A20240416SZYL
哮喘专用	随访信息	血清sIgE	975	食物抗原	food antigens	血清特异性免疫球蛋白E食物抗原	字符串	鸡蛋；牛奶；花生；大豆；小麦；芝麻；鱼；虾；蟹；其他	/	Global Initiative for Asthma. Global Strategy for Asthma Management and Prevention（updated 2023）［EB/OL］. https://ginasthma.org/wp-content/uploads/2023/05/GINA-2023-Full-Report-2023-WMS.pdf.	补充	A20240416SZYL

续表

类别	一级类别名称	二级类别名称	数据元序号	中文名称	英文名称	定义	变量类型	值域	单位	来源	等级	版本号
哮喘专用	随访信息	变应原皮肤点刺试验	976	皮肤点刺试验结果	allergen skin test result	变应原皮肤点刺试验的定性结果	字符串	阴性；阳性	/	中华人民共和国国家卫生和计划生育委员会.电子病历共享文档规范 第7部分：检验报告（WS/T 500.7—2006）［S/OL］.http://www.nhc.gov.cn/fzs/s7852d/201609/37f11aacca5a49c2ad0984c8fc7a2873.shtml.	补充	A20240416SZYL
哮喘专用	随访信息	变应原皮肤点刺试验	977	过敏原	allergen	变应原皮肤点刺试验检出的过敏原	字符串	粉尘螨；屋尘螨；热带螨；花粉Ⅰ；花粉Ⅳ；艾蒿；霉菌Ⅰ；霉菌Ⅳ；美洲大蠊；德国小蠊；猫毛；狗毛；其他	/	HEINZERLING L, MARI A, BERGMANN KC, et al.The skin prick test-European standards［J］.Clin Transl Allergy, 2013, 3（1）: 3.	核心	A20190305XM
通用数据	随访信息	影像学检查	978	检查项目名称	name of examination items	患者接受检查项目的名称	字符串	CT；核磁共振；超声；内镜；X线；造影；其他	/	中华人民共和国国家卫生和计划生育委员会.电子病历共享文档规范 第6部分：检查报告（WS/T 500.6—2006）［S/OL］.http://www.nhc.gov.cn/fzs/s7852d/201609/37f11aacca5a49c2ad0984c8fc7a2873.shtml.	补充	A20240416SZYL

续表

类别	一级类别名称	二级类别名称	数据元序号	中文名称	英文名称	定义	变量类型	值域	单位	来源	等级	版本号
通用数据	随访信息	影像学检查	979	检查类别	examination type	受检者检查项目所属类别的详细描述	字符串	平扫；增强；平扫+增强	/	中华人民共和国国家卫生和计划生育委员会.电子病历共享文档规范 第6部分：检查报告（WS/T 500.6—2006）［S/OL］.http://www.nhc.gov.cn/fzs/s7852d/201609/37f11aacca5a49c2ad0984c8fc7a2873.shtml.	补充	A20240416SZYL
通用数据	随访信息	影像学检查	980	检查部位	examination position	检查部位的名称	字符串	/	/	中华人民共和国国家卫生和计划生育委员会.电子病历共享文档规范 第6部分：检查报告（WS/T 500.6—2006）［S/OL］.http://www.nhc.gov.cn/fzs/s7852d/201609/37f11aacca5a49c2ad0984c8fc7a2873.shtml.	补充	A20240416SZYL
通用数据	随访信息	影像学检查	981	检查时间	examination date	检查当日的公元纪年日期的完整描述	日期型	日期格式	/	中华人民共和国国家卫生和计划生育委员会.电子病历共享文档规范 第6部分：检查报告（WS/T 500.6—2006）［S/OL］.http://www.nhc.gov.cn/fzs/s7852d/201609/37f11aacca5a49c2ad0984c8fc7a2873.shtml.	补充	A20240416SZYL
通用数据	随访信息	影像学检查	982	报告时间	report date	检查报告当日的公元纪年日期的完整描述	日期型	日期格式	/	中华人民共和国国家卫生和计划生育委员会.电子病历共享文档规范 第6部分：检查报告（WS/T 500.6—2006）［S/OL］.http://www.nhc.gov.cn/fzs/s7852d/201609/37f11aacca5a49c2ad0984c8fc7a2873.shtml.	补充	A20240416SZYL

类别	一级类别名称	二级类别名称	数据元序号	中文名称	英文名称	定义	变量类型	值域	单位	来源	等级	版本号
通用数据	随访信息	影像学检查	983	检查所见	examination finding	检查项目结果报告的客观说明	字符串	/	/	中华人民共和国国家卫生和计划生育委员会.电子病历共享文档规范 第6部分：检查报告（WS/T 500.6—2006）［S/OL］.http://www.nhc.gov.cn/fzs/s7852d/201609/37f11aacca5a49c2ad0984c8fc7a2873.shtml.	补充	A20240416SZYL
通用数据	随访信息	影像学检查	984	检查结论	examination conclusion	检查项目结果报告的主观说明	字符串	/	/	中华人民共和国国家卫生和计划生育委员会.电子病历共享文档规范 第6部分：检查报告（WS/T 500.6—2006）［S/OL］.http://www.nhc.gov.cn/fzs/s7852d/201609/37f11aacca5a49c2ad0984c8fc7a2873.shtml.	补充	A20240416SZYL
哮喘专用	随访信息	评估量表	985	咳嗽严重程度评估得分	cough severity assessment score	哮喘控制测试总得分	数值型	数字	/	中华医学会呼吸病学分会哮喘学组，中国哮喘联盟.重症哮喘诊断与处理中国专家共识［J］.中华结核和呼吸杂志，2017，40（11）：813-829.	探索	A20240416SZYL
哮喘专用	随访信息	评估量表	986	莱切斯特咳嗽问卷得分	Leicester cough questionnaire score	莱切斯特咳嗽问卷总得分	数值型	数字	/	中华医学会呼吸病学分会哮喘学组.咳嗽的诊断与治疗指南（2021）［J］.中华结核和呼吸杂志，2022，45（1）：13-46.	探索	A20240416SZYL

类别	一级类别名称	二级类别名称	数据元序号	中文名称	英文名称	定义	变量类型	值域	单位	来源	等级	版本号
哮喘专用	随访信息	评估量表	987	简化版哮喘生活质量调查问卷得分	mini AQLQ score	简化版哮喘生活质量调查问卷总得分	数值型	数字	/	中华医学会呼吸病学分会哮喘学组.支气管哮喘防治指南（2020年版）[J].中华结核和呼吸杂志，2020，43（12）：1023-1048.	探索	A20240416SZYL
哮喘专用	随访信息	评估量表	988	焦虑自评量表得分	self-rating anxiety scale score	焦虑自评总得分	数值型	数字	/	中华医学会呼吸病学分会哮喘学组.支气管哮喘防治指南（2020年版）[J].中华结核和呼吸杂志，2020，43（12）：1023-1048.	探索	A20240416SZYL
哮喘专用	随访信息	评估量表	989	抑郁自评量表得分	self-rating depression scale score	抑郁自评量表总得分	数值型	数字	/	中华医学会呼吸病学分会哮喘学组.支气管哮喘防治指南（2020年版）[J].中华结核和呼吸杂志，2020，43（12）：1023-1048.	探索	A20240416SZYL
通用数据	随访信息	随访死亡信息	990	出院后1年内死亡标志	dead after discharge within one year	标识患者出院后1年内是否死亡	字符串	是；否	/	中华人民共和国卫生部.卫生信息数据元目录 第10部分：医学诊断（WS 363.10—2011）[S/OL].http://www.nhc.gov.cn/wjw/s9497/201108/52750.shtml.	补充	A20180901JWHU
通用数据	随访信息	随访死亡信息	991	死亡日期	date of death	患者死亡当日的公元纪年日期的完整描述	日期型	日期格式	/	中华人民共和国卫生部.卫生信息数据元目录 第3部分：人口学及社会经济学特征（WS 363.3—2011）[S/OL].http://www.nhc.gov.cn/wjw/s9497/201108/52743.shtml.	补充	A20180901JWHU

续表

类别	一级 类别 名称	二级 类别 名称	数据元 序号	中文名称	英文名称	定义	变量类型	值域	单位	来源	等级	版本号
通用 数据	随访 信息	随访死 亡信息	992	根本死因	direct cause of death	导致患者死亡 的最根本疾病 的诊断	字符串	/	/	中华人民共和国卫生部.卫生 信息数据元目录 第10部分： 医学诊断（WS 363.10—2011） ［S/OL］.http://www.nhc.gov.cn/ wjw/s9497/201108/52750.shtml.	补充	A20180901JWHU
通用 数据	临床 研究	临床研 究信息	993	正在参与 临床研究 标志	being involved in clinical research	标识患者是否 正在参与临床 研究	字符串	是；否	/	孙颖浩，贺佳.临床研究设计 与实践［M］.北京：人民卫 生出版社，2017.	补充	A20180902JWHU
通用 数据	临床 试验	临床研 究信息	994	临床试验 项目名称	name of clinical trial project	患者参加临床 试验的项目名 称	字符串	/	/	孙颖浩，贺佳.临床研究设计 与实践［M］.北京：人民卫 生出版社，2017.	探索	A20240416SZYL
通用 数据	临床 试验	临床研 究信息	995	临床试验 项目编号	clinical trial project number	患者参加临床 试验的项目名 称编码或代号	字符串	数字或数 字及字母 组合词	/	孙颖浩，贺佳.临床研究设计 与实践［M］.北京：人民卫 生出版社，2017.	探索	A20240416SZYL
通用 数据	临床 试验	临床研 究信息	996	入组时间	date of enrollment	患者入组当日 的公元纪年日 期的完整描述	日期型	日期格式	/	孙颖浩，贺佳.临床研究设计 与实践［M］.北京：人民卫 生出版社，2017.	补充	A20180901JWHU
通用 数据	临床 试验	临床研 究信息	997	入组标准	eligible criteria	临床研究的入 组标准	字符串	/	/	孙颖浩，贺佳.临床研究设计 与实践［M］.北京：人民卫 生出版社，2017.	补充	A20190111ZZ
通用 数据	临床 试验	临床研 究信息	998	出组时间	date of withdrawal	患者出组当日 的公元纪年日 期的完整描述	日期型	日期格式	/	孙颖浩，贺佳.临床研究设计 与实践［M］.北京：人民卫 生出版社，2017.	补充	A20180901JWHU
通用 数据	临床 研究	临床研 究信息	999	出组原因	reason of withdrawal	对患者出组原 因的简要描述	字符串	/	/	孙颖浩，贺佳.临床研究设计 与实践［M］.北京：人民卫 生出版社，2017.	补充	A20180901JWHU

类别	一级类别名称	二级类别名称	数据元序号	中文名称	英文名称	定义	变量类型	值域	单位	来源	等级	版本号
通用数据	临床研究	临床研究信息	1000	临床研究阶段	clinical research stage	记录患者在临床研究中所处的阶段	字符串	准备；筛选；双盲；单盲；治疗	/	Clinical Data Interchange Standards Consortium.Clinical Data Interchange Standards Consortium Standards［EB/OL］.https://www.cdisc.org/standards.	补充	A20190111ZZ
通用数据	临床研究	临床研究信息	1001	知情同意标志	obtaining informed consent	标识是否获得患者知情同意	字符串	是；否	/	中华人民共和国卫生部.卫生信息数据元目录 第12部分：计划与干预（WS 364.12—2011）［S/OL］.http://www.nhc.gov.cn/wjw/s9497/201108/52752.shtml.	补充	A20190111ZZ
通用数据	临床研究	临床研究信息	1002	项目名称	name of project	临床研究项目名称的完整描述	字符串	/	/	孙颖浩，贺佳.临床研究设计与实践［M］.北京：人民卫生出版社，2017.	补充	A20180901JWHU
通用数据	临床研究	临床研究信息	1003	研究单位	research institution	实行临床研究的单位的完整名称	字符串	/	/	孙颖浩，贺佳.临床研究设计与实践［M］.北京：人民卫生出版社，2017.	补充	A20180901JWHU
通用数据	临床研究	临床研究信息	1004	负责医生	coordinating doctor	责任临床研究医生在公安户籍管理部门正式登记注册的姓氏和名称	字符串	人名	/	孙颖浩，贺佳.临床研究设计与实践［M］.北京：人民卫生出版社，2017.	补充	A20180901JWHU
通用数据	临床研究	临床研究信息	1005	意见或建议	suggestions or opinions	意见内容的详细描述	字符串	/	/	孙颖浩，贺佳.临床研究设计与实践［M］.北京：人民卫生出版社，2017.	探索	A20180901JWHU

类别	一级类别名称	二级类别名称	数据元序号	中文名称	英文名称	定义	变量类型	值域	单位	来源	等级	版本号
通用数据	临床研究	临床研究信息	1006	临床研究破盲标志	unblinding	记录临床研究是否破盲	字符串	是；否	/	Clinical Data Interchange Standards Consortium.Clinical Data Interchange Standards Consortium Standards［EB/OL］.https://www.cdisc.org/standards.	探索	A20190111ZZ
通用数据	临床研究	临床研究信息	1007	临床研究完成日期	end date of clinical research	临床研究完成当日的公元纪年日期的完整描述	日期型	日期格式	/	Clinical Data Interchange Standards Consortium.Clinical Data Interchange Standards Consortium Standards［EB/OL］.https://www.cdisc.org/standards.	探索	A20190111ZZ
通用数据	临床研究	临床研究信息	1008	临床研究治疗数据标志	treatment data of subject in clinical research	标识患者是否有治疗的数据可得	字符串	是；否	/	Clinical Data Interchange Standards Consortium.Clinical Data Interchange Standards Consortium Standards［EB/OL］.https://www.cdisc.org/standards.	探索	A20190111ZZ
通用数据	临床研究	临床研究信息	1009	研究治疗开始日期	start date of treatment in clinical research	记录研究治疗开始当日的公元纪年日期的完整描述	日期型	日期格式	/	Clinical Data Interchange Standards Consortium.Clinical Data Interchange Standards Consortium Standards［EB/OL］.https://www.cdisc.org/standards.	探索	A20190111ZZ
通用数据	临床研究	临床研究信息	1010	研究治疗结束日期	end date of treatment in clinical research	记录研究治疗结束当日的公元纪年日期的完整描述	日期型	日期格式	/	Clinical Data Interchange Standards Consortium.Clinical Data Interchange Standards Consortium Standards［EB/OL］.https://www.cdisc.org/standards.	探索	A20190111ZZ

类别	一级类别名称	二级类别名称	数据元序号	中文名称	英文名称	定义	变量类型	值域	单位	来源	等级	版本号
通用数据	临床研究	临床研究信息	1011	治疗期内受试者执行/服用的药物剂量	medication dose in clinical research	研究治疗或每次固定的给药间隔单位时间内给予的药量	字符串	/	/	Clinical Data Interchange Standards Consortium.Clinical Data Interchange Standards Consortium Standards〔EB/OL〕.https://www.cdisc.org/standards.	探索	A20190111ZZ
通用数据	临床研究	临床研究信息	1012	治疗期内受试者执行/服用的药物剂量单位	medication dose unit in clinical research	记录每个治疗期的剂量单位	字符串	/	/	Clinical Data Interchange Standards Consortium.Clinical Data Interchange Standards Consortium Standards〔EB/OL〕.https://www.cdisc.org/standards.	探索	A20190111ZZ
通用数据	临床研究	临床研究信息	1013	研究治疗的药物剂型	dosage form of medication in clinical research	记录研究治疗的药物剂型	字符串	溶液；片剂；洗液；胶囊；粉剂；喷雾剂；其他	/	Clinical Data Interchange Standards Consortium.Clinical Data Interchange Standards Consortium Standards〔EB/OL〕.https://www.cdisc.org/standards.	探索	A20190111ZZ
通用数据	临床研究	临床研究信息	1014	研究治疗的药物服用频率	frequency of medication	记录规定日期内执行的治疗频率	字符串	q0.5h；qh；q2h；q3h；q4h；q5h；q6h；q8h；q12h；qd；bid；tid；qid；qm；qn；ac；qod；qw；biw；tiw；st；sos；prn	/	Clinical Data Interchange Standards Consortium.Clinical Data Interchange Standards Consortium Standards〔EB/OL〕.https://www.cdisc.org/standards.	探索	A20190111ZZ

续表

类别	一级类别名称	二级类别名称	数据元序号	中文名称	英文名称	定义	变量类型	值域	单位	来源	等级	版本号
通用数据	临床研究	临床研究信息	1015	药物分发和回收记录标志	drug dispensed and returned record	标识是否对药物分发和回收进行了记录	字符串	是；否	/	Clinical Data Interchange Standards Consortium.Clinical Data Interchange Standards Consortium Standards［EB/OL］.https://www.cdisc.org/standards.	探索	A20190111ZZ
通用数据	临床研究	临床研究信息	1016	分发或回收的药物名称	name of dispensed or returned drug	记录分发或回收的研究药物的名称	字符串	/	/	Clinical Data Interchange Standards Consortium.Clinical Data Interchange Standards Consortium Standards［EB/OL］.https://www.cdisc.org/standards.	探索	A20190111ZZ
通用数据	临床研究	临床研究信息	1017	药物分发日期	date of dispensing drug	记录药物被分发当日的公元纪年日期的完整描述	日期型	日期格式	/	Clinical Data Interchange Standards Consortium.Clinical Data Interchange Standards Consortium Standards［EB/OL］.https://www.cdisc.org/standards.	探索	A20190111ZZ
通用数据	临床研究	临床研究信息	1018	药物回收日期	date of returning drug	记录药物被回收当日的公元纪年日期的完整描述	日期型	日期格式	/	Clinical Data Interchange Standards Consortium.Clinical Data Interchange Standards Consortium Standards［EB/OL］.https://www.cdisc.org/standards.	探索	A20190111ZZ
通用数据	临床研究	临床研究信息	1019	分发药物实际数量	quantity of dispensed drug	记录分发药物的实际数量	数值型	数字	个	Clinical Data Interchange Standards Consortium.Clinical Data Interchange Standards Consortium Standards［EB/OL］.https://www.cdisc.org/standards.	探索	A20190111ZZ
通用数据	临床研究	临床研究信息	1020	回收药物实际数量	quantity of returned drug	记录回收药物的实际数量	数值型	数字	个	Clinical Data Interchange Standards Consortium.Clinical Data Interchange Standards Consortium Standards［EB/OL］.https://www.cdisc.org/standards.	探索	A20190111ZZ

十、儿童哮喘

包括儿童哮喘相关的数据元。

类别	一级类别名称	二级类别名称	数据元序号	中文名称	英文名称	定义	变量类型	值域	单位	来源	等级	版本号
哮喘专用	儿童哮喘	人口学特征	1021	出生日期	date of birth	患儿出生当日的公元纪年日期的完整描述	日期型	日期格式	/	中华人民共和国国家卫生和计划生育委员会.电子病历共享文档规范 第32部分：住院病案首页（WS/T 500.32—2016）［S/OL］.http://www.nhc.gov.cn/fzs/s7852d/201609/37f11aacca5a49c2ad0984c8fc7a2873.shtml.	核心	A20240416SZYL
哮喘专用	儿童哮喘	人口学特征	1022	监护人	guardian	患儿监护人姓名	字符串	人名	/	中华人民共和国卫生部.卫生信息数据元目录 第3部分：人口学及社会经济学特征（WS 363.3—2011）［S/OL］.http://www.nhc.gov.cn/wjw/s9497/201108/52743.shtml.	补充	A20240416SZYL
哮喘专用	儿童哮喘	症状表现	1023	气短发作严重程度	severity of shortness of breath	患儿气短发作时的表现或严重程度	字符串	无；走路时；说话时；休息时；呼吸不整	/	中华医学会儿科学分会呼吸学组.儿童支气管哮喘诊断与防治指南（2022年版）［J］.中华儿科杂志，2022.	核心	A20240416SZYL
哮喘专用	儿童哮喘	症状表现	1024	发作时体位	position during attacking	对患儿症状发作时体位的描述	字符串	可平卧；喜坐位；前弓位；不定	/	中华医学会儿科学分会呼吸学组.儿童支气管哮喘诊断与防治指南（2022年版）［J］.中华儿科杂志，2022.	核心	A20240416SZYL

续表

类别	一级类别名称	二级类别名称	数据元序号	中文名称	英文名称	定义	变量类型	值域	单位	来源	等级	版本号
哮喘专用	儿童哮喘	症状表现	1025	讲话方式	continuity of speech	对患儿症状发作时讲话方式的描述	字符串	能成句；成短句；说单字；难以说话	/	中华医学会儿科学分会呼吸学组.儿童支气管哮喘诊断与防治指南（2022年版）[J].中华儿科杂志，2022.	核心	A20240416SZYL
哮喘专用	儿童哮喘	症状表现	1026	精神意识	spiritual consciousness	对患儿症状发作时精神意识状态的描述	字符串	焦虑；烦躁；嗜睡；意识模糊	/	中华医学会儿科学分会呼吸学组.儿童支气管哮喘诊断与防治指南（2022年版）[J].中华儿科杂志，2022.	核心	A20240416SZYL
哮喘专用	儿童哮喘	症状表现	1027	辅助呼吸肌活动及三凹征	assisted muscles of respiration activity and three depressions sign	患儿症状发作时是否有辅助呼吸肌活动或三凹征阳性	字符串	常无；可有；通常有；胸腹反常活动	/	中华医学会儿科学分会呼吸学组.儿童支气管哮喘诊断与防治指南（2022年版）[J].中华儿科杂志，2022.	补充	A20240416SZYL
哮喘专用	儿童哮喘	症状表现	1028	哮鸣音	wheezing rale	患儿体检时的哮鸣音状态	字符串	散在，呼气末期；响亮、弥漫；响亮、弥漫、双相；减弱乃至消失	/	中华医学会儿科学分会呼吸学组.儿童支气管哮喘诊断与防治指南（2022年版）[J].中华儿科杂志，2022.	补充	A20240416SZYL
哮喘专用	儿童哮喘	症状表现	1029	发作时脉率	pulse rate during attack	患儿症状发作时脉搏频率的测量值	数值型	数字	次/分	中华医学会儿科学分会呼吸学组.儿童支气管哮喘诊断与防治指南（2022年版）[J].中华儿科杂志，2022.	补充	A20240416SZYL
哮喘专用	儿童哮喘	症状表现	1030	紫绀	cyanosis	患儿症状发作时是否有紫绀现象	字符串	无；可能存在	/	中华医学会儿科学分会呼吸学组.儿童支气管哮喘诊断与防治指南（2022年版）[J].中华儿科杂志，2022.	补充	A20240416SZYL

类别	一级类别名称	二级类别名称	数据元序号	中文名称	英文名称	定义	变量类型	值域	单位	来源	等级	版本号
哮喘专用	儿童哮喘	症状表现	1031	呼吸音	breathing	患儿体检时的呼吸音状态	字符串	正常；减弱；增强	/	中华医学会儿科学分会呼吸学组.儿童支气管哮喘诊断与防治指南（2022年版）[J].中华儿科杂志，2022.	补充	A20240416SZYL
哮喘专用	儿童哮喘	症状表现	1032	呼气相延长标志	expiratory phase prolongation	标识患儿是否有呼气相延长	字符串	是；否	/	中华医学会儿科学分会呼吸学组.儿童支气管哮喘诊断与防治指南（2022年版）[J].中华儿科杂志，2022.	补充	A20240416SZYL
哮喘专用	儿童哮喘	症状表现	1033	抗生素治疗时长	duration of antibiotic treatment	患儿使用抗生素治疗的时长	数值型	数字	周	中华医学会儿科学分会呼吸学组.儿童支气管哮喘诊断与防治指南（2022年版）[J].中华儿科杂志，2022.	核心	A20240416SZYL
哮喘专用	儿童哮喘	控制水平评估	1034	日间症状频次	frequency of daytime symptoms	患儿日间症状发作的频次	数值型	数字	次/周	中华医学会儿科学分会呼吸学组.儿童支气管哮喘诊断与防治指南（2022年版）[J].中华儿科杂志，2022.	核心	A20240416SZYL
哮喘专用	儿童哮喘	症状表现	1035	使用抗生素类型/名称	types/names of antibiotics used	患儿发病后曾使用的抗生素类型或名称	字符串	/	/	中华医学会儿科学分会呼吸学组.儿童支气管哮喘诊断与防治指南（2022年版）[J].中华儿科杂志，2022.	补充	A20240416SZYL
哮喘专用	儿童哮喘	控制水平评估	1036	夜间因哮喘憋醒标志	overwheezing due to asthma at night	标识患儿夜间睡眠时是否曾因哮喘发作而憋醒	字符串	是；否	/	中华医学会儿科学分会呼吸学组.儿童支气管哮喘诊断与防治指南（2022年版）[J].中华儿科杂志，2022.	核心	A20240416SZYL
哮喘专用	儿童哮喘	控制水平评估	1037	应急缓解药物使用频次	frequency of use of emergency drugs	患儿因哮喘发作而使用应急缓解药物的频次	数值型	数字	次/周	中华医学会儿科学分会呼吸学组.儿童支气管哮喘诊断与防治指南（2022年版）[J].中华儿科杂志，2022.	核心	A20240416SZYL

续表

类别	一级类别名称	二级类别名称	数据元序号	中文名称	英文名称	定义	变量类型	值域	单位	来源	等级	版本号
哮喘专用	儿童哮喘	控制水平评估	1038	因哮喘而出现活动受限标志	activity limitations due to asthma	患儿因哮喘而较其他儿童跑步/玩耍减少，步行/玩耍时容易疲劳	字符串	是；否	/	中华医学会儿科学分会呼吸学组.儿童支气管哮喘诊断与防治指南（2022年版）[J].中华儿科杂志，2022.	核心	A20240416SZYL
哮喘专用	儿童哮喘	控制水平评估	1039	儿童哮喘症状控制水平分级	classification of symptom control in children with asthma	对患儿哮喘症状控制状况的评价	字符串	良好控制；部分控制；未控制	/	中华医学会儿科学分会呼吸学组.儿童支气管哮喘诊断与防治指南（2022年版）[J].中华儿科杂志，2022.	核心	A20240416SZYL
哮喘专用	儿童哮喘	急性发作次数	1040	每年急性发作次数	nomuber of acute exerbations per year	患儿每年急性发作次数	数值型	数字	次/年	中华医学会儿科学分会呼吸学组.儿童支气管哮喘诊断与防治指南（2022年版）[J].中华儿科杂志，2022.	补充	A20240416SZYL
哮喘专用	儿童哮喘	既往史	1041	湿疹病史标志	history of eczema	标识患儿曾患湿疹或异位性皮炎	字符串	是；否	/	中华医学会儿科学分会呼吸学组.儿童支气管哮喘诊断与防治指南（2022年版）[J].中华儿科杂志，2022.	核心	A20240416SZYL
哮喘专用	儿童哮喘	既往史	1042	变应性鼻炎病史标志	history of allergic rhinitis	标识患儿曾患变应性鼻炎	字符串	是；否	/	中华医学会儿科学分会呼吸学组.儿童支气管哮喘诊断与防治指南（2022年版）[J].中华儿科杂志，2022.	核心	A20240416SZYL
哮喘专用	儿童哮喘	用药史	1043	两岁前使用抗生素标志	using antibiotics before age two	标识患儿两岁前是否使用抗生素	字符串	是；否	/	葛均波，徐永健，王辰.内科学[M].9版.北京：人民卫生出版社，2018.	补充	A20190215XM
哮喘专用	儿童哮喘	既往史	1044	两岁前使用抗生素次数	times of using antibiotics before age two	患儿两岁前使用抗生素的次数	数值型	数字	次	葛均波，徐永健，王辰.内科学[M].9版.北京：人民卫生出版社，2018.	探索	A20240416SZYL

类别	一级类别名称	二级类别名称	数据元序号	中文名称	英文名称	定义	变量类型	值域	单位	来源	等级	版本号
哮喘专用	儿童哮喘	既往史	1045	两岁前使用抗生素时长	duration of using antibiotics before age two	患儿两岁前使用抗生素的总时长	数值型	数字	天	葛均波，徐永健，王辰.内科学［M］.9版.北京：人民卫生出版社，2018.	探索	A20240416SZYL
哮喘专用	儿童哮喘	既往史	1046	两岁前使用抗生素种类/名称	types/names of antibiotics used before age two	患儿两岁前使用过的抗生素种类/名称	字符串	/	/	葛均波，徐永健，王辰.内科学［M］.9版.北京：人民卫生出版社，2018.	探索	A20240416SZYL
哮喘专用	儿童哮喘	血氧饱和度	1047	血氧饱和度（吸空气）	blood oxygen saturation （inhalation of air）	患儿发作时，呼吸空气的情况下，血氧饱和度的测量值	数值型	0~100	%	中华医学会儿科学分会呼吸学组.儿童支气管哮喘诊断与防治指南（2022年版）［J］.中华儿科杂志，2022.	补充	A20240416SZYL
哮喘专用	儿童哮喘	肺通气功能检查	1048	第1秒用力呼气容积预计值	FEV$_1$ pred	第1秒用力呼气容积预计值	数值型	数字	L	Global Initiative for Asthma. Global Strategy for Asthma Management and Prevention（updated 2023）［EB/OL］. https://ginasthma.org/wp-content/uploads/2023/05/GINA-2023-Full-Report-2023-WMS.pdf.	核心	A20180901JWHU
哮喘专用	儿童哮喘	肺通气功能检查	1049	第1秒用力呼气容积实测值	FEV$_1$ measured value	第1秒用力呼气容积实测值	数值型	数字	L	郑劲平.肺功能学：基础与临床［M］.广州：广东科技出版社，2007.	核心	A20180901JWHU
哮喘专用	儿童哮喘	肺通气功能检查	1050	第1秒用力呼气容积预计百分比	FEV$_1$/FEV$_1$ pred	第1秒用力呼气容积实测值占预计值的百分比	数值型	0~100	%	郑劲平.肺功能学：基础与临床［M］.广州：广东科技出版社，2007.	核心	A20180901JWHU

类别	一级类别名称	二级类别名称	数据元序号	中文名称	英文名称	定义	变量类型	值域	单位	来源	等级	版本号
哮喘专用	儿童哮喘	肺通气功能检查	1051	用力肺活量预计值	FVC pred	最大吸气至肺活量位以后以最大的努力、最快的速度呼气，直至残气量位的全部肺容积的预计值	数值型	数字	L	Global Initiative for Asthma. Global Strategy for Asthma Management and Prevention（updated 2023）［EB/OL］. https://ginasthma.org/wp-content/uploads/2023/05/GINA-2023-Full-Report-2023-WMS.pdf.	核心	A20180901JWHU
哮喘专用	儿童哮喘	肺通气功能检查	1052	用力肺活量实测值	FVC measured value	最大吸气至肺活量位以后以最大的努力、最快的速度呼气，直至残气量位的全部肺容积的实测值	数值型	数字	L	郑劲平.肺功能学：基础与临床［M］.广州：广东科技出版社，2007.	核心	A20180901JWHU
哮喘专用	儿童哮喘	肺通气功能检查	1053	用力肺活量预计百分比	FVC/FVC pred	用力肺活量实测值占预计值的百分比	数值型	0~100	%	郑劲平.肺功能学：基础与临床［M］.广州：广东科技出版社，2007.	核心	A20180901JWHU
哮喘专用	儿童哮喘	支气管舒张试验	1054	支气管舒张试验结果	bronchodilation test result	支气管舒张试验结果	字符串	阴性；阳性	/	郑劲平.肺功能学：基础与临床［M］.广州：广东科技出版社，2007.	核心	A20180901JWHU
哮喘专用	儿童哮喘	支气管舒张试验	1055	第1秒用力呼气容积增加率	FEV_1 increase rate	支气管舒张试验阳性时第1秒用力呼气容积增加率	数值型	0~100	%	郑劲平.肺功能学：基础与临床［M］.广州：广东科技出版社，2007.	核心	A20180901JWHU

类别	一级类别名称	二级类别名称	数据元序号	中文名称	英文名称	定义	变量类型	值域	单位	来源	等级	版本号
哮喘专用	儿童哮喘	支气管激发试验	1056	支气管激发试验结果	result of bronchial provocation test	支气管激发试验结果	字符串	阴性；阳性；可疑阳性	/	郑劲平.肺功能学：基础与临床［M］.广州：广东科技出版社，2007.	核心	A20180901JWHU
哮喘专用	儿童哮喘	支气管激发试验	1057	呼气峰值流量下降率	PEF decline rate	呼气峰值流量较试验前下降的比率	数值型	0~100	%	郑劲平.肺功能学：基础与临床［M］.广州：广东科技出版社，2007.	核心	A20240416SZYL
哮喘专用	儿童哮喘	支气管激发试验	1058	第1秒用力呼气容积下降率	maximum decline rate of FEV_1	支气管激发试验阳性时第1秒用力呼气容积下降率	数值型	0~100	%	郑劲平.肺功能学：基础与临床［M］.广州：广东科技出版社，2007.	核心	A20180901JWHU
哮喘专用	儿童哮喘	支气管激发试验	1059	PC20	provokation concentration which make FEV_1 reduce 20%	较FEV_1基础值下降20％时吸入刺激物的浓度	数值型	数字	mg/ml	郑劲平.肺功能学：基础与临床［M］.广州：广东科技出版社，2007.	核心	A20180901JWHU
哮喘专用	儿童哮喘	支气管激发试验	1060	PD20	provokation dose which make FEV_1 reduce 20%	较FEV_1基础值下降20％时吸入刺激物的剂量	数值型	数字	mg	郑劲平.肺功能学：基础与临床［M］.广州：广东科技出版社，2007.	核心	A20180901JWHU
哮喘专用	儿童哮喘	抗炎治疗（≥4周）前后FEV_1变化情况	1061	治疗前FEV_1实测值	FEV_1 measured value before treatment	抗炎治疗前FEV_1实测值	数值型	数字	L	郑劲平.肺功能学：基础与临床［M］.广州：广东科技出版社，2007.	核心	A20240416SZYL

类别	一级类别名称	二级类别名称	数据元序号	中文名称	英文名称	定义	变量类型	值域	单位	来源	等级	版本号
哮喘专用	儿童哮喘	抗炎治疗（≥4周）前后FEV$_1$变化情况	1062	治疗后FEV$_1$实测值	FEV$_1$ measured value after treatment	抗炎治疗后FEV$_1$实测值	数值型	数字	L	郑劲平.肺功能学：基础与临床［M］.广州：广东科技出版社，2007.	核心	A20240416SZYL
哮喘专用	儿童哮喘	抗炎治疗（≥4周）前后FEV$_1$变化情况	1063	治疗后FEV$_1$增加值	FEV$_1$ increase after treatment	抗炎治疗后FEV$_1$增加值	数值型	数字	L	中华医学会儿科学分会呼吸学组.儿童支气管哮喘诊断与防治指南（2022年版）［J］.中华儿科杂志，2022.	核心	A20240416SZYL
哮喘专用	儿童哮喘	呼气峰值流量检查	1064	呼气峰值流量平均每日昼夜变异率>10%标志	PEF daily average diurnal variation rate > 10%	标识呼气峰值流量平均每日昼夜变异率是否>10%	字符串	是；否	/	郑劲平.肺功能学：基础与临床［M］.广州：广东科技出版社，2007.	核心	A20180901JWHU
哮喘专用	儿童哮喘	皮肤点刺试验	1065	结果	result	皮肤点刺试验的定性结果	字符串	阴性；阳性	/	中华人民共和国国家卫生和计划生育委员会.电子病历共享文档规范 第7部分：检验报告（WS/T 500.7—2006）［S/OL］.http://www.nhc.gov.cn/fzs/s7852d/201609/37f11aacca5a49c2ad0984c8fc7a2873.shtml.	核心	A20240416SZYL

续表

类别	一级类别名称	二级类别名称	数据元序号	中文名称	英文名称	定义	变量类型	值域	单位	来源	等级	版本号
哮喘专用	儿童哮喘	皮肤点刺试验	1066	过敏原	allergen	根据皮肤点刺试验结果测得的过敏原	字符串	粉尘螨；屋尘螨；热带螨；花粉Ⅰ；花粉Ⅳ；艾蒿；霉菌Ⅰ；霉菌Ⅳ；美洲大蠊；德国小蠊；猫毛；狗毛；其他	/	中华人民共和国国家卫生和计划生育委员会.电子病历共享文档规范 第7部分：检验报告（WS/T 500.7—2006）［S/OL］.http://www.nhc.gov.cn/fzs/s7852d/201609/37f11aacca5a49c2ad0984c8fc7a2873.shtml.	核心	A20240416SZYL
哮喘专用	儿童哮喘	变应原IgE检测	1067	结果	result	变应原IgE检测的定性结果	字符串	阴性；阳性	/	中华人民共和国国家卫生和计划生育委员会.电子病历共享文档规范 第7部分：检验报告（WS/T 500.7—2006）［S/OL］.http://www.nhc.gov.cn/fzs/s7852d/201609/37f11aacca5a49c2ad0984c8fc7a2873.shtml.	核心	A20240416SZYL

类别	一级类别名称	二级类别名称	数据元序号	中文名称	英文名称	定义	变量类型	值域	单位	来源	等级	版本号
哮喘专用	儿童哮喘	变应原IgE检测	1068	过敏原	allergen	根据变应原IgE检测结果测得的过敏原	字符串	屋尘螨；粉尘螨；热带螨；猫毛；狗毛；蟑螂；虾；蟹；蛋清蛋白；鸡蛋黄；大米；小麦；曲霉；艾蒿；牛奶；花生；大豆；芝麻；谷类；鱼；其他	/	中华人民共和国国家卫生和计划生育委员会.电子病历共享文档规范 第7部分：检验报告（WS/T 500.7—2006）［S/OL］.http://www.nhc.gov.cn/fzs/s7852d/201609/37f11aacca5a49c2ad0984c8fc7a2873.shtml.	核心	A20240416SZYL
哮喘专用	儿童哮喘	诱导痰（痰细胞分类）	1069	痰细胞总数计数	total count of sputum cells	患儿痰涂片中细胞总数	数值型	数字	10^6/mL或10^6/g	刘成玉，罗春丽.临床检验基础［M］.5版.北京：人民卫生出版社，2012.	补充	A20240416SZYL
哮喘专用	儿童哮喘	诱导痰（痰细胞分类）	1070	痰嗜酸性粒细胞比例	proportion of sputum eosinophil	患儿痰涂片中嗜酸性粒细胞占白细胞的比例	数值型	0~100	%	刘成玉，罗春丽.临床检验基础［M］.5版.北京：人民卫生出版社，2012.	补充	A20180901JWHU
哮喘专用	儿童哮喘	诱导痰（痰细胞分类）	1071	痰中性粒细胞比例	proportion of sputum neutrophil	患儿痰涂片中中性粒细胞占白细胞的比例	数值型	0~100	%	刘成玉，罗春丽.临床检验基础［M］.5版.北京：人民卫生出版社，2012.	补充	A20180901JWHU

类别	一级类别名称	二级类别名称	数据元序号	中文名称	英文名称	定义	变量类型	值域	单位	来源	等级	版本号
哮喘专用	儿童哮喘	诱导痰（痰细胞分类）	1072	痰巨噬细胞比例	proportion of sputum macrophage	患儿痰涂片中巨噬细胞占白细胞的比例	数值型	0~100	%	刘成玉，罗春丽.临床检验基础［M］.5版.北京：人民卫生出版社，2012.	补充	A20180901JWHU
哮喘专用	儿童哮喘	诱导痰（痰细胞分类）	1073	痰淋巴细胞比例	proportion of sputum lymphocyte	患儿痰涂片中淋巴细胞占白细胞的比例	数值型	0~100	%	刘成玉，罗春丽.临床检验基础［M］.5版.北京：人民卫生出版社，2012.	补充	A20180901JWHU
哮喘专用	儿童哮喘	呼出气一氧化氮检测	1074	呼出气一氧化氮浓度	fractional concentration of exhaled nitric oxide（FeNO）	呼出气一氧化氮浓度	数值型	数字	ppb	郑劲平.肺功能学：基础与临床［M］.广州：广东科技出版社，2007.	补充	A20240416SZYL
哮喘专用	儿童哮喘	胸部影像学检查	1075	检查项目名称	name of examination items	患儿接受检查项目的名称	字符串	CT；MRI；超声；内镜；X线；造影	/	中华人民共和国国家卫生和计划生育委员会.电子病历共享文档规范 第6部分：检查报告（WS/T 500.6—2006）［S/OL］.http://www.nhc.gov.cn/fzs/s7852d/201609/37f11aacca5a49c2ad0984c8fc7a2873.shtml.	补充	A20240416SZYL
哮喘专用	儿童哮喘	胸部影像学检查	1076	检查类别	type of examination	患儿检查项目所属类别的详细描述	字符串	平扫；增强；平扫+增强	/	中华人民共和国国家卫生和计划生育委员会.电子病历共享文档规范 第6部分：检查报告（WS/T 500.6—2006）［S/OL］.http://www.nhc.gov.cn/fzs/s7852d/201609/37f11aacca5a49c2ad0984c8fc7a2873.shtml.	补充	A20240416SZYL

类别	一级类别名称	二级类别名称	数据元序号	中文名称	英文名称	定义	变量类型	值域	单位	来源	等级	版本号
哮喘专用	儿童哮喘	胸部影像学检查	1077	检查所见	examination finding	检查项目结果报告的客观说明	字符串	/	/	中华人民共和国国家卫生和计划生育委员会.电子病历共享文档规范 第6部分：检查报告（WS/T 500.6—2006）［S/OL］.http://www.nhc.gov.cn/fzs/s7852d/201609/37f11aacca5a49c2ad0984c8fc7a2873.shtml.	补充	A20240416SZYL
哮喘专用	儿童哮喘	胸部影像学检查	1078	检查结论	conclusion of examination	检查项目结果报告的主观说明	字符串	/	/	中华人民共和国国家卫生和计划生育委员会.电子病历共享文档规范 第6部分：检查报告（WS/T 500.6—2006）［S/OL］.http://www.nhc.gov.cn/fzs/s7852d/201609/37f11aacca5a49c2ad0984c8fc7a2873.shtml.	补充	A20240416SZYL
哮喘专用	儿童哮喘	纤维支气管镜	1079	检查所见	examination finding	检查项目结果报告的客观说明	字符串	/	/	中华人民共和国国家卫生和计划生育委员会.电子病历共享文档规范 第6部分：检查报告（WS/T 500.6—2006）［S/OL］.http://www.nhc.gov.cn/fzs/s7852d/201609/37f11aacca5a49c2ad0984c8fc7a2873.shtml.	补充	A20240416SZYL
哮喘专用	儿童哮喘	纤维支气管镜	1080	检查结论	conclusion of examination	检查项目结果报告的主观说明	字符串	/	/	中华人民共和国国家卫生和计划生育委员会.电子病历共享文档规范 第6部分：检查报告（WS/T 500.6—2006）［S/OL］.http://www.nhc.gov.cn/fzs/s7852d/201609/37f11aacca5a49c2ad0984c8fc7a2873.shtml.	补充	A20240416SZYL

类别	一级类别名称	二级类别名称	数据元序号	中文名称	英文名称	定义	变量类型	值域	单位	来源	等级	版本号
哮喘专用	儿童哮喘	诊断炎症表型	1081	支气管哮喘（简称哮喘）标志	bronchial asthma	由多种细胞包括气道的炎性细胞、结构细胞及细胞组分参与的气道慢性炎症性疾病	字符串	是；否	/	中华医学会儿科学分会呼吸学组.儿童支气管哮喘诊断与防治指南（2022年版）[J].中华儿科杂志，2022.	核心	A20240416SZYL
哮喘专用	儿童哮喘	诊断分级	1082	早发变应性哮喘标志	premature allergic asthma	临床特征表现为儿童、早发起病，变应性疾病病史及家族史，皮肤点刺试验阳性，Th2炎症因子、诱导痰嗜酸性粒细胞、呼出气一氧化氮（FeNO）、血清总IgE及骨膜蛋白水平升高	字符串	是；否	/	中华医学会呼吸病学分会哮喘学组，中国哮喘联盟.重症哮喘诊断与处理中国专家共识[J].中华结核和呼吸杂志，2017，40（11）：813-829.	核心	A20190828ZZ
哮喘专用	儿童哮喘	诊断分级	1083	难治性哮喘标志	refractory asthma	采用第4级治疗方案，即两种或两种以上控制性药物，规范治疗至少6个月仍不能达到理想控制的哮喘	字符串	是；否	/	中华医学会儿科学分会呼吸学组.儿童支气管哮喘诊断与防治指南（2022年版）[J].中华儿科杂志，2022.	核心	A20240416SZYL

续表

类别	一级类别名称	二级类别名称	数据元序号	中文名称	英文名称	定义	变量类型	值域	单位	来源	等级	版本号
哮喘专用	儿童哮喘	诊断分级	1084	咳嗽变异性哮喘标志	cough variant asthma	以咳嗽作为唯一或主要症状，无喘息、气急等典型哮喘的症状和体征，同时具备可变气流受限客观检查中的任一条，除外其他疾病所引起的咳嗽	字符串	是；否	/	中华医学会儿科学分会呼吸学组.儿童支气管哮喘诊断与防治指南（2022年版）［J］.中华儿科杂志，2022.	核心	A20240416SZYL
哮喘专用	儿童哮喘	诊断分级	1085	其他类型哮喘标志	other types of asthma	标识患儿哮喘是否为其他类型	字符串	是；否	/	中华医学会儿科学分会呼吸学组.儿童支气管哮喘诊断与防治指南（2022年版）［J］.中华儿科杂志，2022.	核心	A20240416SZYL
哮喘专用	儿童哮喘	诊断分期	1086	分期	stages	患儿哮喘所处的分期	字符串	急性发作期；慢性持续期；临床缓解期	/	中华医学会儿科学分会呼吸学组.儿童支气管哮喘诊断与防治指南（2022年版）［J］.中华儿科杂志，2022.	核心	A20240416SZYL
哮喘专用	儿童哮喘	诊断分级	1087	严重程度分级	severity classification	患儿所患哮喘的严重程度	字符串	轻度持续性哮喘；中度持续性哮喘；重度持续性哮喘	/	中华医学会儿科学分会呼吸学组.儿童支气管哮喘诊断与防治指南（2022年版）［J］.中华儿科杂志，2022.	核心	A20240416SZYL

续表

类别	一级类别名称	二级类别名称	数据元序号	中文名称	英文名称	定义	变量类型	值域	单位	来源	等级	版本号
哮喘专用	儿童哮喘	诊断分级	1088	<6岁哮喘急性发作严重程度分级	severity classification of acute asthma under 6 years old	6岁以下患儿哮喘急性发作时的严重程度	字符串	轻度；重度	/	中华医学会儿科学分会呼吸学组.儿童支气管哮喘诊断与防治指南（2022年版）［J］.中华儿科杂志，2022.	核心	A20240416SZYL
哮喘专用	儿童哮喘	诊断分级	1089	≥6岁哮喘急性发作严重程度分级	severity classification of acute asthma over 6 years old	6岁以上患儿哮喘急性发作时的严重程度	字符串	轻度；中度；重度；危重度	/	中华医学会儿科学分会呼吸学组.儿童支气管哮喘诊断与防治指南（2022年版）［J］.中华儿科杂志，2022.	核心	A20240416SZYL
哮喘专用	儿童哮喘	诊断分级	1090	急性发作时氧饱和度	oxygen saturation during acute asthma	患儿哮喘急性发作时的氧饱和度	数值型	0~100	%	中华医学会儿科学分会呼吸学组.儿童支气管哮喘诊断与防治指南（2022年版）［J］.中华儿科杂志，2022.	补充	A20240416SZYL
哮喘专用	儿童哮喘	诊断分级	1091	急性发作时FEV$_1$	FEV$_1$ during acute asthma	患儿哮喘急性发作时FEV$_1$的实测值	数值型	数字	L	中华医学会儿科学分会呼吸学组.儿童支气管哮喘诊断与防治指南（2022年版）［J］.中华儿科杂志，2022.	补充	A20240416SZYL
哮喘专用	儿童哮喘	诊断分级	1092	用支气管舒张剂后FEV$_1$	FEV$_1$ after using bronchodilators	患儿哮喘急性发作，使用支气管舒张剂后FEV$_1$的实测值	数值型	数字	L	中华医学会儿科学分会呼吸学组.儿童支气管哮喘诊断与防治指南（2022年版）［J］.中华儿科杂志，2022.	补充	A20240416SZYL
哮喘专用	儿童哮喘	合并症诊断	1093	合并变应性鼻炎标志	combined with allergic rhinitis	标识患儿是否同时合并变应性鼻炎	字符串	是；否	/	中华医学会儿科学分会呼吸学组.儿童支气管哮喘诊断与防治指南（2022年版）［J］.中华儿科杂志，2022.	核心	A20240416SZYL

续表

类别	一级类别名称	二级类别名称	数据元序号	中文名称	英文名称	定义	变量类型	值域	单位	来源	等级	版本号
哮喘专用	儿童哮喘	合并症诊断	1094	合并鼻窦炎标志	combined with sinusitis	标识患儿是否同时合并鼻窦炎	字符串	是；否	/	中华医学会儿科学分会呼吸学组.儿童支气管哮喘诊断与防治指南（2022年版）［J］.中华儿科杂志，2022.	核心	A20240416SZYL
哮喘专用	儿童哮喘	合并症诊断	1095	合并阻塞性睡眠呼吸障碍标志	combined with obstructive sleep disordered breathing	标识患儿是否同时合并阻塞性睡眠呼吸障碍	字符串	是；否	/	中华医学会儿科学分会呼吸学组.儿童支气管哮喘诊断与防治指南（2022年版）［J］.中华儿科杂志，2022.	核心	A20240416SZYL
哮喘专用	儿童哮喘	合并症诊断	1096	合并胃食管反流标志	combined with gastroesophageal reflux	标识患儿是否同时合并胃食管反流	字符串	是；否	/	中华医学会儿科学分会呼吸学组.儿童支气管哮喘诊断与防治指南（2022年版）［J］.中华儿科杂志，2022.	核心	A20240416SZYL
哮喘专用	儿童哮喘	合并症诊断	1097	合并肥胖标志	combined with obesity	标识患儿是否同时合并肥胖	字符串	是；否	/	中华医学会儿科学分会呼吸学组.儿童支气管哮喘诊断与防治指南（2022年版）［J］.中华儿科杂志，2022.	核心	A20240416SZYL
哮喘专用	儿童哮喘	合并症诊断	1098	肥胖分级	obesity classification	世界卫生组织根据BMI对肥胖的分级	字符串	1级；2级；3级		万学红，卢雪峰.诊断学［M］.9版.北京：人民卫生出版社，2018.	补充	A20240416SZYL
哮喘专用	儿童哮喘	长期治疗方案	1099	开始时间	start date of medication	患儿开始使用某种药物治疗哮喘当日的公元纪年日期的完整描述	日期型	日期格式	/	中华人民共和国国家卫生和计划生育委员会.电子病历共享文档规范 第16部分：药品、设备与材料（WS/T 500.16—2016）［S/OL］. http://www.nhc.gov.cn/fzs/s7852d/201609/37f11aacca5a49c2ad0984c8fc7a2873.shtml.	补充	A20240416SZYL

类别	一级类别名称	二级类别名称	数据元序号	中文名称	英文名称	定义	变量类型	值域	单位	来源	等级	版本号
哮喘专用	儿童哮喘	长期治疗方案	1100	结束时间	end date of medication	患儿结束使用某种药物治疗哮喘当日的公元纪年日期的完整描述	日期型	日期格式	/	中华人民共和国国家卫生和计划生育委员会.电子病历共享文档规范 第16部分:药品、设备与材料（WS/T 500.16—2016）［S/OL］. http://www.nhc.gov.cn/fzs/s7852d/201609/37f11aacca5a49c2ad0984c8fc7a2873.shtml.	补充	A20240416SZYL
哮喘专用	儿童哮喘	长期治疗方案	1101	长期治疗方案级别	level of long-term treatment plan	患儿接受长期治疗方案对应的级别	字符串	第1级；第2级；第3级；第4级；第5级	/	中华医学会儿科学分会呼吸学组.儿童支气管哮喘诊断与防治指南（2022年版）［J］.中华儿科杂志，2022.	补充	A20240416SZYL
哮喘专用	儿童哮喘	长期治疗方案	1102	药品成分名	name of drug ingredients	药品成分通用名称	字符串	药品成分名及其相关词	/	中华人民共和国国家卫生和计划生育委员会.电子病历共享文档规范 第16部分:药品、设备与材料（WS/T 500.16—2016）［S/OL］. http://www.nhc.gov.cn/fzs/s7852d/201609/37f11aacca5a49c2ad0984c8fc7a2873.shtml.	补充	A20240416SZYL
哮喘专用	儿童哮喘	长期治疗方案	1103	药物类型	type of medication	药物的类别	字符串	控制药物；缓解药物；附加治疗药物；其他药物	/	中华医学会儿科学分会呼吸学组.儿童支气管哮喘诊断与防治指南（2022年版）［J］.中华儿科杂志，2022.	补充	A20240416SZYL

续表

类别	一级类别名称	二级类别名称	数据元序号	中文名称	英文名称	定义	变量类型	值域	单位	来源	等级	版本号
哮喘专用	儿童哮喘	长期治疗方案	1104	药物剂型	dosage form of medication	药物剂型类别	字符串	注射剂；片剂；胶囊剂；口服液体；颗粒剂（冲剂）；软膏；栓剂；气雾剂；贴剂	/	中华人民共和国国家卫生和计划生育委员会.电子病历共享文档规范 第4部分：西药处方（WS/T 500.4—2006）［S/OL］.http://www.nhc.gov.cn/fzs/s7852d/201609/37f11aacca5a49c2ad0984c8fc7a2873.shtml.	补充	A20240416SZYL
哮喘专用	儿童哮喘	长期治疗方案	1105	药物规格	specifications of medication	药物规格的描述	字符串	/	/	中华人民共和国国家卫生和计划生育委员会.电子病历共享文档规范 第4部分：西药处方（WS/T 500.4—2006）［S/OL］.http://www.nhc.gov.cn/fzs/s7852d/201609/37f11aacca5a49c2ad0984c8fc7a2873.shtml.	补充	A20240416SZYL
哮喘专用	儿童哮喘	长期治疗方案	1106	单次用量	single dose	单次使用药物的剂量	数值型	数字	/	中华人民共和国卫生部.卫生信息数据元目录 第12部分：计划与干预（WS 364.12—2011）［S/OL］.http://www.nhc.gov.cn/wjw/s9497/201108/52752.shtml.	补充	A20240416SZYL
哮喘专用	儿童哮喘	长期治疗方案	1107	剂量单位	dosage unit	药物的剂量单位	字符串	IU；U；μg；mg；g；ml；mol；mmol	/	中华人民共和国卫生部.卫生信息数据元目录 第12部分：计划与干预（WS 364.12—2011）［S/OL］.http://www.nhc.gov.cn/wjw/s9497/201108/52752.shtml.	补充	A20240416SZYL

类别	一级类别名称	二级类别名称	数据元序号	中文名称	英文名称	定义	变量类型	值域	单位	来源	等级	版本号
哮喘专用	儿童哮喘	长期治疗方案	1108	给药方式	administration method	药物（含中药）具体用法的描述	字符串	吸入；口服；舌下；静脉滴注；静脉注射；肌肉注射；皮下注射；鞘内注射；腔内注射；纳肛；外用；泵入	/	中华人民共和国卫生部.卫生信息数据元目录 第12部分：计划与干预（WS 364.12—2011）［S/OL］. http://www.nhc.gov.cn/wjw/s9497/201108/52752.shtml.	补充	A20240416SZYL
哮喘专用	儿童哮喘	长期治疗方案	1109	吸入剂类型	type of inhalant	患儿使用的吸入剂类型	字符串	DPI；pMDI；HFA；pMDI+储物罐；雾化器	/	中华人民共和国卫生部.卫生信息数据元目录第12部分：计划与干预（WS 364.12—2011）［S/OL］.http://www.nhc.gov.cn/wjw/s9497/201108/52752.shtml.	补充	A20240416SZYL
哮喘专用	儿童哮喘	长期治疗方案	1110	用药频次	frequency of medication	单位时间内药物使用的频率或次数	字符串	q0.5h；qh；q2h；q3h；q4h；q5h；q6h；q8h；q12h；qd；bid；tid；qid；qm；qn；ac；qod；qw；biw；tiw；st；sos；prn	/	中华人民共和国卫生部.卫生信息数据元目录 第12部分：计划与干预（WS 364.12—2011）［S/OL］. http://www.nhc.gov.cn/wjw/s9497/201108/52752.shtml.	补充	A20240416SZYL
哮喘专用	儿童哮喘	长期治疗方案	1111	吸入药物给药时间段	timing of inhaled medication	患儿使用吸入药物的所属时间段	字符串	a.c.；p.c.；a.m.；p.m.；q.m.；q.n.；h.s.	/	陆基宗.何时服药 大有讲究——清晨？空腹？饭前？饭后？睡前？［J］.心血管病防治知识（科普版），2017（12）：12—16.	补充	A20190510CYJ

类别	一级类别名称	二级类别名称	数据元序号	中文名称	英文名称	定义	变量类型	值域	单位	来源	等级	版本号
哮喘专用	儿童哮喘	长期治疗方案	1112	剂量调整标志	dose adjustment	标识长期治疗期间是否曾调整药物剂量	字符串	是；否	/	中华医学会儿科学分会呼吸学组.儿童支气管哮喘诊断与防治指南（2022年版）[J].中华儿科杂志，2022.	补充	A20240416SZYL
哮喘专用	儿童哮喘	长期治疗方案	1113	剂量调整次数	number of dose adjustment	长期治疗期间曾调整药物剂量的次数	数值型	数字	次	中华医学会儿科学分会呼吸学组.儿童支气管哮喘诊断与防治指南（2022年版）[J].中华儿科杂志，2022.	补充	A20240416SZYL
哮喘专用	儿童哮喘	长期治疗方案	1114	剂量调整时间	date of dose adjustment	长期治疗期间调整药物剂量当日的公元纪年日期的完整描述	日期型	日期格式	/	中华医学会儿科学分会呼吸学组.儿童支气管哮喘诊断与防治指南（2022年版）[J].中华儿科杂志，2022.	补充	A20240416SZYL
哮喘专用	儿童哮喘	长期治疗方案	1115	剂量调整药物	drug of dose adjustment	长期治疗期间调整剂量的药物名称	字符串	药品成分名及其相关词	/	中华医学会儿科学分会呼吸学组.儿童支气管哮喘诊断与防治指南（2022年版）[J].中华儿科杂志，2022.	补充	A20240416SZYL
哮喘专用	儿童哮喘	长期治疗方案	1116	调整后药物剂量	dose after adjustment	长期治疗期间调整后的药物剂量	数值型	数字	/	中华医学会儿科学分会呼吸学组.儿童支气管哮喘诊断与防治指南（2022年版）[J].中华儿科杂志，2022.	补充	A20240416SZYL
哮喘专用	儿童哮喘	长期治疗方案	1117	剂量单位	dosage unit	药物的剂量单位	字符串	IU；U；μg；mg；g；ml；mol；mmol	/	中华医学会儿科学分会呼吸学组.儿童支气管哮喘诊断与防治指南（2022年版）[J].中华儿科杂志，2022.	补充	A20240416SZYL

类别	一级类别名称	二级类别名称	数据元序号	中文名称	英文名称	定义	变量类型	值域	单位	来源	等级	版本号
哮喘专用	儿童哮喘	长期治疗方案	1118	调整后剂量与原剂量百分比	percentage of adjusted dose to original dose	调整后剂量与原剂量的百分比	数值型	0~100	%	中华医学会儿科学分会呼吸学组.儿童支气管哮喘诊断与防治指南（2022年版）[J].中华儿科杂志，2022.	补充	A20240416SZYL
哮喘专用	儿童哮喘	急性发作期治疗	1119	氧疗标志	oxygen treatment	标识急性发作期是否进行了吸氧治疗	字符串	是；否	/	中华医学会儿科学分会呼吸学组.儿童支气管哮喘诊断与防治指南（2022年版）[J].中华儿科杂志，2022.	补充	A20240416SZYL
哮喘专用	儿童哮喘	急性发作期治疗	1120	吸氧方式	oxygen inhalation method	吸氧所使用的器械	字符串	鼻导管；面罩；其他	/	中华医学会儿科学分会呼吸学组.儿童支气管哮喘诊断与防治指南（2022年版）[J].中华儿科杂志，2022.	补充	A20240416SZYL
哮喘专用	儿童哮喘	急性发作期治疗	1121	氧流量	oxygen flow	吸氧的流量值	数值型	数字	L/分	中华医学会儿科学分会呼吸学组.儿童支气管哮喘诊断与防治指南（2022年版）[J].中华儿科杂志，2022.	补充	A20240416SZYL
哮喘专用	儿童哮喘	急性发作期治疗	1122	氧浓度	oxygen concentration	吸氧的浓度值	数值型	0~100	%	中华医学会儿科学分会呼吸学组.儿童支气管哮喘诊断与防治指南（2022年版）[J].中华儿科杂志，2022.	补充	A20240416SZYL
哮喘专用	儿童哮喘	急性发作期治疗	1123	吸氧下血氧饱和度	oxygen saturation under oxygen inhalation	吸氧状态下患儿的血氧饱和度测量值	数值型	0~100	%	中华医学会儿科学分会呼吸学组.儿童支气管哮喘诊断与防治指南（2022年版）[J].中华儿科杂志，2022.	补充	A20240416SZYL

类别	一级类别名称	二级类别名称	数据元序号	中文名称	英文名称	定义	变量类型	值域	单位	来源	等级	版本号
哮喘专用	儿童哮喘	急性发作期治疗	1124	药品名	name of medication	药品成分通用名称	字符串	药品成分名及其相关词	/	中华人民共和国国家卫生和计划生育委员会.电子病历共享文档规范 第16部分：药品、设备与材料（WS/T 500.16—2016）［S/OL］. http://www.nhc.gov.cn/fzs/s7852d/201609/37f11aacca5a49c2ad0984c8fc7a2873.shtml.	补充	A20240416SZYL
哮喘专用	儿童哮喘	急性发作期治疗	1125	药物剂型	dosage form of medication	药物剂型类别	字符串	注射剂；片剂；胶囊剂；口服液体；颗粒剂（冲剂）；软膏；栓剂；气雾剂；贴剂	/	中华人民共和国国家卫生和计划生育委员会.电子病历共享文档规范 第4部分：西药处方（WS/T 500.4—2006）［S/OL］.http://www.nhc.gov.cn/fzs/s7852d/201609/37f11aacca5a49c2ad0984c8fc7a2873.shtml.	补充	A20240416SZYL
哮喘专用	儿童哮喘	急性发作期治疗	1126	药物规格	specifications of medication	对药物规格的描述	字符串	/	/	中华人民共和国国家卫生和计划生育委员会.电子病历共享文档规范 第4部分：西药处方（WS/T 500.4—2006）［S/OL］.http://www.nhc.gov.cn/fzs/s7852d/201609/37f11aacca5a49c2ad0984c8fc7a2873.shtml.	补充	A20240416SZYL

类别	一级类别名称	二级类别名称	数据元序号	中文名称	英文名称	定义	变量类型	值域	单位	来源	等级	版本号
哮喘专用	儿童哮喘	急性发作期治疗	1127	单次用量	single dose	单次使用药物的剂量	数值型	数字	/	中华人民共和国卫生部.卫生信息数据元目录 第12部分：计划与干预（WS 364.12—2011）［S/OL］.http://www.nhc.gov.cn/wjw/s9497/201108/52752.shtml.	补充	A20240416SZYL
哮喘专用	儿童哮喘	急性发作期治疗	1128	剂量单位	dosage unit	药物的剂量单位	字符串	IU；U；μg；mg；g；ml；mol；mmol	/	中华人民共和国卫生部.卫生信息数据元目录 第12部分：计划与干预（WS 364.12—2011）［S/OL］.http://www.nhc.gov.cn/wjw/s9497/201108/52752.shtml.	补充	A20240416SZYL
哮喘专用	儿童哮喘	急性发作期治疗	1129	给药方式	administration method	药物（含中药）具体用法的描述	字符串	吸入；口服；舌下；静脉滴注；静脉注射；肌肉注射；皮下注射；鞘内注射；腔内注射；纳肛；外用；泵入	/	中华人民共和国卫生部.卫生信息数据元目录 第12部分：计划与干预（WS 364.12—2011）［S/OL］.http://www.nhc.gov.cn/wjw/s9497/201108/52752.shtml.	补充	A20240416SZYL
哮喘专用	儿童哮喘	急性发作期治疗	1130	吸入剂类型	inhalant type	患儿使用的吸入剂类型	字符串	DPI；pMDI；HFA；pMDI+储物罐；雾化器	/	中华人民共和国卫生部.卫生信息数据元目录 第12部分：计划与干预（WS 364.12—2011）［S/OL］.http://www.nhc.gov.cn/wjw/s9497/201108/52752.shtml.	补充	A20240416SZYL

续表

类别	一级类别名称	二级类别名称	数据元序号	中文名称	英文名称	定义	变量类型	值域	单位	来源	等级	版本号
哮喘专用	儿童哮喘	急性发作期治疗	1131	辅助机械通气标志	assisted mechanical ventilation	标识患儿急性发作期间是否使用了辅助机械通气	字符串	是；否	/	中华医学会儿科学分会呼吸学组.儿童支气管哮喘诊断与防治指南（2022年版）[J].中华儿科杂志，2022.	补充	A20240416SZYL
哮喘专用	儿童哮喘	变应原特异性免疫治疗	1132	变应原特异性免疫治疗标志	allergen-specific immunotherapy	通过诱导变应原特异性免疫耐受来治疗过敏性疾病的临床症状	字符串	是；否	/	中华医学会儿科学分会呼吸学组.儿童支气管哮喘诊断与防治指南（2022年版）[J].中华儿科杂志，2022.	探索	A20240416SZYL
哮喘专用	儿童哮喘	变应原特异性免疫治疗	1133	给药方式	administration method	对药物具体用法的描述	字符串	皮下注射；舌下含服	/	中华医学会儿科学分会呼吸学组.儿童支气管哮喘诊断与防治指南（2022年版）[J].中华儿科杂志，2022.	探索	A20240416SZYL
哮喘专用	儿童哮喘	变应原特异性免疫治疗	1134	舌下含服剂型	dosage form of sublingual	舌下含服剂型	字符串	舌下滴剂；舌下片剂	/	中华医学会儿科学分会呼吸学组.儿童支气管哮喘诊断与防治指南（2022年版）[J].中华儿科杂志，2022.	探索	A20240416SZYL
哮喘专用	儿童哮喘	变应原特异性免疫治疗	1135	变应原疫苗名称	name of allergen vaccine	变应原疫苗名称	字符串	/	/	中华医学会儿科学分会呼吸学组.儿童支气管哮喘诊断与防治指南（2022年版）[J].中华儿科杂志，2022.	探索	A20240416SZYL
哮喘专用	儿童哮喘	变应原特异性免疫治疗	1136	剂量	dose	使用药物的剂量	数值型	数字	/	中华医学会儿科学分会呼吸学组.儿童支气管哮喘诊断与防治指南（2022年版）[J].中华儿科杂志，2022.	探索	A20240416SZYL

类别	一级类别名称	二级类别名称	数据元序号	中文名称	英文名称	定义	变量类型	值域	单位	来源	等级	版本号
哮喘专用	儿童哮喘	变应原特异性免疫治疗	1137	剂量单位	dosage unit	药物的剂量单位	字符串	IU；U；μg；mg；g；ml；mol；mmol	/	中华医学会儿科学分会呼吸学组.儿童支气管哮喘诊断与防治指南（2022年版）[J].中华儿科杂志，2022.	探索	A20240416SZYL
哮喘专用	儿童哮喘	变应原特异性免疫治疗	1138	频次	frequency	药物的使用频次	数值型	数字	次/月	中华医学会儿科学分会呼吸学组.儿童支气管哮喘诊断与防治指南（2022年版）[J].中华儿科杂志，2022.	探索	A20240416SZYL
哮喘专用	儿童哮喘	变应原特异性免疫治疗	1139	治疗时长	duration of treatment	药物使用的总时长	数值型	数字	月	中华医学会儿科学分会呼吸学组.儿童支气管哮喘诊断与防治指南（2022年版）[J].中华儿科杂志，2022.	探索	A20240416SZYL

十一、参考文献

［1］HEINZERLING L, MARI A, BERGMANN KC, et al.The skin prick test–European standards［J］.Clin Transl Allergy, 2013, 3（1）: 3.

［2］KERAGALA BSDP, HERATH HMMTB, KERAGALA TS, et al.A seven–year retrospective analysis of patch test data in a cohort of patients with contact dermatitis in Sri Lanka［J］.BMC Dermatol, 2019, 19（1）: 10.

［3］Global Initiative for Asthma.Global Strategy for Asthma Management and Prevention（updated 2023）［EB/OL］.https://ginasthma.org/wp-content/uploads/2023/05/GINA–2023–Full–Report–2023–WMS.pdf.

［4］Global Initiative for Asthma.Global Strategy for Asthma Management and Prevention, 2023［EB/OL］.https://ginasthma.org.

［5］National Cancer Institute.Common Terminology Criteria for Adverse Events（CTCAE）v5.0［EB/OL］.https://ctep.cancer.gov/protocolDevelopment/electronic_applications/docs/CTCAE_V5_Quick_Reference_5x7.pdf.

［6］Campbell LD, Astrin JJ, DeSouza Y, et al.The 2018 Revision of the ISBER Best Practices: Summary of Changes and the Editorial Team's Development Process［J］.Biopreservation and Biobanking, 2018, 16（1）: 3–6.

［7］Moore HM, Kelly A, Jewell SD, et al.Biospecimen Reporting for Improved Study Quality［J］.Biopreserv Biobank, 2011, 9（1）: 57–70.

［8］Lehmann S, Guadagni F, Moore H, et al.Standard Preanalytical Coding for Biospecimens: Review and Implementation of the Sample PREanalytical Code（SPREC）［J］.Biopreserv Biobank, 2012, 10（4）: 366–374.

［9］Stephen B.Hulley, Steven R.Cummings, Warren S.Browner, et al.Designing Clinical Research［M］.4th ed.Philadelphia: Lippincott Williams & Wilkins, 2013.

［10］Clinical Data Interchange Standards Consortium.Clinical Data Interchange Standards Consortium Standards［EB/OL］.https://www.cdisc.org/standards.

［11］Qian LX, Zhi H, Tian LS.Study of rural inhabitants' living condition and room–air pollution and its relationship with prevalence rate of

COPD［J］.Chinese Rural Health Service Administration，2002，22（4）：46-48.

［12］SICHERER SH，SAMPSON HA.Food allergy：epidemiology，pathogenesis，diagnosis，and treatment［J］.Journal of Allergy and Clinical Immunology，2014，133（2）：291-307.

［13］中华人民共和国卫生部.病历书写基本规范［EB/OL］.http://www.nhc.gov.cn/bgt/s10696/201002/ca74ec8010e344a4a1fead0f66f41354.shtml.

［14］中华人民共和国卫生部.卫生信息数据元目录 第2部分：标识（WS 363.2—2011）［S/OL］.http://www.nhc.gov.cn/wjw/s9497/201108/52742.shtml.

［15］中华人民共和国卫生部.卫生信息数据元目录 第3部分：人口学及社会经济学特征（WS 363.3—2011）［S/OL］.http://www.nhc.gov.cn/wjw/s9497/201108/52743.shtml.

［16］中华人民共和国卫生部.卫生信息数据元目录 第4部分：健康史（WS 363.4—2011）［S/OL］.http://www.nhc.gov.cn/wjw/s9497/201108/52744.shtml.

［17］中华人民共和国卫生部.卫生信息数据元目录 第5部分：健康危险因素（WS 363.5—2011）［S/OL］.http://www.nhc.gov.cn/wjw/s9497/201108/52745.shtml.

［18］中华人民共和国卫生部.卫生信息数据元目录 第7部分：体格检查（WS 363.7—2011）［S/OL］.http://www.nhc.gov.cn/wjw/s9497/201108/52747.shtml.

［19］中华人民共和国卫生部.卫生信息数据元目录 第10部分：医学诊断（WS 363.10—2011）［S/OL］.http://www.nhc.gov.cn/wjw/s9497/201108/52750.shtml.

［20］中华人民共和国卫生部.卫生信息数据元目录 第12部分：计划与干预（WS 364.12—2011）［S/OL］.http://www.nhc.gov.cn/wjw/s9497/201108/52752.shtml.

［21］中华人民共和国卫生部.卫生信息数据元目录 第13部分：卫生费用（WS 364.13—2011）［S/OL］.http://www.nhc.gov.cn/wjw/s9497/201108/52753.shtml.

［22］中华人民共和国卫生部.卫生信息数据元目录 第14部分：卫生机构（WS 363.14—2011）［S/OL］.http://www.nhc.gov.cn/wjw/s9497/201108/52754.shtml.

［23］中华人民共和国卫生部.疾病控制基本数据集 第4部分：职业病报告（WS375.4—2012）［S/OL］.https://www.gdhealth.net.cn/html./2016/xinxibiaozhun_0811/3107.html.

［24］中华人民共和国国家卫生和计划生育委员会.妇女保健基本数据集 第4部分：孕产期保健服务与高危管理（WS 377.4—2013）［S/OL］.https://www.gdhealth.net.cn/html./2016/xinxibiaozhun_0811/3124.html.

［25］中华人民共和国国家卫生和计划生育委员会.电子病历基本数据集 第1部分：病历概要（WS 445.1—2014）［S/OL］.http://www.nhc.gov.cn/fzs/s7852d/201406/a14c0b813b844c9dbd113f126fa9cb17.shtml.

［26］中华人民共和国国家卫生和计划生育委员会.电子病历基本数据集 第2部分：门（急）诊病历（WS 445.2—2014）［S/OL］.http://www.nhc.gov.cn/fzs/s7852d/201406/a14c0b813b844c9dbd113f126fa9cb17.shtml.

［27］中华人民共和国国家卫生和计划生育委员会.电子病历基本数据集 第12部分：入院记录（WS 445.12—2014）［S/OL］.http://www.nhc.gov.cn/fzs/s7852d/201406/a14c0b813b844c9dbd113f126fa9cb17.shtml.

［28］中华人民共和国国家卫生和计划生育委员会.电子病历基本数据集 第15部分：出院小结（WS 445.15—2014）［S/OL］.http://www.nhc.gov.cn/fzs/s7852d/201406/a14c0b813b844c9dbd113f126fa9cb17.shtml.

［29］中华人民共和国国家卫生和计划生育委员会.电子病历共享文档规范 第1部分：病历概要（WS/T 500.1—2016）［S/OL］.http://www.nhc.gov.cn/fzs/s7852d/201609/37f11aacca5a49c2ad0984c8fc7a2873.shtml.

［30］中华人民共和国国家卫生和计划生育委员会.电子病历共享文档规范 第4部分：西药处方（WS/T 500.4—2006）［S/OL］.http://www.nhc.gov.cn/fzs/s7852d/201609/37f11aacca5a49c2ad0984c8fc7a2873.shtml.

［31］中华人民共和国国家卫生和计划生育委员会.电子病历共享文档规范 第6部分：检查报告（WS/T 500.6—2006）［S/OL］.http://www.nhc.gov.cn/fzs/s7852d/201609/37f11aacca5a49c2ad0984c8fc7a2873.shtml.

［32］中华人民共和国国家卫生和计划生育委员会.电子病历共享文档规范 第7部分：检验报告（WS/T 500.7—2006）［S/OL］.http://

www.nhc.gov.cn/fzs/s7852d/201609/37f11aacca5a49c2ad0984c8fc7a2873.shtml.

［33］中华人民共和国国家卫生和计划生育委员会.电子病历共享文档规范 第16部分：药品、设备与材料（WS/T 500.16—2016）［S/OL］.http://www.nhc.gov.cn/fzs/s7852d/201609/37f11aacca5a49c2ad0984c8fc7a2873.shtml.

［34］中华人民共和国国家卫生和计划生育委员会.电子病历共享文档规范 第17部分：一般护理记录（WS/T 500.17—2016）［S/OL］.http://www.nhc.gov.cn/fzs/s7852d/201609/37f11aacca5a49c2ad0984c8fc7a2873.shtml.

［35］中华人民共和国国家卫生和计划生育委员会.电子病历共享文档规范 第18部分：病重（病危）护理记录（WS/T 500.18—2016）［S/OL］.http://www.nhc.gov.cn/fzs/s7852d/201609/37f11aacca5a49c2ad0984c8fc7a2873.shtml.

［36］中华人民共和国国家卫生和计划生育委员会.电子病历共享文档规范 第32部分：住院病案首页（WS/T 500.32—2016）［S/OL］.http://www.nhc.gov.cn/fzs/s7852d/201609/37f11aacca5a49c2ad0984c8fc7a2873.shtml.

［37］中华人民共和国国家卫生和计划生育委员会.电子病历共享文档规范 第33部分：中医住院病案首页（WS/T 500.33—2016）［S/OL］.http://www.nhc.gov.cn/fzs/s7852d/201609/37f11aacca5a49c2ad0984c8fc7a2873.shtml.

［38］中华人民共和国国家卫生和计划生育委员会.电子病历共享文档规范 第34部分：入院记录（WS/T 500.34—2016）［S/OL］.http://www.nhc.gov.cn/fzs/s7852d/201609/37f11aacca5a49c2ad0984c8fc7a2873.shtml.

［39］中华人民共和国国家卫生和计划生育委员会.电子病历共享文档规范 第44部分：抢救记录（WS/T 500.44—2006）［S/OL］.http://www.nhc.gov.cn/fzs/s7852d/201609/37f11aacca5a49c2ad0984c8fc7a2873.shtml.

［40］中华人民共和国国家卫生和计划生育委员会.电子病历共享文档规范 第50部分：死亡记录（WS/T 500.50—2016）［S/OL］.http://www.nhc.gov.cn/fzs/s7852d/201609/37f11aacca5a49c2ad0984c8fc7a2873.shtml.

［41］中华人民共和国国家卫生和计划生育委员会.电子病历共享文档规范 第52部分：住院医嘱（WS/T 500.52—2016）［S/OL］.http://www.nhc.gov.cn/fzs/s7852d/201609/37f11aacca5a49c2ad0984c8fc7a2873.shtml.

［42］中华人民共和国国家卫生和计划生育委员会.电子病历共享文档规范 第53部分：出院小结（WS/T 500.53—2016）［S/OL］.http://www.nhc.gov.cn/fzs/s7852d/201609/37f11aacca5a49c2ad0984c8fc7a2873.shtml.

［43］中华人民共和国国家卫生健康委.国家卫生与人口信息数据字典（WS/T 671—2020）［S/OL］.http://www.nhc.gov.cn/wjw/s9497/202006/39abb0b1898f426e8a919ddec78f2798.shtml.

［44］中华医学会呼吸病学分会哮喘学组.支气管哮喘防治指南（2020年版）［J］.中华结核和呼吸杂志，2020，43（12）：1023-1048.

［45］中华医学会呼吸病学分会哮喘学组，中国哮喘联盟.重症哮喘诊断与处理中国专家共识［J］.中华结核和呼吸杂志，2017，40（11）：813-829.

［46］中华医学会呼吸病学分会哮喘学组.咳嗽的诊断与治疗指南（2021）［J］.中华结核和呼吸杂志，2022，45（1）：13-46.

［47］中华医学会呼吸病学分会哮喘学组.中国难治性慢性咳嗽的诊断与治疗专家共识（2021）［J］.中华结核和呼吸杂志，2021，44（8）：689-698.

［48］中华医学会儿科学分会呼吸学组.儿童支气管哮喘诊断与防治指南（2022年版）［J］.中华儿科杂志，2022.

［49］中华医学会变态反应分会呼吸过敏学组（筹），中华医学会呼吸病学分会哮喘学组.中国过敏性哮喘诊治指南（第一版，2019年）［J］.中华内科杂志，2019，58（9）：636-655.

［50］中国医药教育协会慢性气道疾病专业委员会，中国哮喘联盟.呼出气一氧化氮检测及其在气道疾病诊治中应用的中国专家共识［J］.中华医学杂志，2021，101（38）：3092-3114.

［51］孙虹，张罗.耳鼻咽喉头颈外科学［M］.9版.北京：人民卫生出版社，2018.

［52］张学军，郑捷.皮肤性病学［M］.9版.北京：人民卫生出版社，2013.

［53］万学红，卢雪峰.诊断学［M］.9版.北京：人民卫生出版社，2018.

［54］葛均波，徐永健，王辰.内科学［M］.9版.北京：人民卫生出版社，2018.

［55］钟南山，刘又宁.呼吸病学［M］.2版.北京：人民卫生出版社，2012.

［56］全国科学技术名词审定委员会.免疫学名词［M］.北京：科学出版社，2007.

［57］王建枝，钱睿哲.病理生理学［M］.9版.北京：人民卫生出版社，2018.

［58］刘成玉，罗春丽.临床检验基础［M］.5版.北京：人民卫生出版社，2012.

［59］周春燕，药立波.生物化学与分子生物学［M］.9版.北京：人民卫生出版社，2018.

［60］姚文兵.生物化学［M］.8版.北京：人民卫生出版社，2016.

［61］李凡，徐志凯.医学微生物学［M］.9版.北京：人民卫生出版社，2018.

［62］郑劲平.肺功能学：基础与临床［M］.广州：广东科技出版社，2007.

［63］韩萍，于春水.医学影像诊断学［M］.4版.北京：人民卫生出版社，2017.

［64］陆基宗.何时服药 大有讲究——清晨？空腹？饭前？饭后？睡前？［J］.心血管病防治知识（科普版），2017（12）：12-16.

［65］杨宝峰，陈建国.药理学［M］.9版.北京：人民卫生出版社，2018.

［66］田少雷，邵庆翔.药物临床试验与GCP实用指南［M］.北京：北京大学医学出版社，2009.

［67］姜远英，文爱东.临床药物治疗学［M］.4版.北京：人民卫生出版社，2016.

［68］沈洪兵，齐秀英.流行病学［M］.12版.北京：人民卫生出版社，2013.

［69］孙颖浩，贺佳.临床研究设计与实践［M］.北京：人民卫生出版社，2017.